Die Menschheit bildet eine Schicksalsgemeinschaft, in der einer das Wohl und Wehe des anderen teilt. Kein Land kann im Angesicht einer größeren Krise allein gefeit bleiben, und Einigkeit und Zusammenarbeit sind der einzig richtige Weg.

Xi Jinping

U0311317

Gemeinsam kämpfen wir

Ein Bericht über die weltweiten Bemühungen gegen COVID-19

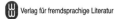
Verlag für fremdsprachige Literatur

Erste Auflage 2021

ISBN 978-7-119-12623-4
© Verlag für fremdsprachige Literatur GmbH, 2021
Herausgeber: Verlag für fremdsprachige Literatur GmbH
Baiwanzhuang Dajie 24, 100037 Beijing, China
Homepage: www.flp.com.cn

Vertrieb: Chinesische Internationale Buchhandelsgesellschaft
Chegongzhuang Xilu 35, 100044 Beijing, China

Druck und Verlag in der Volksrepublik China

INHALT

Eine globale Pandemie

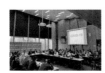

Wütendes Virus.........8

In der Krise zusammenhalten.........16

COVID-19 – Gemeinsamer Feind der Menschheit.........21

Chinas Kampf an der Frontlinie der globalen COVID-19-Kontrolle

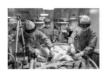

Wuhan verteidigen.........28

Landesweite Anstrengungen.........37

Kämpfer in weißen Kitteln.........52

Rückgrat in der Schusslinie.........67

Niemand soll im Stich gelassen werden.........76

Die Rechtsstaatlichkeit muss gewahrt werden.........86

Die Wiedergeburt.........89

Unter dem gleichen Himmel: Die Welt handelt auf ein Ziel hin

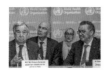

Engere Bindungen zwischen Ländern und Völkern.........108

Informationen schnell an die Welt weitergeben.........125

Chinas Unterstützung für die weltweite
Pandemie-Bekämpfung.........142

Medizinische Ressourcen in der Cloud.........171

Wir stehen zusammen im Kampf gegen die Pandemie.........183

NGOs tragen zur globalen Zusammenarbeit bei der
COVID-19-Bekämpfung bei.........199

Eine Stimme, eine Zukunft

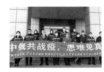

Staatschefs kämpfen gemeinsam gegen das Virus.........214

„Wir stehen zu unseren chinesischen Freunden".........221

„China wird gewinnen!".........223

„Die Pandemie ist eine gemeinsame Herausforderung
für die ganze Welt".........229

„Danke, China".........231

„Die Welt braucht Chinas Erfahrungen, um die Pandemie
zu bewältigen".........235

„Vereint werden wir das Virus sobald wie möglich
besiegen".........241

Gemeinsam eine bessere Zukunft schaffen

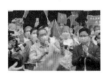

Niemand ist eine Insel.........248

Gemeinsam die Epidemie besiegen.........252

Gemeinsame Zukunft: Die Welt am Scheideweg.........263

Das Virus kennt keine Grenzen und die Pandemie unterscheidet nicht zwischen den Rassen.

Xi Jinping

Eine globale Pandemie

Auch im 21. Jahrhundert, in dem Wissenschaft und Technologie vergleichsweise sehr entwickelt sind, kann sich die Menschheit immer noch nicht von Pandemien befreien. Die SARS-Pandemie im Jahr 2003 breitete sich auf 32 Länder und Regionen auf der ganzen Welt aus, 8422 Personen wurden infiziert und 919 von ihnen starben daran. Ab 2009 dauerte die H1N1-Grippe 16 Monate und infizierte 1,63 Millionen Menschen in 214 Ländern, wobei 280 000 Menschen starben. In den letzten Jahren haben auch die Ebola- und MERS-Epidemien der Menschheit großen Schaden hinzugefügt. Die Centers for Disease Control and Prevention (CDC) der USA gaben folgende Schätzungen bekannt: Vom 29. September 2019 bis Anfang März 2020 hatten sich mindestens 34 Millionen Amerikaner mit der Grippe angesteckt. 350 000 wurden ins Krankenhaus eingeliefert und 20 000 waren gestorben. Nun ist COVID-19 erneut eine schwere Herausforderung für die Welt.

Wütendes Virus

Die COVID-19-Pandemie breitet sich weiterhin rund um den Globus aus. Nach den von der Weltgesundheitsorganisation (WHO) veröffentlichten Daten sind bis zum 7. September 2020, 22:24 Uhr (Beijinger Zeit), weltweit insgesamt 27 032 617 Menschen als an COVID-19 erkrankt registriert worden und 881 464 von ihnen gestorben. Davon waren in den Vereinigten Staaten 6 144 138 bestätigte Infektionen und 186 663 Todesfälle zu verzeichnen, in Indien 4 113 811 bestätigte Infektionen und 70 626 Todesfälle, in Brasilien 4 092 832 bestätigte Infektionen und 125 521 Todesfälle, in Russland 1 025 505 Infektionen und 17 820 Todesfälle und in Peru 676 848 bestätigte Infektionen und 29 554 Todesfälle.

COVID-19

Corona Virus Disease 2019 oder kurz COVID-19 bezieht sich auf die Lungenentzündung, die durch ein neuartiges Coronavirus verursacht wird, das erstmals 2019 gemeldet wurde. Am 11. Februar 2020 gab WHO-Generaldirektor Dr. Tedros Adhanom Ghebreyesus in Genf bekannt, dass die neuartige Coronavirus-infizierte Lungenentzündung den Namen „COVID-19" erhalten werde. Am 21. Februar übernahm die Nationale Gesundheitskommission (NHC) Chinas den englischen Namen für das Virus und behielt den chinesischen Namen unverändert bei.

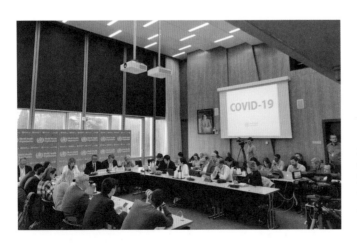

11. Februar 2020. WHO-Generaldirektor Dr. Tedros Adhanom Ghebreyesus gibt in Genf bekannt, dass die neuartige Coronavirus-infizierte Lungenentzündung den Namen „COVID-19" erhalten werde.

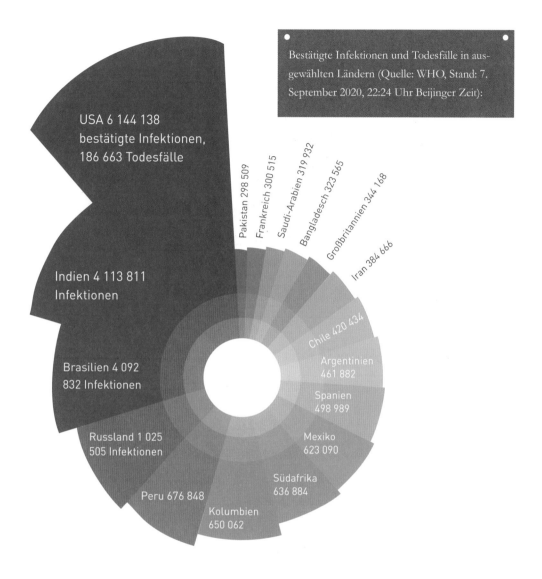

USA 6 144 138 bestätigte Infektionen, 186 663 Todesfälle

Indien 4 113 811 Infektionen

Brasilien 4 092 832 Infektionen

Russland 1 025 505 Infektionen

Peru 676 848

Kolumbien 650 062

Südafrika 636 884

Mexiko 623 090

Spanien 498 989

Argentinien 461 882

Chile 420 434

Iran 384 666

Großbritannien 344 168

Bangladesch 323 565

Saudi-Arabien 319 932

Frankreich 300 515

Pakistan 298 509

Wie hat es angefangen? Wo tauchte das Virus zuerst auf? Kein Experte kann es zurzeit mit Sicherheit sagen. Dies ist eine große Herausforderung für die Prävention und Kontrolle von Epidemien. Ab dem 13. April 2020 begannen Forscher der Universität Barcelona, die lokalen Abwasserproben wöchentlich zu testen, um nach Spuren des Virus zu suchen und auf einen möglichen neuen Ausbruch zu reagieren. Sie testeten gefrorene Abwasserproben aus einer Kläranlage und das Virus wurde in einer Probe vom 15. Januar 2020 nachgewiesen. Der erste bestätigte Fall von COVID-19 in Spanien wurde am 25. Februar 2020 gemeldet. Später zeigten die Ergebnisse der Analyse von

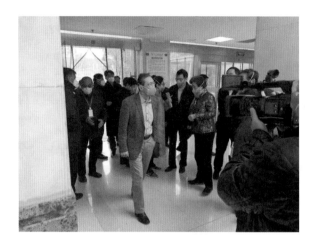

19. Januar 2020. Der berühmte Experte für Atemwegserkrankungen Zhong Nanshan informiert sich im Krankenhaus Jinyintan und in der Seuchenschutzbehörde in Wuhan.

Abwasserproben vom Januar 2018 bis zum Dezember 2019, dass das am 12. März 2019 gesammelte Abwasser auf die Polymerase-Kettenreaktion (PCR) des Virus positiv getestet wurde. Die Ergebnisse dieser Studie zeigen, dass ähnliche Situationen in anderen Teilen der Welt aufgetreten sein können, aber viele Fälle wurden vernachlässigt, da sie fälschlicherweise als Grippe diagnostiziert wurden. Wissenschaftler geben zu, dass diese Forschung „sehr aufschlussreich" sei. Australien, Italien, die Vereinigten Staaten, die Niederlande und andere Länder führen ähnliche Forschungen durch, um die Epidemie auf gezieltere Weise zu verhindern und zu kontrollieren.

Aufgrund der hohen Ansteckungsgefahr verbreitete sich das Virus schnell über die ganze Welt. Am 11. März 2020 verkündete WHO-Generaldirektor Dr. Tedros Adhanom Ghebreyesus, dass nach Einschätzung der WHO die gegenwärtige COVID-19-Epidemie als Pandemie bezeichnet werden könne. Er sagte, dass in den vergangenen zwei Wochen die Zahl der bestätigten Infektionen von COVID-19 außerhalb Chinas um das 13-fache gestiegen sei und sich die Zahl der betroffenen Länder und Regionen verdreifacht habe. Die Gesamtzahl der bestätigten Infektionen in 114 Ländern und Regionen habe 118 000 überschritten, und die Zahl der Todesfälle habe 4291 erreicht. Tausende von Menschen kämpften in Krankenhäusern ums Überleben.

Diamond Princess: unter Quarantäne gestellt

Das Kreuzfahrtschiff *Diamond Princess* begann seine Reise vom Hafen Yokohama in Japan am 20. Januar 2020 und kreuzte im Indischen und Pazifischen Ozean. Die Reise sollte am 4. Februar enden. Da ein Passagier aus Hongkong, der sich an Bord befand, am 1. Februar mit COVID-19 diagnostiziert wurde, kehrte das Kreuzfahrtschiff am 3. Februar in den Hafen von Yokohama zurück. Nach der Ankunft hat die japanische Regierung die Menschen an Bord auf das Virus getestet und ab dem 5. Februar eine 14-tägige Quarantäne für alle Menschen an Bord des Schiffes, mit Ausnahme derer mit bestätigten Infektionen, angeordnet.

An Bord waren etwa 3700 Passagiere und Crewmitglieder. Die Passagiere kamen aus vielen Ländern und Regionen, die meisten von ihnen waren Japaner, und mehr als die Hälfte der Passagiere waren über 70 Jahre alt. Bis zum 19. Februar wurden insgesamt 621 Personen als infiziert bestätigt, gefolgt von weiteren Fällen in den folgenden Tagen.

Ab dem 19. Februar, nach der 14-tägigen Quarantäne auf See, durften die Passagiere die *Diamond Princess* verlassen, und viele Länder schickten Charterflugzeuge nach Japan, um ihre Staatsangehörigen abzuholen.

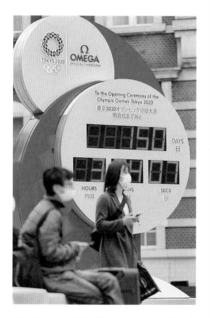

25. Februar 2020. Menschen mit Mund-Nasen-Schutz neben einem elektronischen Bildschirm, der den Countdown für die Olympischen Spiele in Tokio anzeigt

UN-Hauptquartier: vorübergehend für die Öffentlichkeit geschlossen

Stephane Dujarric, ein Sprecher des Generalsekretärs der Vereinten Nationen, sagte am 10. März 2020, dass als Reaktion auf die COVID-19-Epidemie das Hauptquartier der Vereinten Nationen in New York vorübergehend für die Öffentlichkeit geschlossen und auch alle touristischen Aktivitäten der UNO vorübergehend eingestellt würden. UN-Generalsekretär Guterres sagte in einem Video, das am selben Tag veröffentlicht wurde, dass das UN-System darauf vorbereitet sein müsse, der Bedrohung durch die Epidemie gemeinsam zu begegnen. Der Präsident der Generalversammlung Tijjani Muhammad-Bande sagte, dass COVID-19 eine globale Herausforderung sei, die internationale Zusammenarbeit erfordere und nur durch eine multilaterale Reaktion gelöst werden könne.

 ## Vereinigte Staaten: Ausnahmezustand

Am Nachmittag des 13. März 2020 rief US-Präsident Donald Trump in seiner Rede vor dem Weißen Haus offiziell den Ausnahmezustand aus, um auf die sich ausbreitende COVID-19-Epidemie in den USA zu reagieren. Diese Maßnahme setzte 50 Milliarden US-Dollar für staatliche medizinische Einrichtungen zur Bekämpfung der Epidemie frei. Außerdem wurden die Bundesstaaten aufgefordert, so bald wie möglich Notfall-Kommandozentren einzurichten, um der Situation Herr zu werden.

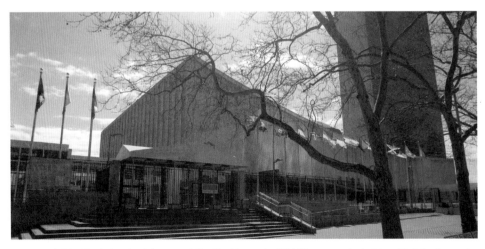

16. März 2020. Mitarbeiter in nicht-essentiellen Positionen im UN-Hauptquartier in New York beginnen, im Homeoffice zu arbeiten.

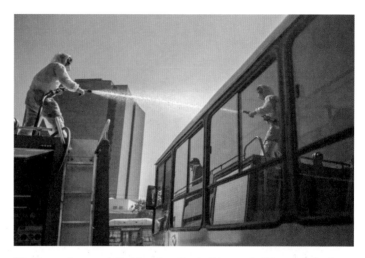

Ein Feuerwehrmann desinfiziert einen Bus in Teheran, der Hauptstadt des Iran.

 ## Iran: nationaler Mobilisierungsplan

Am 5. März 2020 kündigte das iranische Gesundheitsministerium die Einführung eines nationalen Mobilisierungsplans zur Stärkung der Prävention und Kontrolle der CO-VID-19-Epidemie an. Der iranische Gesundheitsminister Saeed Namaki sagte, der Plan solle zunächst in den von der Epidemie schwer betroffenen Gebieten umgesetzt und dann in den nächsten Tagen auf andere Gebiete ausgedehnt werden. Dem Plan zufolge sollen Personen, bei denen der Verdacht auf eine Infektion besteht, in medizinischen Einrichtungen getestet werden, und diejenigen, die positiv auf das Virus getestet wurden, zu Hause unter Quarantäne gestellt werden und Medikamente mit Anwendungshinweisen erhalten. Der Plan umfasste etwa 17 000 Gesundheitszentren und 9000 medizinische und klinische Zentren in allen Städten, Vororten und Dörfern des Landes.

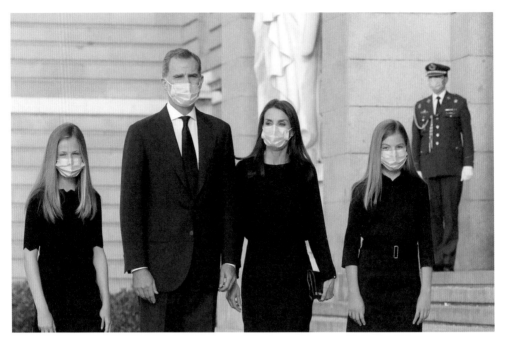

6. Juli 2020. König Felipe VI. von Spanien und seine Familie nehmen an der Trauerfeier für die durch COVID-19 getöteten Verstorbenen in der Almudena-Kirche in Madrid teil.

Spanien: totaler Lockdown

Die Nachrichtenagentur Reuters berichtete am 14. März 2020, dass die spanische Regierung eine Verordnung zur Verhängung eines landesweiten Lockdowns als Notmaß-nahme zur Bekämpfung von COVID-19 ausgearbeitet habe. Einem Bericht der spanischen Zeitung *El País* vom 14. März zufolge müssen alle Bürger zu Hause bleiben, aus-genommen seien: Lebensmittel oder Arzneien einkaufen, sich ins Krankenhaus begeben, zur Arbeit gehen oder sich um andere Notfälle kümmern. Die Maßnahme trat am 16. März um 8 Uhr morgens in Kraft.

Hatte das Coronavirus, bevor es entdeckt wurde, bereits begonnen, sich unter den Menschen auszubreiten? Und wie? Die Übertragungswege des Virus in verschiedenen Ländern sind sehr kompliziert. In einem Bericht der US-amerikanischen Seuchenkontrollbehörde CDC vom 16. Juli 2020 hieß es zum Beispiel, dass Forscher bei der Analyse der ersten positiven Proben des Coronavirus in New York festgestellt haben, dass die Gensequenz derjenigen des Virus ähnelt, das sich in Europa und anderen Teilen der Vereinigten Staaten ausgebreitet hatte. Dies deutet darauf hin, dass das Coronavirus in New York hauptsächlich aus Europa und anderen Teilen der Vereinigten Staaten eingeschleppt worden sein könnte.

Die anhaltende Ausbreitung der Epidemie und die Reaktion der verschiedenen Länder haben wirklich gezeigt, dass die Menschheit ein gemeinsames Schicksal teilt. Die Entwicklung der Epidemie zeigt uns auch, dass es für den Aufbau einer Schicksalsgemeinschaft der Menschheit notwendig ist, Ideen so schnell wie möglich in die Tat umzusetzen. Nur wenn alle Länder der Welt einen wirksamen und vernünftigen Koordinierungsmechanismus einrichten, kann es möglich sein, eine Pandemie vollständig zu beseitigen. Alle Arten von Anschuldigungen, die versuchen, eine Pandemie zu politisieren, werden den Kampf gegen sie nur untergraben und zu weiteren Todesfällen und wirtschaftlichen Verlusten führen.

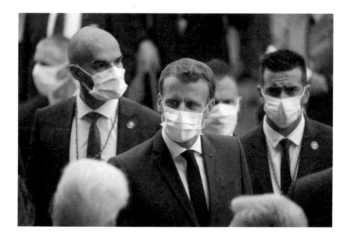

Der französische Präsident Emmanuel Macron kündigt an, dass ab dem 1. August 2020 an öffentlichen Plätzen Masken getragen werden müssen.

In der Krise zusammenhalten

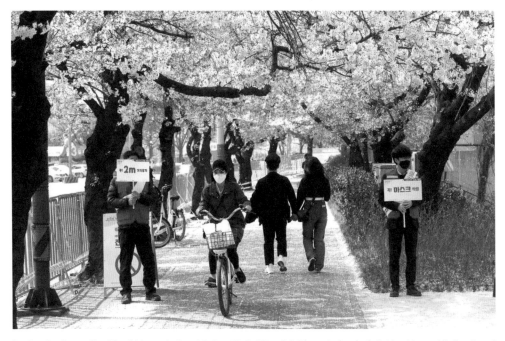

In den Straßen voller Kirschblüten in Seoul halten Freiwillige Schilder mit der Aufschrift „Abstand halten" und „Masken tragen" hoch, um die Bürger daran zu erinnern, sich persönlich zu schützen.

Anfang 2020 wurde die Aufmerksamkeit der ganzen Welt auf den Meeresfrüchtemarkt Huanan in Wuhan gelenkt. Dort wurden Fälle von Lungenentzündung unbekannter Ursache festgestellt. Am 7. Januar 2020 wurde bei der vorläufigen Auswertung der Erreger-Testergebnisse im Labor eines Expertengremiums ein neues Coronavirus nachgewiesen und die gesamte Genomsequenz des Virus ermittelt. Die chinesische Regierung schenkte der Angelegenheit höchste Aufmerksamkeit. Mitte Januar wurde zum zweiten Mal eine hochrangige Expertengruppe der Nationalen Gesundheitskommission (NHC) nach Wuhan entsandt. Am 20. Januar gab Staatspräsident Xi Jinping ausdrücklich Anweisungen zur Seuchenbekämpfung und forderte die Parteikomitees und zuständigen Abteilungen der Regierungen auf allen Ebenen auf, das Leben und die Gesundheit der

Bevölkerung an die erste Stelle zu setzen und wirksame Maßnahmen zu ergreifen, um die Ausbreitung der Seuche einzudämmen.

Eine Reihe von Daten zeichnet wichtige Momente in Chinas Krieg gegen CO-VID-19 auf:

Insgesamt wurden landesweit mehr als 10 000 Krankenhäuser bestimmt, die mit dem Virus infizierte Patienten bevorzugt aufzunehmen und zu behandeln.

Die 16 temporären Behandlungszentren in Wuhan nahmen insgesamt mehr als 12 000 Patienten auf, über 8000 wurden geheilt und entlassen, und mehr als 3500 wurden in Krankenhäuser verlegt. Während ihres Bestehens gab es in diesen Einrichtungen keine weitere Infektionen, keine Todesfälle oder Rückfälle.

Auf der virtuellen Eröffnungszeremonie der 73. Weltgesundheitsversammlung der WHO wies der chinesische Präsident Xi Jinping in seiner Rede darauf hin, dass China stets das Konzept einer Schicksalsgemeinschaft der Menschheit hochhalte. Es sei nicht nur für die Sicherheit und Gesundheit seiner Menschen verantwortlich, sondern auch für die globale öffentliche Gesundheit. Angesichts einer andauernden Pandemie setze sich China, während es anderen Ländern rechtzeitig Hilfe leiste, dafür ein, dass alle Länder der Welt gemeinsam den einzigen Planeten schützten, auf dem die Menschheit gemeinsam lebe, und den Aufbau einer globalen Schicksalsgemeinschaft beschleunigten. Angesichts eines äußeren Umfelds, das von vielen Störgeräuschen geprägt sei, verspreche China, das mit Zuversicht vorwärtsschreite, die Öffnung unbeirrbar auszuweiten, die Industrie- und Lieferketten zu stabilisieren und durch weitere Öffnung Reformen und Entwicklung zu fördern.

In der Zeit, als die Lage in China am schwierigsten war, streckte die internationale Gemeinschaft eine helfende Hand aus. Die Staatsoberhäupter von mehr als 170 Ländern und die Leiter von mehr als 40 internationalen und regionalen Organisationen brachten in Telefonaten, Briefen und Erklärungen ihre Anteilnahme und Unterstützung für China zum Ausdruck.

China erwidert den guten Willen der internationalen Gemeinschaft mit Dankbarkeit und konkreten Taten. Italien spendete 40 000 Masken und China gab Millionen von Masken zurück. Russland schickte zwei Millionen Masken und erhielt dann 150 Millionen Masken über verschiedene Kanäle aus China. Um die Unterstützung aller Schichten der amerikanischen Gesellschaft für den Kampf Chinas gegen die Epidemie zurückzuzahlen, haben Chinas lokale Regierungen, relevante Institutionen und Unternehmen 10,805 Millionen Masken, 500 000 Schachteln Testkits und 158 000 Schutzkleidungs-Sets an 36 Städte, Bundesstaaten und Institutionen in den Vereinigten Staaten gespendet.

Als eine große Nation übernimmt China die Verantwortung für seine Rolle. Vom 15. März bis zum 6. September exportierte China insgesamt 151,5 Milliarden Masken, 1,4 Milliarden Schutzkleidungs-Sets, 230 Millionen Schutzbrillen, 209 000 Beatmungsgeräte, 470 Millionen Testkits und 80,14 Millionen Infrarot-Thermometer zur Unterstützung der globalen Pandemieprävention und -bekämpfung.

Ein Freund in der Not ist ein wahrer Freund. China hat insgesamt 34 medizinische Expertenteams zur Bekämpfung von Epidemien in 32 Länder entsandt und der WHO 50 Millionen US-Dollar an Spenden zur Verfügung gestellt. China leistet nicht nur Hilfe für Afrika, sondern sorgt auch für die Sicherheit der Afrikaner in China. In den letzten Monaten waren mehr als 3000 Studenten aus afrikanischen Ländern in der Provinz Hubei und der Stadt Wuhan sicher und wohlbehalten, bis auf einen, der zwar infiziert war, aber schnell geheilt wurde.

China teilt seine Erfahrungen mit der Welt. Mit einer offenen, transparenten und verantwortungsbewussten Haltung ist China seinen internationalen Verpflichtungen aktiv nachgekommen und hat Informationen mit der WHO, relevanten Ländern und regionalen Organisationen unverzüglich ausgetauscht. Es hat die Genomsequenzierung des Virus zum frühestmöglichen Zeitpunkt freigegeben und die Kontroll- und Behandlungserfahrungen vorbehaltlos mit anderen geteilt. Es hat sich bei mehr als 70 Gelegenheiten mit anderen Ländern und internationalen und regionalen Organisationen über die Kontrolle der Epidemie ausgetauscht, seine Online-Wissensdatenbank zur Epidemieprävention und -kontrolle für alle Länder geöffnet und seine Erfahrungen bei der Eindämmung der Pandemie und der Behandlung der Infizierten vorbehaltlos weitergegeben.

Selbst in dieser schwierigsten Zeit blieb die Seidenstraßeninitiative, die sich für umfassende Konsultationen, gemeinsamen Aufbau und gemeinsame Teilhabe einsetzt, weiterhin sehr erfolgreich. Trotz der weitgehenden Aussetzung von Passagier- und Frachtflügen in der Region ist die Zahl der Züge und Transporte zwischen China und Europa von Januar bis April 2020 im Vergleich zum Vorjahr um 24 bzw. 27 Prozent gestiegen, und die kumulative Lieferung von fast 8000 Tonnen medizinischer Hilfsgüter

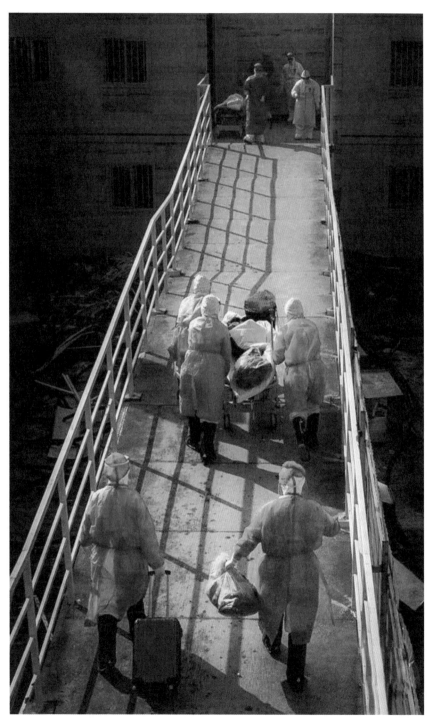

4. Februar 2020. Gesundheitspersonal auf dem Weg zu den Krankenzimmern im Huoshen-shan-Krankenhaus, Wuhan

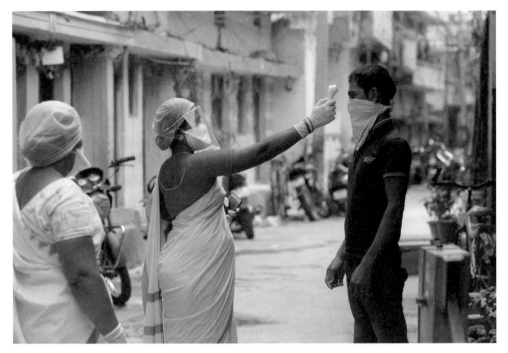

30. Juni 2020. Ein junger Mann lässt sich die Temperatur messen, Hyderabad, Indien.

hat die Transitlinien zu einer „Straße des Lebens" in Eurasien gemacht. Der fortgesetzte Betrieb des Energieprojekts des China-Pakistan-Wirtschaftskorridors hat Pakistan mit einem Drittel der benötigten Elektrizität versorgt. Im ersten Quartal 2020 stiegen die Investitionen Chinas in den Teilnehmerländern der Seidenstraßeninitiative trotz erheblicher Schwierigkeiten um 11,7 Prozent, und das Handelsvolumen nahm um 3,2 Prozent zu. Projekte wie die China-Laos-Eisenbahn, die Ungarn-Serbien-Eisenbahn und das Kraftwerk in Kambodscha sind stetig vorangekommen. Eine große Anzahl von vorübergehend ausgesetzten Projekten wurde ebenfalls wieder in Betrieb genommen, was die betroffenen Länder in die Lage versetzen wird, die Epidemie zu überwinden und ihre Wirtschaft wieder zu beleben.

COVID-19 – Gemeinsamer Feind der Menschheit

Die Geschichte der menschlichen Zivilisation ist eine Geschichte des Kampfes gegen Krankheiten. Epidemien schlagen plötzlich zu und ignorieren nationale Grenzen, ihre Verhütung und Bekämpfung ist schwierig und mit vielen Unsicherheiten behaftet. Internationale Zusammenarbeit, die Vorurteile und engstirnige Interessen überwindet, ist die einzige richtige Wahl, um Epidemien einzudämmen und zu beseitigen.

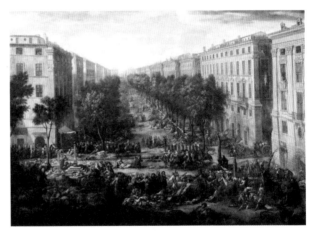

1720 wurde die französische Stadt Marseille von der Beulenpest heimgesucht.

Der berühmte italienische Soziologe Gian Maria Fara sagte, wenn wir die Krise „schneller und besser" überwinden wollten, sei die internationale Zusammenarbeit ein unverzichtbares Instrument. Seiner Meinung nach ist der Versuch, die durch diese Pandemie verursachten Probleme innerhalb der eigenen Grenzen zu behandeln und zu lösen, oder sogar der Versuch, die Probleme durch eine Offensive nach außen zu lösen, der Ausdruck einer kurzsichtigen, unvernünftigen und gefährlichen Politik. Es besteht kein Zweifel, dass wir in eine neue Phase eingetreten sind, und wir müssen unsere Arbeit im Wege einer verstärkten Zusammenarbeit durchführen. Echte Zusammenarbeit bedeutet jedoch die konkurrierende Koexistenz verschiedener Akteure, und wir müssen einander aufrichtig respektieren und verstehen. Mit anderen Worten, wir müssen die derzeitige Mainstream-Mentalität in den internationalen Beziehungen grundlegend ändern und ein neues Arbeitsmodell etablieren, das das Konzept der Einheit und des gemeinsamen Fortschritts vollständig widerspiegeln kann.

Seit dem Ausbruch der Epidemie hat Staatspräsident Xi Jinping mit Dutzenden ausländischen Staats- und Regierungschefs und Leitern internationaler Organisationen gesprochen oder sich mit ihnen getroffen, am außerordentlichen G20-Gipfel zur COVID-19-Bekämpfung teilgenommen und bei der Eröffnungszeremonie der Videokonferenz der 73. Weltgesundheitsversammlung eine Ansprache gehalten. Die Welt hat Chinas klare Haltung von einem gemeinsamen Kampf gegen die Epidemie gesehen.

Das Virus kennt keine Grenzen und unterscheidet nicht zwischen den Rassen. Angesichts der Pandemie kann kein Land abseits stehen und kein Land darf allein gelassen werden. Die Menschheit bildet eine Schicksalsgemeinschaft, und eine Politik, Schwierigkeiten auf andere abzuwälzen oder ideologische Barrieren aufzurichten, können die globale Krise der öffentlichen Gesundheit nicht lösen.

China antwortet auf den Ruf der Zeit mit Vernunft und ergreift praktische Maßnahmen, um den Bedürfnissen der Welt gerecht zu werden. China wird: in den nächsten zwei Jahren zwei Milliarden US-Dollar an internationaler Hilfe für die von der Pandemie betroffenen Länder, insbesondere Entwicklungsländer, bereitstellen, um die Pandemie zu bekämpfen und die wirtschaftliche und soziale Entwicklung wiederherzustellen; ein globales humanitäres Notfalllager und ein Drehkreuz in China einrichten; einen Kooperationsmechanismus zwischen dreißig chinesischen und afrikanischen Krankenhäusern einrichten; Impfstoffe aus China, nachdem sie getestet wurden, als weltweites öffentliches Produkt liefern und die Zugänglichkeit und Erschwinglichkeit des Impfstoffs in den Entwicklungsländern sicherstellen.

Angesichts der Pandemie und die Erwartungshaltung der Welt erfüllend, hält China daran fest, Menschen und Leben über alles andere zu stellen, zur Harmonie in der Welt beizutragen und zum Wohle aller Völker zu arbeiten.

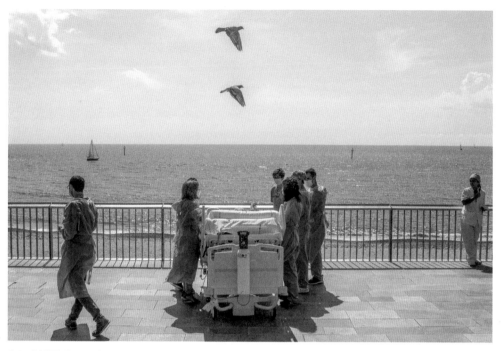

3. Juni 2020. Spanische Mitarbeiter im Gesundheitswesen bringen einen COVID-19-Patienten ans Meer, um ihn auf andere Gedanken zu bringen und ihm eine Freude zu machen.

 ## Die Menschheit hat schon immer einen dornigen Weg zurückgelegt

Wuhan ist abgeriegelt. Da ein Familientreffen zum Frühlingsfest nicht mehr möglich ist, kann ich nur die Stadt auf meinem Smartphone per Online-Streaming beobachten. Seit die Epidemie schlimmer geworden ist, hat der Streaming-Dienst begonnen, Straßenszenen in Wuhan live zu übertragen, wobei eine seiner acht Kameras direkt auf den Glockenturm am Jangtse-Fluss gerichtet ist. Es ist die gleiche Wasserfläche, aber die Fähren, die früher Passagiere über den Fluss beförderten, haben ihren Betrieb eingestellt und liegen nun am Ufer. Die Gebäude auf der anderen Seite stehen hoch wie neue Bambussprossen und blicken auf zufällige Frachtschiffe, die von Ost nach West flussaufwärts fahren. Die einstmals überfüllte Allee am Fluss ist jetzt menschenleer; kaum ein Auto fährt vorbei. Die nahe gelegene Hanjiang-Straße ist auch leer. Stolz steht in der Mitte des Bildschirms der hundert Jahre alte Uhrturm, verwittert, aber nicht besiegt. Auf seiner Spitze flattert eine leuchtend rote Nationalflagge im Wind.

Jedes Mal, wenn ich das sehe, bin ich innerlich berührt. Eines Morgens sah ich einen Straßenkehrer in seiner orangefarbenen Uniform, der pflichtbewusst das Laub auf der einsamen Straße zusammenkehrte. Ich sah ihn fast jeden Morgen und Abend, und jedes Mal kamen mir Tränen in die Augen. Seine Anwesenheit zeugt von Beharrlichkeit und Stärke, und mit ihm und seinen Kollegen weiß man, dass man sich sicher sein kann – die Stadt ist noch immer am Leben.

Die chinesische Nation wurde durch unzählige Katastrophen auf die Probe gestellt, aber sie ist stärker und mutiger geworden, hat sich immer wieder erhoben und ist trotz aller Nöte und Drangsale vorangekommen. Angesichts gefährlicher Situationen hat sie sich nicht gefürchtet, sondern einen starken, durch Ausdauer und Zähigkeit gekennzeichneten Charakter entwickelt. Man nennt dies den chinesischen Geist.

Die Menschheit hat schon immer einen dornigen Weg zurückgelegt.

Im September 1347 erreichte der Schwarze Tod, eine tödliche Krankheit, die ihren Ursprung in Zentralasien hatte, mit den Kreuzrittern Sizilien in Süditalien, dann Genua im Norden und Marseille in Frankreich. Im Januar 1348 breitete sie sich nach Venedig und Pisa aus, bevor sie bald darauf Florenz einnahm. Diese große Seuche im Mittelalter ist die vierte und verheerendste Katastrophe, die die Menschheit heimsuchte.

In den nächsten 300 Jahren hing der Schatten von Pandemien über dem Himmel Eurasiens und Amerikas.

Wissenschaftler auf der ganzen Welt achten auf die Sicherheit der Erde. Zahlreiche astronomische Teleskope beobachten extraterrestrische Körper genau. Werden Meteoriten die Erde zerstören? Wann und wo werden die über 800 potenziell bedrohlichen Planeten die Erde treffen? Welchen Schaden wird ein Sonnensturm auf der Erde anrichten? Dies sind nur einige wenige Fragen, die gestellt werden. FAST, das Fünfhundert-Meter-Apertur-Teleskop Chinas, hat seit seiner Inbetriebnahme viele potentiell bedrohliche Pulsare entdeckt und damit einen Beitrag für die Menschheit geleistet.

Die Menschheit ist durch Prüfungen und Katastrophen stärker und besser geworden und wird weiterhin Fortschritte machen und voranschreiten.

– Aus „Die Menschheit, auferstehend aus der Asche" von Liu Hanjun

In diesem Kampf um Leben und Tod gegen eine schwere Epidemie haben das chinesische Volk und die chinesische Nation mit größtem Mut einen großen Kampfgeist gegen COVID-19 geschmiedet, indem sie das Leben an die erste Stelle setzten, vereint blieben und die Wissenschaft respektierten. Sie haben gewaltige Opfer gebracht und gemeinsam mit ganzem Herzen gekämpft.

– Xi Jinping

Chinas Kampf an der Frontlinie der globalen COVID-19-Kontrolle

Diese seltene globale Krise stellt eine gemeinsame Herausforderung für die gesamte Menschheit dar. Als das Land, das als erstes die internationale Gemeinschaft über die Epidemie informierte und als erstes die Epidemie bekämpfte, mobilisierte China die gesamte Nation und zog in den Kampf. Die 1,4 Milliarden Chinesen, im Herzen vereint, haben die Führung der Pandemieprävention und -bekämpfung übernommen.

Wie kann ein Virus, das man noch nicht vollständig verstanden hat, verhindert und kontrolliert werden? Wie lässt sich die Ausbreitung des Virus während des Frühlingsfestes stoppen? Wie kann sichergestellt werden, dass die große Zahl von Patienten in Krankenhäuser aufgenommen und behandelt wird? Wie können wirksame Behandlungen und Medikamente gefunden werden? Die Risiken und Schwierigkeiten des Kampfes sind unvorstellbar. Um die Ausbreitung der Epidemie auf die globale Ebene wirksam zu verhindern, hat China beispiellose Präventions-, Kontroll- und Behandlungsmaßnahmen ergriffen, von denen viele sogar weit über die Anforderungen der Internationalen Gesundheitsvorschriften hinausgehen.

Mit harter Arbeit und großen Opfern hat China ein Wunder in der Geschichte des menschlichen Kampfes gegen Infektionskrankheiten vollbracht und ist zu einem der ersten Länder der Welt geworden, das die Epidemie innerhalb seiner Grenzen unter Kontrolle gebracht hat. Es hat nicht nur die regionale Verteidigungslinie der Seuchenprävention und -bekämpfung für die Welt bewacht, sondern auch wertvolle Erfahrungen für den globalen Kampf gegen die Pandemie gesammelt.

Der Kampf Chinas gegen COVID-19 wird in die Geschichte der chinesischen Nation eingehen und der Menschheit in Erinnerung bleiben.

Wuhan verteidigen

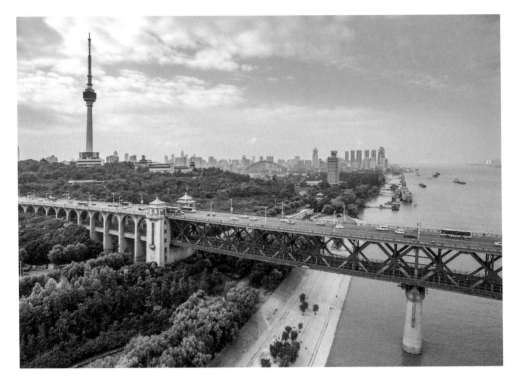

Wuhan, eine große Stadt an einem großen Fluss

Am 23. Januar 2020 schockierte die Nachricht von der Abriegelung Wuhans China und den Rest der Welt. Abriegelungen sind überall auf der Welt selten, ganz zu schweigen von Wuhan, einer Megacity in Zentralchina.

Die Kontrolle der Bewegung von Menschen in einer Stadt mit elf Millionen Einwohnern hat es weltweit noch nie gegeben. Und die Abriegelung fand während des Frühlingsfestes statt, einem traditionellen Fest der Familienzusammenkunft in China, was die Situation noch ungewöhnlicher machte.

Die Entscheidung war schwer zu treffen, aber ein Zögern war nicht erlaubt. Um die Sicherheit und Gesundheit der Menschen zu gewährleisten, bedeutet das Absperren von Transportwegen, die Kanäle für die Ausbreitung des Virus zu blockieren.

Tagebuch eines einfachen Wuhan-Bürgers nach der Abriegelung (Auszug)

Von Xu Yanqing
26. Januar 2020

Ab heute um Mitternacht sind in drei Städten (Wuchang, Hankou und Hanyang) private Autos ohne Sondergenehmigung auf allen Straßen verboten, um eine weitere Ansteckung der Menschen untereinander zu verhindern. Dies könnte das erste Mal sein, dass sich die drei Städte so voneinander entfremdet haben. Gleichzeitig haben auch andere Städte in der Provinz Hubei begonnen, sich abzuriegeln.

In den Nachrichten ist zu lesen, dass die Zahl der bestätigten Infektionen und Todesfälle in Wuhan und anderswo im Land stark ansteigt, was uns nervös macht. Per WeChat sehen wir Videos von überfüllten Krankenhäusern und Nachrichten über einen Mangel an medizinischer Versorgung. Es gibt auch Videos von Ärzten, die unter extremem Druck weinen. Ein Klassenkamerad von mir, ein Arzt an der Front, erzählte mir, dass die Situation sehr schlecht ist, dass es an Betten, Arbeitskräften und Schutzausrüstun-

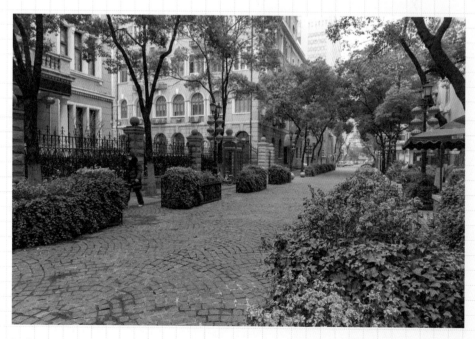

In der Fußgängerzone Lihuangpi in Wuhan ist es während der Epidemie ruhig geworden.

gen mangelt und dass es auch unter dem Krankenhauspersonal möglicherweise Infektionen gibt. Wie das düstere Wetter draußen machen mir die schlechten Nachrichten das Herz schwer. Sowohl Gerede als auch offizielle Informationen erreichen uns pausenlos. Gleichzeitig wird auch berichtet, dass medizinische Teams aus allen Teilen des Landes und aus der Armee nach Wuhan eilen. Zwei Krankenhäuser in den Vororten von Hanyang, das Huoshenshan- und das Leishenshan-Krankenhaus, befinden sich ebenfalls im intensiven Bau und werden mehr Patienten aufnehmen können.

Obwohl die Situation in Wuhan das ganze Land beunruhigt und Menschen am Familienzusammensein hindert, verstehen wir, dass alle Schwierigkeiten vorübergehender Natur sind, und wir vertrauen der Regierung. Diese Krise wird wie die großen Überschwemmungen im Jahr 1998 und die SARS-Epidemie im Jahr 2003 bewältigt werden. Die Sonne wird trotzdem aufgehen.

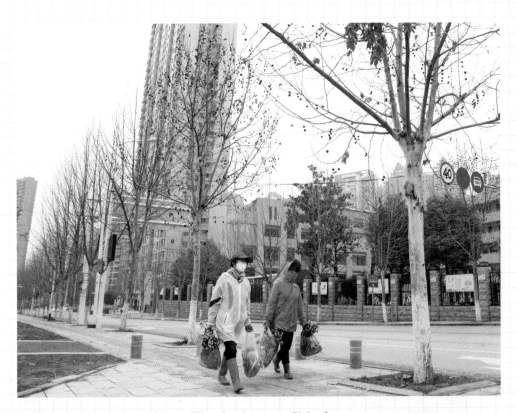

Von Kopf bis Fuß geschützt, gehen zwei Einwohnerinnen zum Einkaufen.

Der chinesische Staatspräsident Xi Jinping traf diese strategische Entscheidung am 22. Januar persönlich. Er betonte: „Diese Entscheidung zu treffen, erfordert großen politischen Mut, aber es muss getan werden, was getan werden muss, sonst werden wir unter den Folgen des Zögerns leiden."

Eine Stadt wurde abgeriegelt, um ein Land zu retten.

Eine Zeit lang nahm in Wuhan die Zahl der bestätigten und mutmaßlichen Infektionen mit COVID-19 jeden Tag exponentiell zu. Als die sich ausbreitende Epidemie die Stadt einhüllte, stellten Geschäfte und Fabriken ihren Betrieb ein, die ehemals belebten Straßen waren leer, die Krankenhäuser dagegen überfüllt mit Patienten, die eine Behandlung suchten, und das Internet wurde mit hilfesuchenden Nachrichten überflutet. Die Epidemie verbreitete Angst und Besorgnis in der Stadt.

Elf Millionen Menschen in Wuhan entschieden sich jedoch dafür, ihre Stadt zu verteidigen. Die Bewohner der Stadt trösteten und unterstützten sich gegenseitig; Supermärkte, Tankstellen und Logistikdienste in der Stadt stellten die tägliche Grundversorgung der Bewohner sicher; Regierungsbehörden strichen den Jahresurlaub und standen rund um die Uhr in Bereitschaft; Verkehrspolizei, Straßenmeisterei und Stadtverwaltung hielten ihre Stellung 24 Stunden am Tag; medizinische Mitarbeiter in Krankenhäusern arbeiteten Tag und Nacht, um Leben zu retten ... Die Menschen in Wuhan schützten ihre Stadt mit aller Kraft.

Aber Wuhan war nie allein. Es mag zwar durch Verwaltungsgrenzen von anderen Regionen getrennt sein, aber es war nicht vom Rest des Landes isoliert.

„Wenn Wuhan gewinnt, gewinnt Hubei; wenn Hubei gewinnt, gewinnt ganz China." Generalsekretär Xi Jinping setzte sich wissenschaftlich und effizient für den Kampf zur Verteidigung von Wuhan und Hubei ein.

Spitzenkräfte eilten in das Auge des Sturms, und die besten Ressourcen wurden in Hubei gesammelt. Der Flughafen Wuhan Tianhe war rund um die Uhr in Betrieb, um Personal und Versorgungsgüter zu empfangen.

Innerhalb von acht Stunden nach der Abriegelung wurden 87 Chargen von 4041 Paketen Schlüsselhilfsgütern wie Medikamente, medizinische Geräte, Masken und Handschuhe pünktlich geliefert. In weniger als 24 Stunden waren die zivilen und militärischen medizinischen Teams einsatzbereit. Militärflugzeuge, Passagierflugzeuge, Frachtflugzeuge ... alle Arten von Flugzeugen landeten nacheinander. In der verkehrsreichsten Stunde kam alle drei Minuten ein großes Transportflugzeug Y-20 hereingebraust.

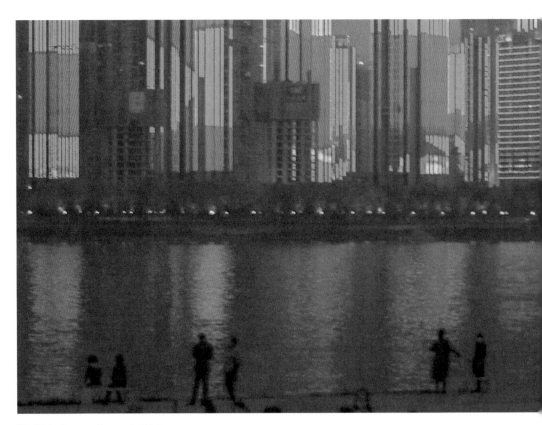

Die Lichtshow am Jangtse in Wuhan

„Die Welt steht in Ihrer Schuld"

Dr. Bruce Aylward, ein Epidemiologe der WHO und Leiter der Gemeinsamen Mission der WHO und Chinas zu COVID-19, leitete die Gemeinsame Mission Ende Februar auf einer neuntägigen Inspektionsreise nach Wuhan und Guangzhou. Er lobte die einfachen Bürger von Wuhan, die um der Viruskontrolle willen zu Hause blieben: „Es gibt 15 Millionen Menschen, die wochenlang zuhause bleiben, um dieser Krankheit Einhalt zu gebieten. Und als wir mit den Menschen sprachen, mit denen wir in Wuhan zusammengearbeitet haben, sagten sie, es sei unsere Pflicht, die Welt vor dieser Krankheit zu schützen. Das sei unsere Aufgabe. Wir spielten unsere Rolle. Und ich hielt es einfach für so wichtig, dass den Menschen in Wuhan klar ist, dass die Welt in Ihrer Schuld steht, und wenn diese Krankheit zu Ende geht, werden wir hoffentlich Gelegenheit haben, den Menschen in Wuhan für die Rolle zu danken, die sie dabei gespielt haben."

Wenn einer in Gefahr ist, eilen andere zu Hilfe. Aus dem ganzen Land und der Armee kamen 346 medizinische Teams mit 42 600 medizinischen Mitarbeitern nach Hubei. In Wuhan versammelten sich Experten für Atemwegs- und Infektionskrankheiten, darunter mehrere Akademiker und 10 Prozent des medizinischen Personals des Landes in der Intensivpflege. 19 Provinzen leisteten partnerschaftliche Hilfe für 16 Städte in Hubei.

Am 27. Januar, dem dritten Tag des Neujahrs nach dem chinesischen Mondkalender, traf Ministerpräsident Li Keqiang im Auftrag von Staatspräsident Xi Jinping in Wuhan zur Inspektion ein. Am selben Tag traf eine Zentrale Lenkungsgruppe unter Sun Chunlan, der stellvertretenden Ministerpräsidentin des Staatsrates, in Wuhan ein. Die Lenkungsgruppe setzte sich aus zuständigen Ministern und Abteilungschefs zusammen und sollte die Seuchenbekämpfung vor Ort überwachen. „Wenn die Lenkungsgruppe etwas braucht, können Sie mich direkt anrufen." Staatspräsident Xi Jinping war besorgt über die Situation in Hubei und Wuhan und gab der Zentralen Lenkungsgruppe etwa hundert Anweisungen.

„Die Menschen des ganzen Landes stehen hinter Ihnen", sagte Ministerpräsident Li Keqiang beim Besuch des medizinischen Personals.

Für sie war der Einsatz ein Weckruf, dass das Land in Gefahr war.

Der Kampf um Wuhan begann.

Der plötzliche Ausbruch des Coronavirus zwang die Chinesen, die sich auf das kommende Frühlingsfest gefreut hatten, einen Krieg gegen die Epidemie zu beginnen.

Die Epidemie breitete sich mit einer alarmierenden Geschwindigkeit aus. Bis zum 29. Januar hatten alle 31 Provinzen, autonomen Gebiete und regierungsunmittelbaren Städte den öffentlichen Gesundheitsnotstand der Stufe 1 ausgerufen.

Wuhan bei Nacht war eine Stadt des Lichts. Die Lichtshow mit dem Thema „Kampf gegen COVID-19" erhellte den nächtlichen Himmel der Stadt. Sie zeigte die Namen aller Provinzen, autonomen Regionen und regierungsunmittelbaren Städte sowie die Dankesbotschaft „Danke, dass Sie uns beistehen".

Die Menschen in ganz China waren im gemeinsamen Kampf gegen das Virus vereint, um ihre Heimat zu schützen.

Deutschlands Top-Virologe: Wir müssen uns bei China bedanken

Prof. Christian Drosten, Direktor des Instituts für Virologie an der Berliner Charité, sagte gegenüber den deutschen Medien, dass er die gezielten Maßnahmen Chinas im Kampf gegen COVID-19 sehr befürworte. Er sagte, dass das, was China getan habe, den Anstieg der globalen Epidemiekurve um etwa einen Monat verzögert habe, und dass die Welt der chinesischen Regierung und dem chinesischen Volk dafür danken solle.

Dr. Drosten gehörte zu den Wissenschaftlern, die 2003 das SARS-Virus entdeckten und die Methodik zur Identifizierung des Virus entwickelten. Die obigen Ausführungen stammen aus einem Interview mit ihm im NDR-Podcast.

Wie im Bericht des WHO-Inspektionsteams an China hervorgehoben wird, waren Chinas umfangreiche Maßnahmen wie die Schließung von Betrieben und Schulen sowie Quarantänemaßnahmen die kritischsten Faktoren für die Verlangsamung und den Rückgang der Zahl der bestätigten Fälle im Land. Der Moderator fragte Drosten, ob Deutschland angesichts der rapide steigenden Fallzahlen in Deutschland ähnliche Maßnahmen wie die teilweise Abriegelung und die Schließung von Kindergärten ergreifen sollte.

Drosten sagte, dass die Epidemie zuerst Wuhan und die umliegenden Gebiete traf, ein großer Ballungsraum mit viel Verkehr. In diesem Fall kann die Regierung eine effektive Abriegelung durchführen. Er sagte, er könne nicht mit Sicherheit sagen, ob diese Praxis auf die dicht besiedelten Gebiete in Deutschland übertragen werden könne. „Theoretisch ist es in unserem System nicht möglich, die gleichen Maßnahmen zu kopieren, weil unsere Gesellschaft, unser System und unsere Gesetze sich von denen Chinas unterscheiden, aber ich stimme den äußerst gezielten Maßnahmen Chinas sehr zu. Da sich das betroffene Gebiet in einem Ballungsgebiet befindet, war eine Abriegelung sehr geeignet, die Ausbreitung des Virus einzudämmen."

Er betonte, dass man der chinesischen Regierung und dem chinesischen Volk, das „sehr selbstlos ist und einen kollektivistischen Geist verkörpert", danken könne und müsse. Er sagte, dass die Chinesen uneingeschränkt kooperieren und den Krieg gegen COVID-19 befürworten, und sie unterstützen die Regierung in einer Weise, die nicht ohne Optimismus und Humor ist. Er erwähnte einige Online-Videos, die zeigen, wie Eltern und ihre Kinder zu Hause von einem Zimmer in ein anderes Zimmer „reisen".

Drosten sagte: „Es ist wirklich herzerwärmend zu sehen, was in der chinesischen Gesellschaft in dieser schwierigen Zeit passiert ist. Dies wurde vom chinesischen Volk gemeinsam getan, es wurde ihnen nicht aufgezwungen. Ich glaube, dass niemand all dies erzwingen kann." Er fügte hinzu: „Auf jeden Fall müssen wir China unseren Dank aussprechen. Was sie getan haben, hat den Anstieg der globalen Epidemiekurve um etwa einen Monat verzögert."

Drosten mahnte andere Länder auf der ganzen Welt auch, dass Chinas Erfolg bei der Bekämpfung der Epidemie „die Entwicklung des Problems nur verzögert, nicht aber das Problem gelöst hat". „Wir sollten jetzt daran arbeiten, in Deutschland die gleichen Ergebnisse wie Chinas zu erzielen. Durch gezielte Maßnahmen, die in Deutschland machbar und erträglich sind, werden auch wir die Verbreitung der Epidemie verzögern können, und sei es auch nur für ein paar Wochen."

Landesweite Anstrengungen

Am 20. Januar gab Staatspräsident Xi Jinping wichtige Anweisungen zur Bekämpfung des neuartigen Coronavirus. Er betonte, dass das Leben und die Gesundheit der Menschen an erster Stelle stehen müsse und dass entschlossene Maßnahmen ergriffen werden müssten, um die Ausbreitung des Virus einzudämmen. Er rief zu sorgfältiger Planung, konzertierten Anstrengungen und gezielten Maßnahmen auf.

Am 25. Januar, dem ersten Tag des chinesischen Neujahrs, berief Xi Jinping eine Sitzung mit weiteren sechs Mitgliedern des Ständigen Ausschusses des Politbüros des Zentralkomitees (ZK) der KP Chinas ein. „Ich hatte eigentlich nicht die Absicht, diese Sitzung einzuberufen, aber sie ist dringend. Wir brauchen die Meinung von allen", sagte Xi. „Ich konnte in der Silvesternacht nicht schlafen."

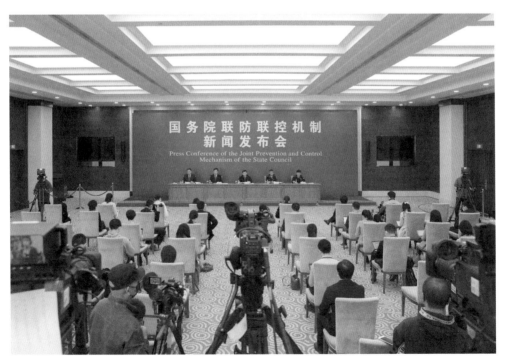

Eine Pressekonferenz des Staatsrates über den Mechanismus zur gemeinsamen Prävention und Kontrolle

Bei diesem Treffen traf das ZK der KP Chinas eine Reihe von Schlüsselentscheidungen: Gründung einer Zentralen Führungsgruppe für die Seuchenprävention und -kontrolle, die ihre Arbeit unter Führung des Ständigen Ausschusses des Politbüros unternimmt; Entsendung einer Lenkungsgruppe nach Hubei zur Verbesserung der lokalen Seuchenbekämpfung an vorderster Front; Behandlung aller Patienten in ausgewiesenen Einrichtungen, wobei die Menschen, die enge Kontakte zu den Patienten haben, zu Hause bleiben und die Leute, die in Wuhan eingereist bzw. aus Wuhan ausgereist sind, streng kontrolliert werden; Rettung von Patienten um jeden Preis durch Zusammenlegung der besten medizinischen Ressourcen.

Das ZK der KP Chinas schenkte der Situation in Hubei große Aufmerksamkeit, und Generalsekretär Xi Jinping überwachte persönlich die Planung und Durchführung. Das Politbüro und dessen Ständiger Ausschuss hielten 21 Sitzungen ab, um Gegenmaßnahmen zu erörtern. Der Mechanismus des Staatsrates zur gemeinsamen Prävention

IT-basierte Seuchenbekämpfung

„Hallo, ich bin ein Mitarbeiter der Wuhaner Leitstelle für Coronavirusprävention und -kontrolle. Haben Sie noch Fieber, trockenen Husten, Durchfall oder andere Beschwerden?"

Seit Ausbruch der Epidemie wurden an verschiedenen Orten intelligente Anrufsysteme eingesetzt. Die Gesundheitssituation der Einwohner wurde 40 Millionen Mal überprüft, wodurch die Genauigkeit der Präventions- und Kontrollmaßnahmen verbessert und der Druck auf die Bediensteten auf der Basisebene erheblich verringert wurde.

Statistiken zufolge haben mehr als 20 Provinzen, darunter Zhejiang, Anhui, Hubei und Jiangsu, digitale Systeme zur Epidemieprävention eingerichtet, um das Virus mit IT-Anwendungen zu bekämpfen.

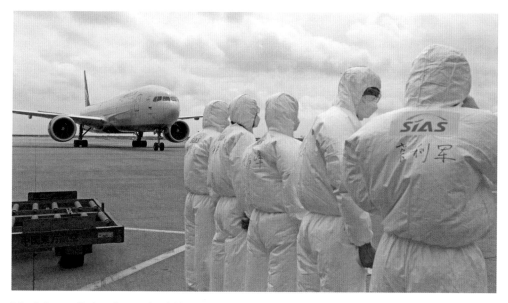

Mitarbeiter am Pudong International Airport in einem Krieg ohne Rauch

und Kontrolle wurde umgesetzt und landesweit eine Notfallreaktion der Stufe 1 eingeleitet. Es wurde rasch ein nationaler Mechanismus zur Veröffentlichung von Informationen über die Epidemie etabliert, um offen, transparent und zeitnah über aktuelle
Entwicklungen zu informieren. Partei- und Regierungsinstitutionen, Militär- und Mas-
senorganisationen sowie Unternehmen und öffentliche Einrichtungen ergriffen rasch
Maßnahmen.

Alle Bereiche der Gesellschaft stürzten sich in Aktionen.

An verschiedenen Orten wurden Führungsgruppen für die Prävention und Kontrolle von Epidemien eingerichtet. Medizin- und Gesundheitsabteilungen sind für die
Diagnose und Behandlung von Patienten und die Lokalregierungen für die Identifika-
tion von Schlüsselgruppen zuständig; die verantwortlichen Abteilungen für Finanzen,
Information, öffentliche Sicherheit, Transport und andere Angelegenheiten sorgen für
die Finanzierung, Materialzuteilung, Verkehrskontrolle usw., um gemeinsame Verteidi-
gungslinien gegen die Epidemie zu bilden.

Angesichts von Versorgungsengpässen wurde eine konzertierte Kampagne zur logistischen Unterstützung gestartet. Die Maßnahmen umfassten: die Einrichtung eines vorübergehenden Zuteilungsmechanismus für Schlüsselunternehmen, die Entsendung von Kommissaren in Unternehmen zur Unterstützung der Produktionssteigerung, die Einrichtung eines nationalen Systems für den vorübergehenden Einkauf und die vorübergehende Lagerung, die Organisation von Unternehmen zur Kapazitätserweiterung und Produktumstellung durch technische Mittel sowie die Gewährung von Steuer- und Finanzhilfen an die wichtigsten Hersteller von medizinischen Hilfsgütern, um die Koordination in der gesamten Industriekette zu gewährleisten; Beseitigung logistischer Engpässe, um den Transport von Rohstoffen zu gewährleisten, und Öffnung von Expresskanälen für eingehende medizinische Hilfsgüter aus dem Ausland; Einrichtung

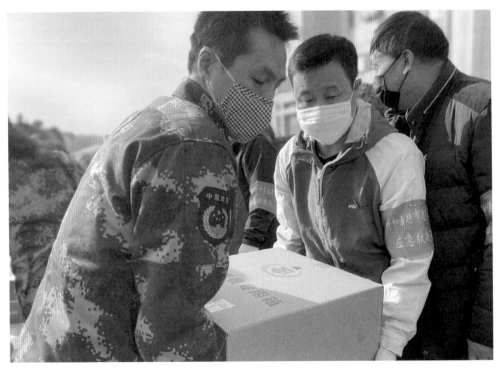

Das Militär und die Bevölkerung von Hohhot in der Inneren Mongolei spendeten medizinische Hilfsgüter im Wert von 1,08 Millionen Yuan für das medizinische Personal an der Front in Hubei.

eines abteilungsübergreifenden Schnellreaktionsmechanismus, um die Versorgung von Gütern des täglichen Bedarfs zu erhöhen; Öffnung von Expresskanälen für Lebensmittel, Gemüse, medizinische Hilfsgüter und andere Güter des täglichen Bedarfs; Sicherstellung des normalen Lebens für die Menschen in Wuhan und im Rest von Hubei. Gemüse aus Shandong, Reis aus dem Nordosten und Früchte aus Hainan wurden ständig nach Wuhan geliefert. „Die Menschen in Wuhan essen gerne Fisch, wir sollten mehr Fisch anbieten, wenn es die Bedingungen erlauben", sagte Xi Jinping während seiner Inspektionsreise in Wuhan.

Das Ministerium für Industrie und Informationstechnologie mobilisierte alle Unternehmen zur Wiederaufnahme der Produktion. Als Reaktion auf den Mangel an Schutzbrillen in Wuhan wurden am 27. Januar 20 000 medizinische Schutzbrillen und

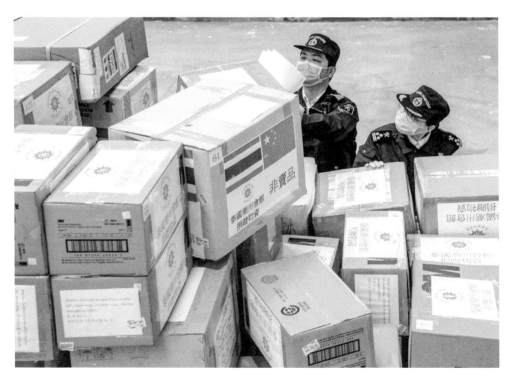

Kontrolle von gespendeten Waren aus dem Ausland im Zollamt Shantou

12 Stunden, 20 Freiwillige, 300 000 Masken

„In 12 Stunden über Nacht haben 20 Freiwillige 300 000 Masken hergestellt!" Eine Gruppe von Freiwilligen kam in eine Maskenfabrik in der Gemeinde Chedun im Bezirk Songjiang, Shanghai, und wollte mithelfen. Unter ihnen waren Finanzchefs von Unternehmen mit ausländischem Kapital, nationale vorbildliche Arbeiterinnen, Unternehmerinnen, Studenten und Studentinnen, Hörgeschädigte und viele andere. Sie fuhren Dutzende von Kilometern aus ganz Shanghai zur Fabrik und arbeiteten freiwillig 12 Stunden nonstop, nur um ihren Beitrag zur Viruskontrolle zu leisten.

Um 19:00 Uhr wurden sie für eine Schulung vor Ort zusammengetrommelt, dann zogen sie Einwegschutzkleidung, Schuhüberzüge, Kopfbedeckungen und Ohrstöpsel an. Die 20 Freiwilligen gingen zusammen mit den anderen Arbeitern in die Werkstatt. Schwüle Luft und das Dröhnen der Maschinen schlugen ihnen ins Gesicht. Von diesem Moment an begann die 12-Stunden-Schicht. „Masken werden jetzt am meisten gebraucht. Unsere Maschinen werden nicht stillstehen, ebenso wie unsere Arbeiter". In den Werkstätten

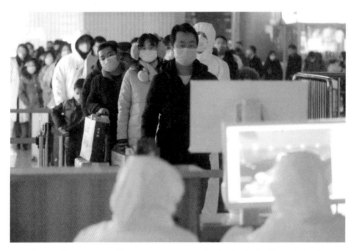

Intelligente Temperaturerkennungssteuerung im Südbahnhof von Nanjing

lief jede Maschine auf Hochtouren und produzierte bei voller Auslastung 50 Masken pro Minute.

10 Masken wurden in einen Beutel, 50 Stück auf einen Stapel und 5000 Stück in einen Karton verpackt. Die Freiwilligen arbeiteten am Fließband schnell an ihren Aufgaben der Qualitätskontrolle, Verpackung und Versiegelung.

Es war eine dringende Aufgabe. Während des Frühlingsfestes musste Medicom Medical Materials (Shanghai) Co., Ltd. mit Sitz im Songjiang-Distrikt von Shanghai dringend eine Charge Masken herstellen. Da die Arbeiter noch nicht zur Arbeit zurückgekehrt waren, herrschte Arbeitskräftemangel. Nachdem eine öffentliche Wohlfahrtsorganisation in Shanghai die Nachricht gehört hatte, setzte sich Zhou Rong, der Verantwortliche der Organisation, mit der Fabrik in Verbindung und schlug vor, Freiwillige zur Unterstützung der Nachtschicht zu rekrutieren.

Nachdem die Rekrutierungsinformationen über ein WeChat-Konto und die Websites der Freiwilligen veröffentlicht worden waren, „explodierte" die WeChat-Gruppe unerwartet schnell auf 300 Teilnehmer. Die 20 Plätze für die Freiwilligenarbeit waren innerhalb kürzester Zeit besetzt.

Die Begeisterung für die Anmeldungen war unerwartet groß. Zhou Rong diskutierte mit der Fabrik und beschloss, qualifizierten Freiwilligen zu erlauben, vom 29. Januar bis 9. Februar in Schichten von 19 Uhr bis 7 Uhr am nächsten Tag zu arbeiten.

Es gab immer noch mehr Menschen, die unerwartet kamen, um zu helfen. Am Abend des 31. Januar fuhr ein Rentnerehepaar mehr als 100 Kilometer von Gucun im Bezirk Baoshan zur Fabrik, aber sie standen nicht auf der Liste. Der alte Herr sagte: „Wir sind während des Frühlingsfestes nicht aus Shanghai herausgekommen. Wir sind bei guter Gesundheit. Sie haben doch keine Altersvoraussetzungen, oder?"

„Ich war tief bewegt und konnte nur schweren Herzens Nein sagen", sagte Zhou Rong. Die Vorauswahl der Freiwilligen war sehr streng. Sie mussten bei bester Gesundheit sein, und sie durften die Stadt nicht vor kurzem verlassen haben, damit die Organisation im Voraus eine Versicherung für sie abschließen konnte. Also sprach sie mit den Leuten, die nicht auf der Liste standen, und überredete sie, nach Hause zu gehen.

„Wir produzieren 1400 Stück alle 35 Minuten und 28 800 Stück in 12 Stunden", rechnete der 48-jährige Freiwillige Sun Jian während der Arbeit in seinem Herzen aus. „Nach einer Nachtschicht hatten nur wenige Menschen bemerkt, dass sein Gehör beeinträchtigt war. „Ich möchte nur meinen Teil dazu beitragen und hoffe, dass diese Epidemie bald ein Ende findet", sagte Sun bescheiden.

Zwölf Stunden später übergaben die 20 Freiwilligen 300 000 Masken an die Fabrik. Dank ihrer selbstlosen Arbeit konnte die Fabrik nachts weiter produzieren.

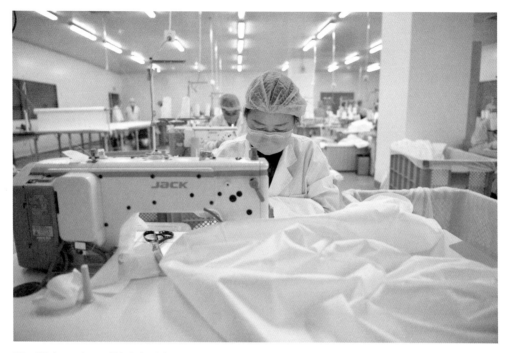

Eine Werkstatt für medizinische Schutzanzüge

5000 Schutzmasken von Qingdao per Flugzeug nach Wuhan transportiert. Am 29. Februar überstiegen sowohl die tägliche Produktionskapazität als auch die Produktionsmenge von Masken 100 Millionen, was eine Steigerung in weniger als einem Monat um mehr als das Zehnfache bedeutete. Die tägliche Produktionskapazität von N95-Masken erreichte 1,96 Millionen und die Produktionsmenge 1,66 Millionen. Die Tagesproduktion von Schutzanzügen stieg von 8700 Stück auf mehr als 300 000 Stück. Der Bedarf des Gesundheitspersonals an persönlichem Schutz wurde wirksam gedeckt.

Am 29. Januar teilte das Ministerium für Notfallmanagement zusammen mit dem Staatlichen Amt für Nahrungsmittel- und Materialreserven der Provinz Hubei 3000 Zelte, 20 000 Steppdecken und 20 000 Baumwollmäntel zu, um die Einrichtung lokaler Standorte für die Epidemieprävention und -bekämpfung zu unterstützen.

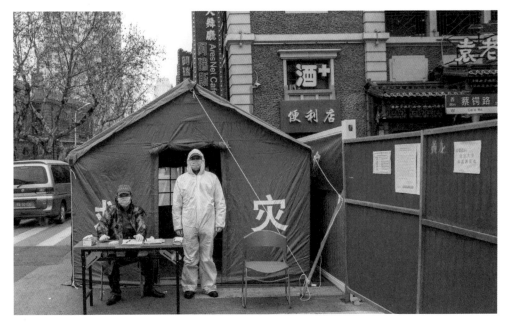

Wohnviertel sind die erste Verteidigungslinie bei der Seuchenbekämpfung. Der Eingang wird von Freiwilligen bewacht, sie übernehmen die Schutz- und Registrierungsarbeiten.

Die Nationale Entwicklungs- und Reformkommission koordinierte die einschlägigen Unternehmen, um die Produktion und Lieferung von Reis, Mehl, Öl und Fleisch in Hubei und Wuhan zu steigern und die Lebensgrundlage der Menschen zu garantieren.

Das Ministerium für Landwirtschaft und ländliche Angelegenheiten organisierte Produktionsstützpunkte in Baise, Provinz Guangxi, und Sanya, Provinz Hainan, um Wuhan mit Nahrungsmitteln zu versorgen.

Das Handelsministerium koordinierte Hubei, Anhui, Jiangxi, Shandong, Henan, Hunan, Guangdong, Guangxi und Chongqing, um einen gemeinsamen Garantie- und Liefermechanismus einzurichten, der ein effizientes Angebot von Gütern des täglichen Bedarfs für Hubei sicherstellen soll. Diese Provinzen haben die Lieferung von Gütern koordiniert und organisiert, was immer Hubei, insbesondere Wuhan, benötigte, und die Güter zum frühestmöglichen Zeitpunkt nach Hubei transportiert.

Die Zollbehörden richteten an verschiedenen Häfen im ganzen Land spezielle Fenster und Expresskanäle ein, um eine rasche Prüfung und Freigabe von importiertem Material zur Seuchenprävention und -bekämpfung zu ermöglichen.

Das Verkehrsministerium, das Staatliche Postamt und die China Post Group Co., Ltd. gaben gemeinsam einen Notfallbescheid heraus, in dem die Umsetzung der Richtlinie „Kein Stopp, keine Prüfung und keine Gebühren" für Post- und Expressfahrzeuge, die Hilfsgüter transportieren, klargestellt wurde, um eine schnelle Lieferung der benötigten Materialien zu gewährleisten.

Große staatliche Unternehmen handelten ebenfalls und boten starke Garantien in verschiedenen Bereichen wie medizinische Versorgung, Material und Transport. Die Mitarbeiter der China North Chemical Research Academy Group unter der China North Industries Group arbeiteten mehr als 10 Stunden pro Tag, um die tägliche Produktionskapazität für Masken um das 2,5-fache zu erhöhen. COFCO Biotechnology Co., Ltd. erhöhte die Produktion von medizinischem Alkohol von 700 Tonnen auf 1000 Tonnen täglich und unternahm alle Anstrengungen, um die durchgehende Versorgung zu gewährleisten. Mehr als 50 000 Tankstellen von PetroChina, Sinopec, CNOOC

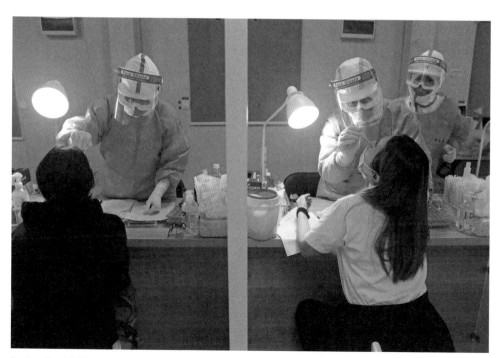

Rachenabstrich-Test

und Sinochem arbeiteten normal, und mehr als 2600 Tankstellen in Hubei blieben 24 Stunden am Tag geöffnet, um die Versorgung mit Öl und Benzin zu gewährleisten. Die China National Pharmaceutical Group und andere Pharmaunternehmen beschleunigten die Forschung und Entwicklung, um ein Heilmittel gegen COVID-19 zu finden.

Chinesische Forscher arbeiteten in einem Wettlauf gegen die Zeit und forschten Tag und Nacht, um das neuartige Coronavirus in kurzer Zeit zu isolieren. Sie entwickelten Nukleinsäure-Test-Kits, suchten nach wirksamen Medikamenten sowie Diagnose- und Behandlungsmethoden und führten einen aktiven Austausch und eine aktive Zusammenarbeit mit der internationalen Wissenschaftsgemeinschaft durch, wodurch sie Zeit für eine globale Prävention und Kontrolle gewannen. Yan Jinghua, ein Forscher, der am Institut für Mikrobiologie der Chinesischen Akademie der Wissenschaften für das Antikörper-Screening zuständig ist, sagte: „Wir standen noch nie unter einem so großen Druck wie dieses Mal. Unsere Arbeit wird stündlich und minütlich gemessen."

„Die Verhütung und Kontrolle von COVID-19 ist ein Volkskrieg. Wir sollten dem Volk vertrauen und es mobilisieren und die Wohnviertel eine entscheidende Rolle in diesem Krieg spielen lassen", sagte Xi Jinping. Die Mitarbeiter auf der Basisebene bleiben Tag und Nacht auf ihren Posten. Die Wohnviertel sind geschlossen und werden von Sicherheitskräften bewacht, Gemeindearbeiter erklären den Bewohnern die Politik und Sanitärteams desinfizieren die Gelände gründlich. In Wuhan wurden mehr als 3300 Wohnviertel und Gemeinden unter Quarätäne gestellt und 12 000 Gemeindearbeiter waren für das Sammeln von Daten und den Einkauf und Transport von Gütern des täglichen Bedarfs für die Bewohner verantwortlich. In Hubei wurden mehr als 13,15 Millionen Personen getestet, mehr als 274 000 enge Kontakte nachverfolgt und mehr als 82 000 Personen, darunter bestätigte und vermutete Fälle, Fieberkranke und enge Kontakte, in Krankenhäuser verlegt und behandelt. Im ganzen Land standen mehr als vier Millionen Gemeindemitarbeiter in rund 650 000 Gemeinden in Stadt und Land auf ihren Posten, um ein starkes Präventions- und Kontrollnetz zu knüpfen. Hunderte Millionen von Menschen arbeiteten zusammen und errichteten eine unzerstörbare große Verteidigungsmauer gegen das Virus.

Da waren auch die zahllosen Freiwilligen in ihren roten Westen, die mit Handkarren die Dinge des täglichen Bedarfs zurück in ihre Wohnviertel brachten. Bis Ende

April wurden landesweit mehr als 298 000 Freiwilligendienstprojekte zur Epidemieprävention und -bekämpfung durchgeführt. Die Zahl der registrierten Freiwilligen, die an der Prävention und Kontrolle der Epidemie teilnahmen, erreichte 5,84 Millionen, ihre Dienstzeit belief sich auf insgesamt 197 Millionen Stunden.

In dieser landesweiten Kampagne hat das chinesische Volk gemeinsam gekämpft. Robert Kuhn, ein amerikanischer China-Experte, sagte, Chinas Mobilisierung sei in der Geschichte des globalen Gesundheitswesens beispiellos. Der WHO-Generaldirektor Tedros Adhanom Ghebreyesus sagte beeindruckt: „Ein solches Ausmaß an Mobilisierung habe ich in meinem Leben noch nie erlebt."

Der Stellvertretende Generaldirektor der WHO: Alle haben mir gesagt, dass wir dem Beispiel Chinas nicht folgen können. Dann lassen Sie mich eine Frage stellen ...

Am 1. März akzeptierte der Stellvertretende Generaldirektor der WHO, Bruce Aylward, eine Interviewanfrage von Julia Belluz, einer Reporterin von Vox News. Dr. Aylward sagte: Seit meiner Rückkehr aus China beginnt jeder, mit dem ich spreche, mit: „Wir können eine Stadt mit 15 Millionen Einwohnern nicht abriegeln wie China das getan hat." Ich sage: „Warum sollten Sie das jemals wollen?" Und ich frage: „Weiß Ihre Bevölkerung etwas über das Virus?" Ich erfahre, dass sie noch nicht mit der Grundlagenarbeit begonnen haben.

China traf diese Entscheidung, um China und den Rest der Welt zu schützen

Julia Belluz: Die WHO hat vorgeschlagen, dass die Welt dem Beispiel Chinas folgen sollte, aber wie Sie wissen, gibt es Bedenken hinsichtlich der Reaktion Chinas auf den COVID-19-Ausbruch – vor allem hinsichtlich der Einschränkungen der Bewegungsfreiheit durch Abriegelungen und Absperrungen. Wie reagieren Sie auf Kritiker, die darüber besorgt sind?

Bruce Aylward: Ich glaube, dass die Leute nicht genau genug aufpassen. Die meisten Gegenmaßnahmen in China, in allen Provinzen, betrafen die Suche nach Krankheitsfällen, die Ermittlung von Kontaktpersonen und die Aussetzung öffentlicher Versammlungen – alles übliche Maßnahmen, die überall auf der Welt eingesetzt werden, um die Ausbreitung von Krankheiten einzudämmen.

Die Abriegelungen, auf die sich die Leute beziehen, spiegeln normalerweise die Situation an Orten wie Wuhan (die Stadt in der Provinz Hubei, in der das Virus zuerst entdeckt wurde) wider. China traf diese Entscheidung, um China und den Rest der Welt zu schützen.

China versucht nun, seine Wirtschaft wieder in Gang zu bringen. Das kann es nicht, wenn Millionen von Menschen in ihren Wohnungen eingesperrt sind oder wenn alle Züge und Fabriken stillstehen. China bringt diese Dinge wieder zum Laufen, aber es hat sein System auf schnelle Erkennung und schnelle Reaktion vorbereitet. Es will nicht, dass sich die Situation von Wuhan anderswo wiederholt, und das passiert auch nicht. Die Epidemie breitete sich zuerst in Hubei aus und den anderen Provinzen ist es gelungen, das zu vermeiden, und nicht nur das zu vermeiden, sondern die Situation umzukehren.

Die wichtigste Erkenntnis aus China ist Geschwindigkeit

Julia Belluz: Okay, also waren die meisten Maßnahmen, die in China zur Eindämmung des Virus eingesetzt wurden, traditionelle Maßnahmen im Bereich der öffentlichen Gesundheit, die allgemein akzeptiert werden – und die strengeren Maßnahmen waren seltener. Gibt es eine Vorstellung davon, was im chinesischen Instrumentarium am wirksamsten war?

Bruce Aylward: Ich denke, die wichtigste Erkenntnis aus China ist die Geschwindigkeit – es geht nur um Geschwindigkeit. Je schneller Sie die Fälle finden, die Fälle isolieren und ihre engen Kontakte verfolgen können, desto erfolgreicher werden Sie sein. Eine weitere wichtige Erkenntnis ist, dass man auch dann erfolgreich sein kann, wenn es eine große Übertragung mit vielen Clustern gibt – denn die Leute schauen sich jetzt die Situation in einigen Ländern an und denken: „Oh Gott, was kann man nur tun? – Was China zeigt, ist, dass man, wenn man innehält, die Ärmel hochkrempelt und mit dieser systematischen Arbeit der Fallfindung und der Ermittlung von Kontaktpersonen beginnt, definitiv die Situation verändern kann, dass viele Menschen krank werden bzw. sterben.

Dann stellt sich die Frage, wie China das gemacht hat und wie viel davon reproduzierbar ist. Seit meiner Rückkehr aus China beginnt jeder, mit dem ich spreche, mit: „Wir können eine Stadt mit 15 Millionen Einwohnern nicht abriegeln, wie China das getan hat." Ich sage: „Warum sollten Sie das jemals wollen?" Und ich frage: „Weiß Ihre Bevölkerung etwas über das Virus?" Ich erfahre, dass sie noch nicht mit der Grundlagenarbeit begonnen haben.

Also, erstens, wenn Sie schnell reagieren wollen, muss Ihre Bevölkerung diese Krankheit kennen. Finden Sie irgendeine Bevölkerung im Westen und fragen Sie sie nach den beiden Anzeichen, auf die Sie achten müssen. Was würden Sie sagen?

Kämpfer in weißen Kitteln

Wuhan kämpfte nicht allein. Boden- und Lufttransporte im ganzen Land liefen auf Hochtouren; mehr als 42 000 medizinische Mitarbeiter eilten zur Hilfe; Hilfsmaterialien wurden nach Wuhan geschickt; Bauarbeiter kamen aus allen Richtungen zur Hilfe und bauten innerhalb weniger Wochen die Krankenhäuser Huoshenshan und Leishenshan sowie provisorische Behandlungszentren.

Jeder in China war ein wahrer Held in diesem Krieg ohne Rauch. Ein Leben ohne Reue fürchtet keinen Tod.

Boden- und Luftverkehr auf Hochtouren

Ab Ende Januar eilten medizinische Teams aus allen Teilen des Landes nach Wuhan. Zur gleichen Zeit liefen die Boden- und Lufttransportsysteme auf Hochtouren und trugen so zum Kampf gegen das Virus bei.

Am ersten Tag des traditionellen chinesischen Neujahrs musste die erste Gruppe von fast 300 Personen aus Zhejiang und Jiangsu mit der Hochgeschwindigkeitsbahn nach Wuhan gelangen. Die Nationale Eisenbahn Chinas reagierte schnell und organisierte Hochgeschwindigkeitszüge von Hangzhou und Nanjing nach Hefei zur Weiterfahrt nach Wuhan. Während des Transfers am Südbahnhof von Hefei übergaben 52 Bahnbeamte und -mitarbeiter pünktlich die 12 Tonnen medizinischer Hilfsgüter, die von den Teams mitgeführt wurden und der Transfer war in nur 40 Minuten abgeschlossen.

Am 25. Januar verabschiedeten Freunde und Verwandte Mitglieder der medizinischen Teams auf dem Bahnsteig des Südbahnhofs von Nanjing. Am selben Tag brach das erste Ärzteteam aus Jiangsu von Nanjing aus in Richtung Wuhan auf.

Der Bahnhof Wuhan war der Ort, an dem sich das medizinische Personal und die medizinische Versorgung konzentrierten. Mehr als ein Drittel des medizinischen Personals und der medizinischen Hilfsgüter aus dem ganzen Land wurden per Hochgeschwindigkeitszug zum Bahnhof Wuhan und von dort aus zu den großen Krankenhäusern transportiert.

Jia Qingqing, Parteimitglied und Bahnhofsvorsteherin, führte ein Team von 33 Mitarbeitern an, das täglich mehr als zehn Züge abfertigte und mehr als 500 Kisten mit medizinischen Hilfsgütern transportierte. Ihr Rekord lag bei 22 Zügen pro Tag.

Von der vorübergehenden Schließung der Wuhaner Ausfallstraßen am 23. Januar bis Ende März wurden etwa 12 000 medizinische Mitarbeiter in 400 Gruppen per Hochgeschwindigkeitszug nach Hubei transportiert. Die Gesamttonnage der gelieferten Materialien nach Hubei und Wuhan überstieg 300 000 Tonnen.

Während die Epidemie wütete, war der Luftweg nie geschlossen worden, es war ein Wettlauf gegen die Zeit, Tag und Nacht.

Vom 23. Januar bis zum 8. April waren die Passagen, die aus Wuhan herausführten, mehr als 70 Tage lang geschlossen. In diesem Zeitraum landeten und starteten hier insgesamt mehr als 4400 Flugzeuge. 36 000 medizinische Mitarbeiter waren nach Hubei

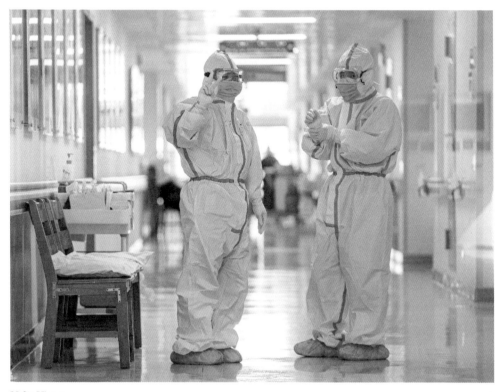

V für Victory

gekommen, was den Umfang der Hilfsmaßnahmen nach dem Erdbeben in Wenchuan 2008 noch übertraf.

Es dauerte weniger als zwei Stunden, um ein medizinisches Team zusammenzustellen, vom Erhalt der Benachrichtigung bis zur Meldung der Einsatzbereitschaft des Teams, und es dauerte im Allgemeinen weniger als 24 Stunden von der Zusammenstellung bis zur Ankunft in Wuhan und Hubei.

„Die Geschwindigkeit und das Ausmaß der Aktionen Chinas sind selten in der Welt. Das ist der Vorteil des chinesischen Systems. Es lohnt sich, von den entsprechenden Erfahrungen Chinas zu lernen. Ich glaube, dass die von China ergriffenen Maßnahmen die Epidemie wirksam kontrollieren und schließlich besiegen werden." Der Generaldirektor der WHO, Tedros Adhanom Ghebreyesus, sprach in den höchsten Tönen über Chinas Reaktion.

Kämpfer in weißen Kitteln

Am 24. Januar, dem chinesischen Silvester, wurde die Volksbefreiungsarmee (PLA) auf Befehl hin aktiv.

Als der Esstisch gerade gedeckt war, erhielt Wang Wei, ein leitender Arzt der Abteilung für Intensivmedizin des Sechsten Volkskrankenhauses von Shanghai, einen Anruf: „Kommen Sie heute Abend um 20:30 Uhr ins Krankenhaus, wir versammeln uns und fahren dann gleich nach Wuhan."

Fast zur gleichen Zeit in Xi'an sandte Hu Shijie, ein Arzt in der Abteilung für Neurochirurgie des Xijing-Krankenhauses der Medizinischen Universität der Luftwaffe, seinem Vater eine Textnachricht: „Vater, ich bin mit der Viruskontrolle in Wuhan beauftragt worden."

In Guangzhou machte sich Peng Hong, Oberschwester der Notfallmedizin des Ersten angegliederten Krankenhauses der Medizinischen Universität Guangzhou, die vor 17 Jahren gegen SARS kämpfte, auf den Weg zum Flughafen.

In Chongqing, im Zweiten angegliederten Krankenhaus der Medizinischen Universität der Armee, machte die Ärztin Song Caiping gerade Visite auf der Station, als sie den Befehl erhielt, nach Wuhan zu gehen. „Die Epidemie wartet auf niemanden. Die Soldaten sollten auf dem Schlachtfeld angreifen." Sie hatte nur vier Stunden Zeit, um

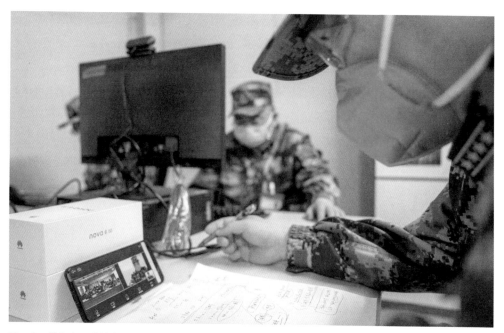

Um den Fall eines 86-jährigen schwerkranken COVID-19-Patienten zu besprechen, wurde mit 5G-Technologie eine Online-Sprechstunde zwischen Experten an der Medizinischen Universität der Luftwaffe und des Huoshenshan-Krankenhauses in Wuhan abgehalten.

 ## Aus dem Flugprotokoll des Flughafens Wuhan Tianhe

9. Februar: 41 gecharterte Flugzeuge transportierten fast 6000 medizinische Mitarbeiter nach Wuhan und stellten damit einen Rekord auf.

13. Februar: 11 militärische Transportflugzeuge, darunter das chinesische schwere Transportflugzeug Y-20, trafen voll beladen mit Personal und Vorräten in Wuhan ein. Dies war das erste Mal, dass die chinesische Luftwaffe große und mittelgroße Transportflugzeuge in großem Umfang für Notfalltransporte einsetzte.

31. März: 51 gecharterte Flugzeuge starteten von hier aus und transportierten mehr als 7000 medizinische Mitarbeiter zur Rückkehr in ihre Heimat, womit ein Rekord für die größte Evakuierungsmission von medizinischen Teams in der Zivilluftfahrt aufgestellt wurde.

zu packen, bevor sie sich auf den Weg machte. Nachdem sie ihre Patienten an andere Ärzte überwiesen hatte, eilte Song nach Hause, um sich vorzubereiten. Die Zeit drängte, und sie hatte nicht einmal Zeit für einen Bissen des üppigen Silvesterabendessens, das bereits auf dem Tisch stand. Als sie gehen wollte, hielt ihr 16-jähriger Sohn sie fest in seinen Armen.

In dieser Nacht flogen 450 Mitglieder der medizinischen Teams für Hubei als die Ersten mit einem Militärtransportflugzeug nach Wuhan. Sie kamen nachts auf dem Flughafen Wuhan Tianhe an und widmeten sich sofort der intensiven medizinischen Behandlung.

Wenn Ärzte und Krankenschwestern an die Front gingen, wurden sie zu Kämpfern in weißen Kitteln. Damit wurde die größte Mobilisierung medizinischer Ressourcen seit der Gründung der Volksrepublik China eingeleitet.

Am 26. Januar, dem zweiten Tag des chinesischen Neujahrs, brach ein 121-köpfiges nationales medizinisches Hilfsteam, das sich aus Experten der Abteilungen für Intensivpflege, Lungenheilkunde und Infektionskrankheiten aus sechs Krankenhäusern in Peking zusammensetzte, nach Wuhan auf.

Am 9. Februar empfing der Flughafen Wuhan Tianhe 5787 medizinische Mitarbeiter aus Liaoning, Shanghai, Tianjin, Hebei, Shanxi, Jiangsu, Zhejiang, Guangdong, Sichuan, Shandong, Henan, Fujian und anderen Provinzen und Städten sowie 328,1

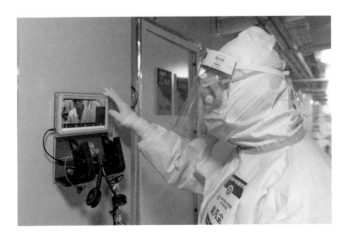

Ein medizinischer Mitarbeiter in der „roten Zone" bespricht Diagnose- und Behandlungspläne über ein Videokonsultationssystem mit einem Arzt von außerhalb.

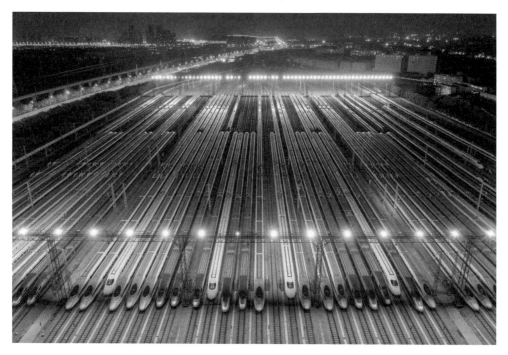

Um Mitternacht am 8. April 2020 hob Wuhan offiziell das Fahrverbot für den ausgehenden Verkehr auf. Auf dem Bild sieht man die Hochgeschwindigkeitszüge, bereit zur Abfahrt.

Tonnen Hilfsgüter. Das früheste Charterflugzeug landete um 1:50 Uhr morgens, das letzte um 23:50 Uhr mitten in der Nacht. Die ganze Nation sandte Hilfe nach Hubei.

Li Jun, der stellvertretende Leiter des Notfallbüros am Flughafen, begrüßte die ankommenden medizinischen Helfer, war zu Tränen gerührt und sah die Hoffnung, Wuhan retten zu können.

Von den 42 000 medizinischen Mitarbeitern in 346 Teams aus dem ganzen Land waren 16 000 Experten für Intensivpflege, Infektionskrankheiten und Atemwegserkrankungen. Sie waren hier, um an der Seite ihrer Kollegen in Wuhan und Hubei zu kämpfen und die Fackel des Lebens zu entzünden.

Es gab auch Akademiemitglieder – Zhong Nanshan, Li Lanjuan, Wang Chen, Zhang Boli, Chen Wei, Huang Luqi und Tong Xiaolin –, die ihre Teams an vorderster Front der Virusbekämpfung anführten.

Bahnhof Wuhan im Non-Stop-Betrieb

Am 18. April waren zehn Tage vergangen, seit Wuhan die Abriegelung beendet hatte. Um 19 Uhr bestieg Zugführer Xin Jiale den Hochgeschwindigkeitszug G554, der von Wuhan aus nach Luohe fuhr. Am 23. Januar, als Wuhan seine Ausfallstraßen schloss, befand er sich im selben Zug.

Xin Jiale arbeitet seit sieben Jahren auf Zügen. Jedes Jahr während des Frühlingsfestes sieht er die voll besetzten Waggons und spürt die Freude der Reisenden, die sich auf die Heimreise begeben. In diesem Jahr stand er zum ersten Mal in einem leeren Bahnhof. „Obwohl es mehr als 70 Tage lang keine Passagiere gab, hat der Betrieb im Bahnhof von Wuhan nie aufgehört. Medizinische Mitarbeiter und Versorgungsgüter aus dem ganzen Land sind in Wuhan eingetroffen. Das ganze Land und die Menschen in Hubei und Wuhan haben gemeinsam den Kampf gegen die Epidemie aufgenommen", sagte Xin.

Ein Brief von Ärzte-Veteranen

Am 23. Januar wurde ein Brief im Internet veröffentlicht. Er stammte vom medizinischen Personal des Nanfang-Krankenhauses, das 2003 zur Bekämpfung von SARS nach Xiaotangshan gegangen war.

Er lautet: Wir sind Mitglieder des Ärzteteams des Nanfang-Krankenhauses, das 2003 die SARS-Epidemie in Xiaotangshan, Beijing, bekämpfte. Wir leisteten gebührende Beiträge im Kampf gegen SARS und verzeichneten unter uns null Infektionen. Heute, 17 Jahre später, wenn die Menschen im ganzen Land mit dem wütenden neuartigen Coronavirus konfrontiert sind, sind wir als Team, das SARS besiegt hat, verpflichtet, uns dem Kampf anzuschließen. Wir melden uns freiwillig, um Teil der nationalen Bemühungen zu sein. Wann immer es den Befehl dazu gibt, sind wir bereit, loszuziehen und diesen Kampf zu gewinnen.

Den Brief unterzeichneten mehr als 20 Ärzte und Krankenschwestern mit ihren Namen.

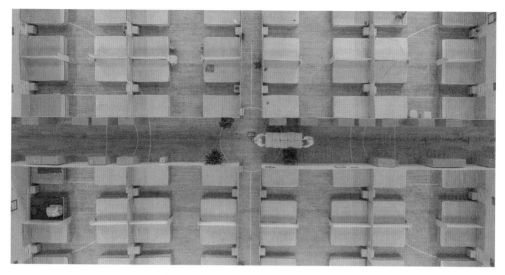

Das Wuhan Sports Center dient als ein provisorisches Behandlungszentrum

Bauarbeiter aus dem ganzen Land

In der Nacht vom 23. Januar rief das Wuhaner Bauamt den Planer des Xiaotang-shan-Krankenhauses in Beijing an und bat um Unterstützung bei der Planung eines neuen Krankenhauses in Wuhan. Eine Stunde später traf der modifizierte Entwurf in Wuhan ein. In weniger als 24 Stunden stellten die Bau-Institute in Beijing und Wuhan einen kompletten Bauplan fertig.

Der erste Spatenstich für das Huoshenshan-Krankenhaus erfolgte am chinesischen Neujahrsabend. Drei Tage später kam das Krankenhaus Leishenshan hinzu.

Über Nacht wurden die leeren Grundstücke in Baustellen verwandelt.

Am Silvesterabend aß Hu Xiaohong, eine 43-jährige Wanderarbeiterin aus dem Bezirk Jiangxia in Wuhan, mit ihrer Familie zu Abend. Als sie einen Anruf erhielt, dass auf der Baustelle des Huoshenshan-Krankenhauses dringend Arbeiter benötigt würden, ließ sie ihre Essstäbchen fallen und eilte zur Baustelle.

Die Bauarbeiter verabschiedeten sich von ihren Familien und fuhren Tag und Nacht nach Hubei. Fünf junge Männer kamen aus dem Dorf Lanzichen, Kreis Taikang, Provinz Henan, zusammen; fünf Brüder der Familie Xiang aus Hong'an, Provinz Hubei, fuhren mit dem Auto zur Baustelle; Väter und Söhne, Ehemänner und Ehefrauen aus vielen Orten schlossen sich dem Projekt an.

Bauarbeiter aus dem ganzen Land stellten Zelte auf – auf der Baustelle. Hunderte von Millionen von Netizens wurden zu „Cloud Supervisors".

In den beiden Vorstädten von Wuhan waren die Baustellen nachts taghell erleuchtet.

Allein in der Silvesternacht wurde eine Fläche von mehr als 50 000 Quadratmeter voller Lotus-Teiche und Erdhügel eingeebnet. 150 000 Kubikmeter Erde wurden ausgehoben, genug, um 57 Standard-Schwimmbecken zu füllen.

– In nur 10 Tagen wurden die Krankenhäuser Huoshenshan und Leishenshan gebaut.

– Innerhalb von 29 Stunden wurden die ersten provisorischen Behandlungszentren mit 4000 Betten errichtet und sie begannen damit, Patienten aufzunehmen.

– Innerhalb eines Monats hatte Wuhan 16 Behandlungszentren und 86 Krankenhäuser umgebaut, wodurch mehr als 60 000 Betten hinzukamen, was der Bettenzahl von insgesamt 60 größeren Krankenhäusern entspricht.

Die 70 000 Bauarbeiter waren für die Erweiterung der Krankenhauskapazität im Kampf gegen das Virus unerlässlich.

„Ich werde nicht nach Hause gehen, bis das Virus eingedämmt ist"

„Da unser Land in Schwierigkeiten ist, können wir nicht tatenlos zusehen. Lasst uns das Huoshenshan-Krankenhaus in Wuhan bauen. Wirst du dich mir anschließen?" Am Abend des 26. Januar machte der 38-jährige Liu Gang aus dem Kreis Changle, Provinz Shandong, in einer WeChat-Gruppe der Bauarbeiter einen Vorschlag. Er meldete sich als erster an, und in nur 10 Minuten schlossen sich ihm vier Personen an.

Am Morgen des 27. Januar fuhr das fünfköpfige Team nach bestandenen Temperaturtests und dem Erhalt eines Sonderausweises in einem Privatwagen nach Wuhan, um den Bau des Huoshenshan-Krankenhauses zu unterstützen. Vor ihrer Abreise erklärten Liu Gang und Sun Zhiyuan ihren Familien die Situation und erhielten deren Unterstützung. Tian Zhiyang, Zang Tao und Lin Dacai beschlossen, die Wahrheit zu verbergen. „Ich sagte meiner Frau, dass ich auf eine Geschäftsreise gehe und in ein paar Tagen zurückkommen würde. Meiner Mutter habe ich es nicht gesagt. Sie ist alt, und ich wollte nicht, dass sie sich zu viele Sorgen macht", sagte Tian Zhiyang. „Wenn ich meiner Freundin gesagt hätte, dass ich nach Wuhan fahre, hätte sie mich nicht gehen lassen. Also habe ich es ihr nicht gesagt", sagte Zang Tao.

„Hatten Sie keine Angst?", fragte jemand.

„Sonst wären wir ja nicht dort!"

„Ich habe vor meiner Abreise heimlich ein Testament geschrieben. Wenn mir etwas zustoßen sollte, soll sich mein Sohn einfach in Richtung Wuhan verbeugen. Und meine Familie soll kein Mitleid mit mir haben." Tian Zhiyang sagte, dass er seiner Frau vor seiner Abreise bereits seine Bankkarte und den Autoschlüssel gegeben habe.

Nachdem sie die Worte von Tian gehört hatte, lachten alle seine Teamkollegen. Aber Tian meinte es ernst. Er sagte: „Das sind meine wahren Gedanken. Ich schloss mich dem Team mit Entschlossenheit und Vertrauen auf unseren Sieg an. Ich werde nicht nach Hause gehen, bis das Virus eingedämmt ist."

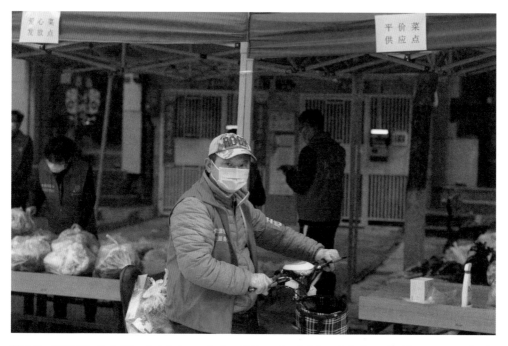

10. März 2020. Ein Freiwilliger holt Lebensmittel und Dinge des täglichen Bedarfs an der Versorgungsstation in der Gemeinde Donghu Xincheng ab und bringt sie dann den Einwohnern.

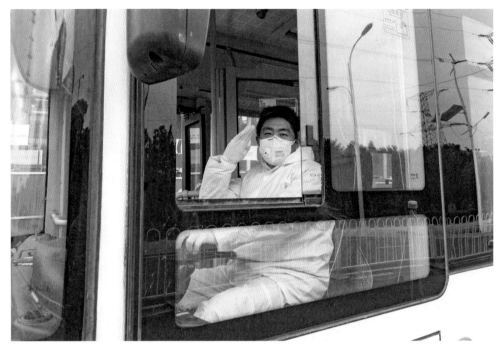

Song Weidong fuhr täglich 160 km, um Mitarbeiter des medizinischen Teams aus Guangdong vom Hotel abzuholen und sie ins Krankenhaus zu bringen und zurück.

Gewöhnliche Menschen als Helden

Wang Yong ist ein gewöhnlicher Kurier in Wuhan. Nach dem Ausbruch der Epidemie schloss er sich einer WeChat-Gruppe an, um Fahrten für Mitarbeiter des Gesundheitswesens anzubieten. Als er sah, wie eine Krankenschwester vom Jinyintan-Krankenhaus in der Gruppe um Hilfe bat und sagte, sie könne nicht nach Hause zurückkehren, beschloss Wang Yong, zu helfen.

Am nächsten Morgen um 6 Uhr kam er im Krankenhaus an, sagte aber kein Wort zu seiner Familie.

„Es ist ganz einfach. Wenn ich jeden Tag einen Arzt zur Arbeit und einen nach Hause fahre, können die beiden vier Stunden Fahrtzeit sparen. Wenn ich 100 Ärzten helfe, könnten sie 400 Stunden sparen. Wie viele Menschen werden sie in dieser Zeit retten können?"

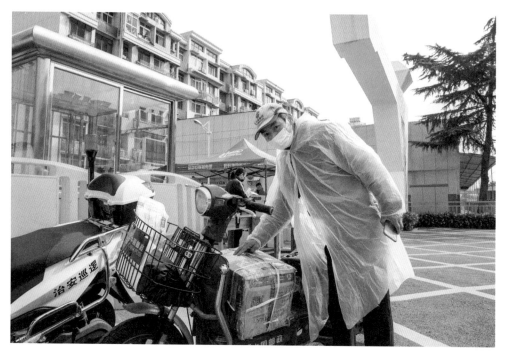

Tu Guangming, Kurier von China Post, bei der Arbeit vor der Sport-Universität Wuhan

Später organisierte Wang ein Team von Freiwilligen, das dem Gesundheitspersonal jede Art von Hilfe zukommen ließen: kostenlose Fahrten, Auffinden von Anbietern medizinischer Hilfsgüter, Einkauf von Dingen des täglichen Bedarfs, Lieferung von Lebensmitteln, Reparatur von Brillen und Telefonen und alle Arten von Besorgungen.

Millionen von kleinen Sternen bilden die glanzvolle Galaxie. In diesem Krieg gegen das Virus hat jeder normale Mensch in Wuhan wie ein Held gelebt. Die Beamten an der Basis, die Polizisten, die Gemeindearbeiter und die Freiwilligen, die an der Frontlinie arbeiteten, taten alles, was sie konnten, um eine starke Verteidigungslinie aufzubauen.

— Feng Feng, ein Mitglied des Serviceteams der Gemeinde Huiminyuan im Bezirk Jiang'an, kaufte jeden Tag Medikamente für die Bewohner der Gemeinde, wobei Dutzende von Einkaufsbeuteln an seinem Körper herabhingen.

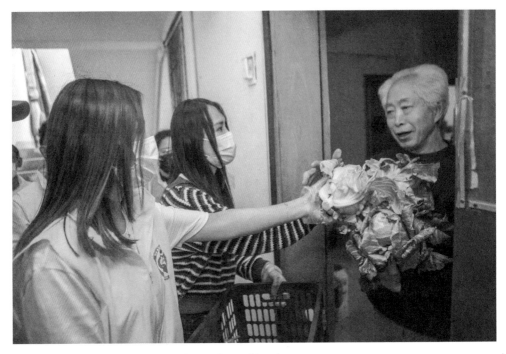

Freiwillige Helfer verteilen Gemüse an ältere und arme Menschen.

– Xiao Lijun, ein Polizist der Polizeistation Shenlong, kümmerte sich um die 64 älteren Menschen, die allein in der Gemeinde leben, und besuchte sie jede Nacht zu Hause.

– Zhu Lianfang, eine 46-jährige Mitarbeiterin der Stadtreinigung in der wirtschaftlich-technischen Entwicklungszone Wuhan, meldete sich freiwillig für die Reinigung und Desinfektion auf dem westlichen Campus des Union-Krankenhauses, einem für die Behandlung von COVID-19-Patienten vorgesehenen Krankenhaus.

– Die Wuhaner Bürger Zhu Wei, Wang Ziyi, Wang Zhen, Li Wenjian und Yang Xuebin bildeten ein Notfallhilfeteam, das 24 Stunden einsatzbereit war, um schwangere Frauen, denen die Transportmittel zum Krankenhaus fehlten, ins Krankenhaus zu bringen. Mit Hilfe dieser „Fährmänner des neuen Lebens" konnten 41 schwangere Frauen rechtzeitig ins Krankenhaus gebracht werden.

– Zhu Rugui, ein 18-jähriger Student des Berufsbildungszentrums im Kreis Meixian, Provinz Shaanxi, ging nach dem tausende Kilometer entfernten Xiaochang in der

Provinz Hubei, um als Freiwilliger auf den Isolierstationen eines Krankenhauses zu arbeiten. Er reiste nach dem Essen am Silvesterabend ab, sagte aber seiner Familie nicht, wohin er gehen würde. Diese Reise nach Hubei wurde von Zhong Nanshan inspiriert, der allen zwar riet, nicht nach Wuhan zu gehen, aber er selbst ging dorthin, um zu helfen. „Warum sollten junge Leute zurückbleiben, wenn ein 84-Jähriger an der Front kämpfen kann", fragte sich Zhu.

Im Kampf gegen die Epidemie bildeten die Menschen eine starke Synergie, indem sie taten, was sie konnten.

Warme Mahlzeiten für das Gesundheitspersonal

Am 25. Januar um 4:47 Uhr morgens fiel es Qiu Beiwen schwer einzuschlafen, wie den anderen Millionen Menschen in Wuhan. Schließlich traf sie eine schwierige Entscheidung. Sie schrieb per WeChat, dass das von ihr betriebene Restaurant mehr Mahlzeiten für das medizinische Personal in der Stadt anbieten werde.

Tatsächlich hatte sie seit der Abriegelung am 23. Januar tagelang Essen an mehrere nahe gelegene Krankenhäuser geliefert.

Das von Qiu und ihrem Ehemann betriebene Restaurant Bahao Cangku (Lagerhaus 8) befindet sich im Bezirk Huangpi in der Nähe des Flughafens Wuhan Tianhe. Ursprünglich ein kleines Restaurant, das sich auf das Grillen von Meeresfrüchten spezialisierte, wurde es während der Abriegelung der Stadt zu einem Lunchpaket-Restaurant. Das Restaurant befand sich nicht in der Nähe eines der großen Krankenhäuser, in denen COVID-19-Patienten konzentriert behandelt wurden. Dennoch war Qiu entschlossen, den Lieferumfang auf das gesamte Stadtgebiet auszuweiten.

„Das Essen ist nicht kostenfrei, aber wir verdienen keinen Pfennig", sagte sie. „Der Preis beträgt 15 Yuan für zwei Fleischgerichte und ein Gemüsegericht. Wir können zu diesem Zeitpunkt nicht nach Gewinn streben, aber ich muss Geld verlangen, weil wir ein kleines Restaurant sind. Nur wenn wir selbst überleben, können wir mehr Menschen helfen."

Auch Qiu Beiwen stand unter großem Druck. Sie war eine 28-jährige Mutter mit einem kleinen Kind, und auch ihre Eltern brauchten Pflege. So etwas zu tun, war für sie anspruchsvoller als für alleinstehende Menschen ihres Alters.

„Es liegt auch daran, dass ich Mutter bin", sagte sie. „Wenn wir keine warmen Mahlzeiten für das medizinische Personal an der Front garantieren können, das gekommen ist, um uns zu helfen, wird die Epidemie immer ernster werden."

Qiu Beiwen und ihr Mann sind seit einigen Jahren in der Gastronomie tätig. Sie haben einen Lieferwagen für die Essensauslieferung und auch schon früher Lieferdienste geleistet. Bevor am 26. Januar in Wuhan der private Autoverkehr eingeschränkt wurde, fuhren Qiu und ihre Geschwister ihre Autos, um Mahlzeiten an medizinisches Personal zu liefern.

Es war auch während dieser Zeit, dass sie die Last des Lebens direkter spürte. Sie sagte, dass die meisten medizinischen Mitarbeiter sie baten, das Essen an den Eingang des Krankenhauses zu stellen, und dass sie es selbst abholen würden, um Kontakte zu vermeiden.

Rückgrat in der Schusslinie

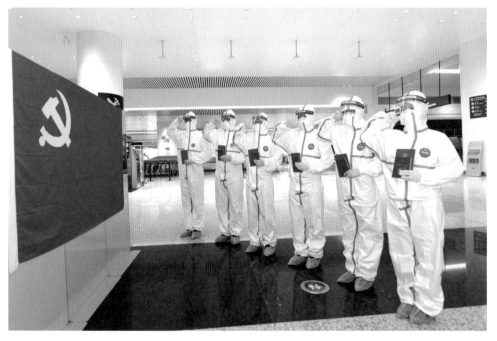

19. März 2020. Sechs Zollbeamte am Flughafen Wuhan Tianhe legen ihren Eid für den Beitritt zur KP Chinas ab.

„Ich bin Parteimitglied. Ich will nach Wuhan!"

Zahlreiche medizinische Mitarbeiter im ganzen Land meldeten sich freiwillig, um Wuhan zu helfen. Unter ihnen waren altgediente Parteimitglieder, die schon gegen SARS und Ebola gekämpft hatten, und junge Leute, die gerade erst die Parteimitgliedschaft beantragt hatten.

Zu Beginn des Kampfes rief Generalsekretär Xi Jinping die Parteiorganisationen auf allen Ebenen und alle Parteimitglieder dazu auf, dem ursprünglichen Ziel der Partei treu zu bleiben und die Mission nicht aus den Augen zu verlieren sowie die Parteiflagge hoch an der Front der Seuchenprävention und -bekämpfung wehen zu lassen.

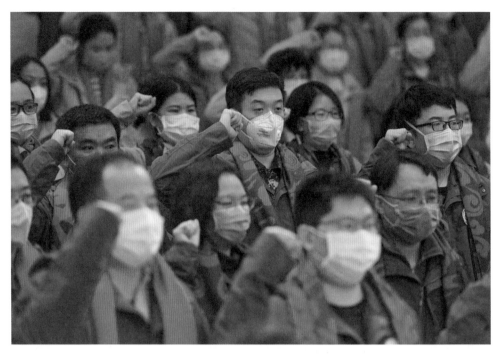

Das medizinische Team aus Guangdong legt vor der Abreise nach Wuhan einen Eid ab.

Das Zentralkomitee der KP Chinas erließ eine Mitteilung über die Stärkung der Parteiführung, um den Sieg im Kampf gegen das neuartige Coronavirus politisch entschieden zu unterstützen.

Auf unserem über 9,6 Millionen Quadratkilometer großen Land haben mehr als 4,6 Millionen Basisorganisationen der Partei eine solide Festung gegen das Virus errichtet. Gegen die Epidemie haben die Parteimitglieder an vorderster Front gekämpft, Schwierigkeiten überwunden und eine zentrale Rolle gespielt.

Am 2. März fanden in Guangzhou und Wuhan besondere Vereidigungszeremonien für den Beitritt zur KP Chinas statt.

Über Videolinks sagte Zhong Nanshan, seit 55 Jahren Parteimitglied, zu Li Yingxian, einer Krankenschwester, die der Partei in diesem kritischen Moment beigetreten war: „Jetzt ist die Zeit gekommen, dass die Parteimitglieder nach vorne treten. Ich sehe Größe in Ihrem Dienst."

In Krisenzeiten müssen sich die Parteimitglieder vorbildlich verhalten. Vor dieser Prüfung auf Leben und Tod beantragten landesweit 440 000 Menschen die Parteimitgliedschaft.

An der Frontlinie des Kampfes gegen die Epidemie wurden insgesamt 244 000 vorübergehende Parteiorganisationen gegründet; 396 Parteimitglieder und Funktionäre starben in Ausübung ihres Dienstes.

Zu jeder Zeit bereit zu sein, alles für die Partei und das Volk zu opfern, hatten die Parteimitglieder ihren Eid im Kampf gegen COVID-19 erfüllt.

„Nur diejenigen, die sich in kritischen Momenten bewähren, sind wahre Kommunisten", sagte Zhang Dingyu, ein Parteimitglied und Präsident des Jinyintan-Krankenhauses in Wuhan. „Ganz gleich, welche Rolle Sie spielen, Sie alle müssen in dieser kritischen Phase voranschreiten. Keine Entschuldigung für einen Rückzug ist erlaubt."

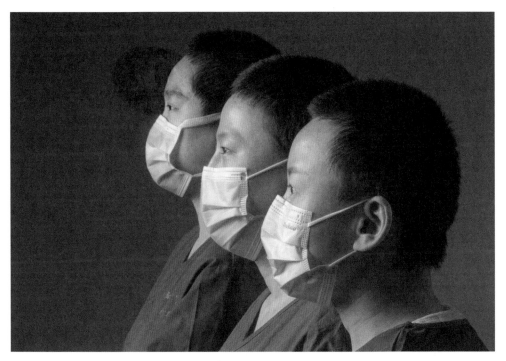

1. März 2020. Mitglieder des medizinischen Teams aus Shaanxi schneiden sich die Haare kurz, um das Risiko einer Infektion zu verringern.

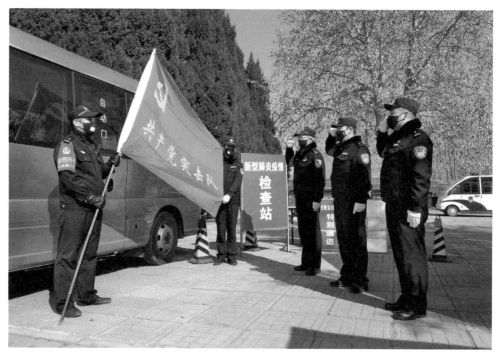

Parteimitglieder an vorderster Front bei der Seuchenbekämpfung

Nicht ein einziges Mitglied der 240 Parteimitglieder des Krankenhauses zögerte oder wich zurück und alle blieben an vorderster Front auf ihren Posten.

Als in Wuhan die Epidemie am schlimmsten war, fand man Parteimitglieder an den gefährlichsten Orten und auf den anspruchsvollsten Posten.

„Bevor in der Provinz Guangdong ein medizinisches Team zusammengestellt wurde, hatten wir uns bereits freiwillig gemeldet", sagte Guo Yabing, Parteimitglied und Direktor des Lebertumorzentrums des Nanfang-Krankenhauses. „In Zeiten wie diesen sind Parteimitglieder Krieger, die die Pflicht haben, an vorderster Front zu kämpfen."

„Ich möchte, dass die Patienten einfach so schnell wie möglich atmen können. Ich habe keine Zeit, darüber nachzudenken, wie groß das Risiko ist, dem ich ausgesetzt bin", sagte Pan Chun, ein Parteimitglied und leitender Arzt der Abteilung für Intensivpflege des der Südost-Universität angegliederten Zhongda-Krankenhauses.

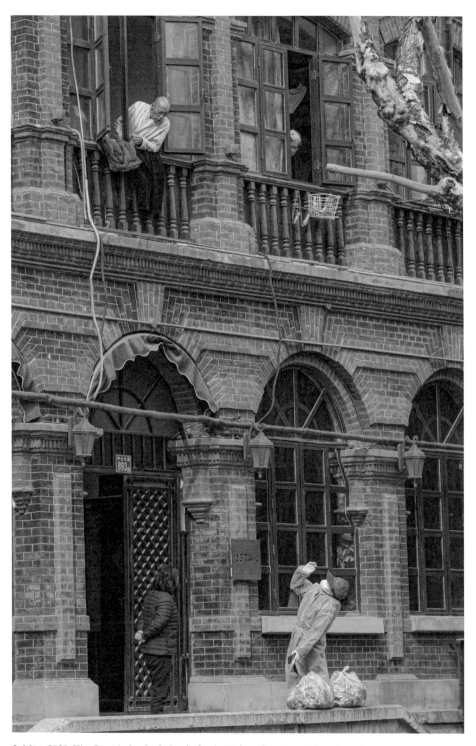

2. März 2020. Ein Gemeindemitarbeiter liefert in Wuhan Gemüse an ältere Bewohner aus.

Einer nach dem anderen übernahmen Parteimitglieder die Führung, und die provisorischen Parteizellen wurden zu Festungen im Krieg gegen das Virus.

In Wuhan stand Guo Yabing immer an vorderster Front: die erste Schicht auf den Stationen, der erste, der die Isolierstationen betrat, der erste, die sich mit den Infektionsrisiken des Personals befasste ...

„Parteimitglieder sind wie Feuerfunken, die Hoffnung bringen. Auch hier können wir unsere Rolle spielen." Liu Haiyan, 48, war Sekretärin des Parteikomitees der Xunli-Gemeinde in der Xinhua-Straße in Wuhan. Nachdem bei ihr COVID-19 diagnostiziert worden war, wurde sie in ein provisorisches Behandlungszentrum eingewiesen. Dort hatte sie eine neue Identität – Sekretärin der provisorischen Parteizelle in dem Zentrum.

Liu erkundigte sich nach den Bedürfnissen der Patienten und verteilte Medikamente und Lebensmittel. Das waren nur einige ihrer Aufgaben. Vor allem diente diese „altgediente Sekretärin" als Brücke zwischen dem medizinischen Personal und den Patienten.

Im Wettlauf mit der Zeit und im Kampf gegen das Virus arbeiteten die Mitarbeiter des Gesundheitswesens lange Zeit mit hoher Intensität. Eine Krankenschwester hielt mehr als eine Stunde lang eine Sauerstoffmaske vor Mund und Nase eines Patienten. Als ein Arzt Visite machte, schlief er im Stehen ein.

Hinter den Masken waren müde, aber entschlossene Gesichter, unter den Schutzanzügen waren durchnässte Kleider. In diesem heldenhaften Kampf kämpften mehr als 40 000 Ärzte und Krankenschwestern aus anderen Landesteilen an der Seite des Gesundheitspersonals aus Hubei und gaben dem Leben den stärksten Auftrieb.

In der Provinz Hubei übernahmen 10 995 Regierungsstellen, Unternehmen und öffentliche Institutionen die Kontaktaufnahme mit 27 345 Gemeinden (Dörfern), und mehr als 580 000 Parteimitglieder und Funktionäre arbeiteten in den Gemeinden (Dörfern), um die erste Verteidigungslinie zu bewachen.

Wenn einer in Schwierigkeiten ist, kommen alle zur Hilfe. Das Zentralkomitee der KP Chinas rief die Parteimitglieder zu Spenden auf. Xi Jinping und andere Mitglieder des Ständigen Ausschusses des Politbüros, Mitglieder der Partei- und Staatsführung und hochrangige Parteimitglieder, die früher Führungspositionen innehatten – sie alle spendeten. Bald wurde eine Gesamtspende von 8,36 Milliarden Yuan von mehr als 79 Millionen Parteimitgliedern im ganzen Land eingesammelt.

„Wer sonst, wenn nicht die Parteimitglieder?"

Zhang Zhenglin war der Projektleiter des Huoshenshan-Kranken-hauses und der Chef des Kommandoteams der Parteimitglieder auf der Baustelle.

„Wer sonst, wenn nicht die Parteimitglieder?" Um 21:00 Uhr des 27. Januar stellte Zhang Zhenglin diese Frage, als er in das schlammige Wasser der Betonmischanlage trat und seine Stimme vor Erschöpfung heiser wurde. Hinter ihm war die Baustelle des Huoshenshan-Krankenhauses hell erleuchtet, Hunderte von Krä-nen und Tausende von Arbeitern waren über Nacht im Einsatz.

„Unsere Schnelligkeit hängt von einem Team ab, das kämpfen und gewinnen kann, und der Kern dieses Teams ist das Kommando-team der Parteimitglieder", sagte Zhang auf der Baustelle. Seit dem 25. Januar, als die Kommandotruppe gebildet wurde, hatten sich mehr als 300 Parteimitglieder nacheinander angeschlossen. Diese Teammitglieder waren echte Kämpfer auf der Baustelle. Sie waren je nach Art der Arbeit in acht Gruppen eingeteilt und arbeiteten in Schichten 24 Stunden am Tag. Sie übernahmen nicht nur den größten Teil der Planungs-, Koordinierungs- und Kom-mandoarbeit, sondern legten auch selbst Hand an.

Am Nachmittag des 25. Januar leisteten Zhang Zhenglin und die 128 Parteimitglieder unter der Parteiflagge den Eid, ein Kom-mandoteam aus Parteimitgliedern zu bilden. Sie gelobten, ihre ursprünglichen Bestrebungen nie zu vergessen, ihre Mission nicht aus den Augen zu verlieren, eine vorbildliche Rolle zu spielen und die Verantwortung dafür zu übernehmen, den Bau des Kranken-hauses rechtzeitig abzuschließen.

„Wir können weitermachen", sagte ein müder Zhang, seine Augen waren blutunterlaufen, aber immer noch strahlend.

Unter Führung des Kommandoteams ging der Bau des Huoshen-shan-Krankenhauses rasch voran. In weniger als 48 Stunden hatten mehr als 200 Bauarbeiter, die zuerst eintrafen, 200 000 Kubikmeter Erde ausgehoben, die Baustelle planiert und wieder aufgefüllt.

Der Bau des Krankenhauses Huoshenshan war eine große gemeinsame Aktion. China Telecom schloss den Bau des Systems für Fernberatungen mit einem Gigabit-Glasfasernetz in nur 12 Stunden ab und stellte damit sicher, dass die medizinischen Kapazitäten des Allgemeinen Krankenhauses der Volksbefreiungsarmee das Huoshenshan-Krankenhaus schnell bedienen können. China Railway benötigte 23 Stunden, um vor Ort die Montage des Hauptstahlträgers des medizintechnischen Gebäudes fertigzustellen.

Bauteams aus allen Bereichen arbeiteten zusammen, und das Projekt des Huoshenshan-Krankenhauses machte jede Stunde und jeden Tag Fortschritte.

Mit einem solchen Willen und einer solchen Synergie kann keine Schlacht verloren gehen.

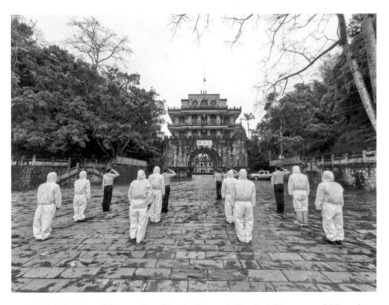

4. April 2020. Trauerfeier am Pass Youyi, Guangxi, für die Märtyrer und Menschen, die an dem Virus gestorben sind.

Helden, die ihr Leben gegeben haben

In der Minyi-Gemeinschaft in der Liujiaoting-Straße in Wuhan wird ein Tisch mit einer großen Anzahl von Formularen zur Seuchenbekämpfung seinen Besitzer nie wieder sehen.

Als sich Wuhan in der schwierigsten Zeit der Virusbekämpfung befand, erhielt die Minyi-Gemeinde von Anwohnern einen Notruf um Hilfe: jemandem mit Verdacht auf eine Infektion ging es immer schlimmer.

Zu dieser Zeit waren die Krankenwagen voll ausgelastet und konnten nicht in kurzer Zeit zur Verfügung stehen. Es gab auch keine Busse oder Taxis. Liao Jianjun, damals Mitglied des Gemeindeparteikomitees und stellvertretender Direktor des Nachbarschaftskomitees, lieh sich einen Rollstuhl und schob den Patienten ins Krankenhaus.

Er war an vorderster Front in der Gemeinde gewesen, um die Epidemie zu bekämpfen, und hatte sich unglücklicherweise mit dem Virus angesteckt. Am 4. Februar starb Liao Jianjun.

Mit ihm zusammen gingen Menschen, die für immer in Erinnerung bleiben werden: Wu Yong, ein Polizist in Wuhan; Yuan Jianxiong, ein Hilfspolizist in Nanjing; Liu Zhiming, eine Krankenschwester; Li Wenliang, Xia Sisi, Peng Yinhua und so viele andere.

Angesichts eines damals unbekannten Virus gaben sie nicht klein bei, sondern bauten trotz aller Schwierigkeiten mit ihrem Leben die erste Verteidigungslinie auf.

Niemand soll im Stich gelassen werden

„Frühzeitige Erkennung, Anmeldung, Isolation und Behandlung."

„Unsere Hauptaufgabe besteht jetzt darin, die Einweisungs- und Heilungsraten zu erhöhen und die Zahl der Infektions- und Todesfälle zu senken."

„Wir müssen wirksamere Maßnahmen ergreifen, um die Zahl der Betten in medizinischen Einrichtungen so schnell wie möglich zu erhöhen, die provisorischen Behandlungszentren gut zu nutzen, die Isolationsbetten durch die Requirierung von Hotels, Ausbildungszentren usw. zu erhöhen und unser Bestes zu versuchen, kranke Patienten aufzunehmen."

Staatspräsident Xi Jinping schenkte der Viruskontrolle große Aufmerksamkeit und gab bei vielen Gelegenheiten klare Anweisungen.

China hat die besten Ärzte, die modernste Ausrüstung und die am dringendsten benötigten Ressourcen im ganzen Land mobilisiert, die chinesische und die westliche Medizin integriert und alles daran gesetzt, Patienten kostenlos zu behandeln. Auf diese Weise konnten die Heilungsrate weitestgehend erhöht und die Todesrate reduziert werden. Das ist die chinesische Philosophie, bei der die Menschen und das Leben an erster Stelle stehen. Das Land schützt das Leben und die Gesundheit der Menschen um jeden Preis.

Das Zentralkomitee der Partei, das die Kernpunkte der Epidemieprävention und -bekämpfung erfasst hat, bewertete die Situation und fällte fundierte Urteile, traf entschlossene und wirksame Maßnahmen und verbesserte kontinuierlich die Diagnose- und Behandlungspläne, um die Patienten mit allen Kräften zu retten und zu heilen.

Seit der Veröffentlichung der ersten Version des Diagnose- und Behandlungsplans für COVID-19-Patienten durch die Nationale Gesundheitskommission am 15. Januar bis zur Bekanntgabe der siebten Version wurde der Diagnose- und Behandlungsplan Chinas für COVID-19-Patienten in mehrere Sprachen übersetzt und zeitnah mit 180 Ländern und mehr als zehn internationalen und regionalen Organisationen ausgetauscht.

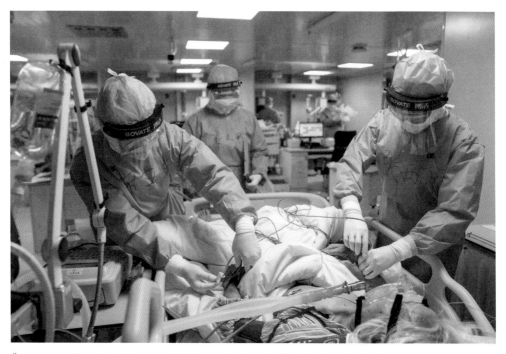

Ärzte untersuchen einen Patienten auf der Intensivstation des Huoshenshan-Krankenhauses.

Die provisorischen Behandlungszentren haben wichtige Erfahrungen im Kampf gegen die Epidemie gesammelt und dienen als Lebensadern, die Hoffnung bringen. In einem Artikel aus *The Lancet* hieß es: „Um den enormen Druck auf das Gesundheitssystem zu lindern, waren die provisorischen Behandlungszentren ebenfalls von entscheidender Bedeutung."

Die Anwendung der Traditionellen Chinesischen Medizin (TCM) zur Bekämpfung der Epidemie hat verhindert, dass sich leichte Fälle verschlimmern. Mehr als 4900 TCM-Mitarbeiter im ganzen Land eilten Hubei zu Hilfe. Die TCM-Rezepte haben sich als wirksam erwiesen und mehr als 74 000 Patienten im ganzen Land geholfen, mit einer Wirkungsrate von über 90 Prozent.

Die Schwerkranken und die kritisch kranken Patienten zu retten und zu heilen, ist die schwierigste Aufgabe bei der Virusbekämpfung.

„Das Leben der Menschen ist wichtiger als alles andere. Wir müssen dafür verantwortlich sein, das Leben der Menschen um jeden Preis zu schützen und alle Konsequenzen der ergriffenen Maßnahmen tragen." Die Worte von Xi Jinping waren durchschlagend. China gibt niemanden auf. Solange sie notwendig waren, um Leben zu retten, wurden alle Medikamente und Geräte so schnell wie möglich bereitgestellt; multidisziplinäre Konsultationen und fortschrittliche Behandlungsmethoden wurden eingesetzt; von 100 000 Yuan bis hin zu Millionen Yuan wurden die Rechnungen für schwerkranke Patienten vorschriftsmäßig von der Krankenversicherung übernommen.

Qiu Haibo, ein Experte der Zentralen Lenkungsgruppe und Vizepräsident des der Südost-Universität angegliederten Zhongda-Krankenhauses, sagte, COVID-19 sei sehr schwer zu erkennen und zu heilen und stelle eine große Herausforderung für die Behandlung schwerer Fälle dar. „Es ist die Aufgabe der Ärzte auf den Intensivstationen, den Patienten die Chance zu geben, auch in den schwierigsten Fällen zu überleben." Die Ärzte besuchten die Intensivstationen in Wuhan, machten Visiten, behandelten die Kranken, besprachen schwierige Fälle und Todesfälle, gaben Anleitung und retteten fast täglich Leben.

Eine erfolgreiche Behandlung hängt von der Pflege ab. Um den Kampf gegen die Epidemie zu gewinnen, konzentrierte

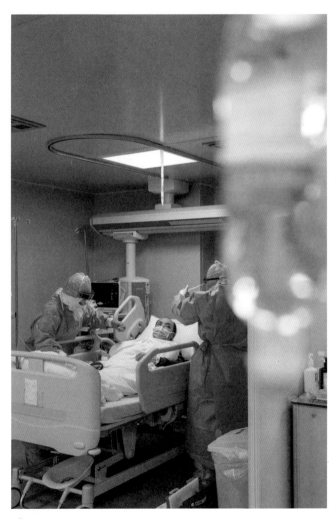

Ärzte bei der Arbeit, Huoshenshan-Krankenhaus

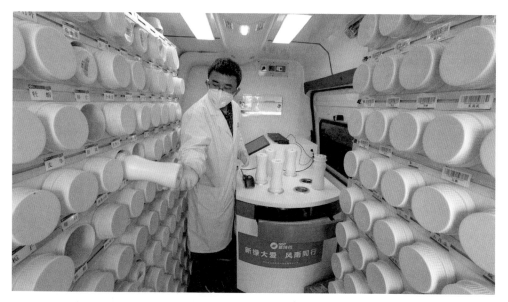

Eine KI-gesteuerte temporäre TCM-Apotheke

sich eine große Zahl von Krankenschwestern und -pflegern auf Details und wandte professionelle, verfeinerte und wissenschaftliche Pflegemethoden an, um Schwerkranke zu behandeln.

Zheng Jia, Oberschwester in der Abteilung für Atemwegserkrankungen und Intensivpflege des Tongji-Krankenhauses der Universität für Wissenschaft und Technik Zentralchina, leitete das Team dazu an, Vorsichtsmaßnahmen und Vorbereitungen zu treffen und die Ausbildung zu verstärken, um Infektionen des Personals zu verhindern, da sich in ihrem Arbeitsbereich viele schwerkranke Patienten mit sich schnell verändernden Bedingungen befanden, die zudem hochgradig infektiös waren. Vom 10. Februar bis zum 30. März wurden insgesamt 75 Personen auf der Intensivstation behandelt, für die das Team von Zheng verantwortlich war. Von ihnen wurden vier, bei denen ECMO-Gerät angewendet wurde, erfolgreich vom Gerät genommen, und zwölf, die zuvor Trachealintubation brauchten, konnten selbstständig atmen.

Seit dem Ausbruch der Epidemie hatte das Krankenhaus der Chinesisch-Japanischen Freundschaft 153 medizinische Mitarbeiter in fünf Gruppen zur Unterstützung von Wuhan geschickt. Unter ihnen bestand das Intensivpflegeteam aus 80 Kranken-

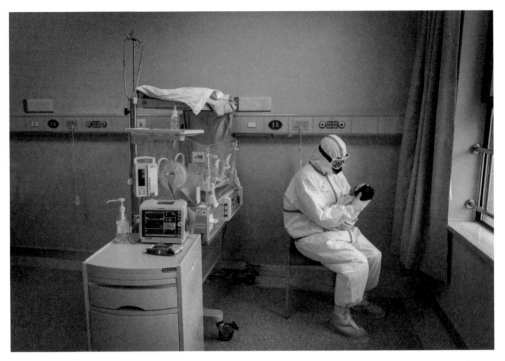

16. März 2020. Eine Krankenschwester kümmert sich um ein mit COVID-19 infiziertes Baby in einer Isolierstation des Wuhaner Kinderkrankenhauses.

schwestern, die für die Behandlung und Pflege von 50 Betten für schwerkranke Patienten zuständig waren.

Ende Januar zeigte die Analyse von kritischen Fällen, dass die ECMO (extrakorporale Membranoxygenierung) wertvolle Zeit für todkranke Patienten gewinnen konnte.

„Verwenden Sie die beste Ausrüstung für die Patienten, unabhängig von den Kosten." Diese Anweisung von Generalsekretär Xi Jinping wurde schnell umgesetzt. Einerseits gab China eilige Beschaffungspläne für globale Hersteller heraus, andererseits rekrutierte es 400 Maschinen aus Krankenhäusern im ganzen Land. In weniger als einem Monat hatte die Provinz Hubei mehr als 100 Maschinen erhalten, von denen sich etwa 80 in Wuhan befanden.

Nach fast hundert Tagen war die Zahl der schweren und kritischen Fälle in Hubei auf unter zehntausend Fälle gedrückt worden. Die allgemeine Heilungsrate erreichte 94

Prozent, und mehr als 3600 Patienten über 80 Jahre wurden erfolgreich geheilt. In Wuhan lag die Heilungsrate bei den über 80-Jährigen bei fast 70 Prozent.

Am 26. April wurden die letzten COVID-19-Patienten in Wuhan aus dem Krankenhaus entlassen, was einen wichtigen Sieg im Kampf gegen das Virus bedeutete. Nach mehr als drei Monaten harter Arbeit war die Ausbreitung der Epidemie in China im Wesentlichen gestoppt worden.

„Wie haben Sie angesichts des Anstiegs der Patientenzahlen das Ärzteteam geschützt?" „Wenn die Epidemie zurückkehrt, welche Erfahrungen können dann im Krankenhausmanagement ausgetauscht werden?", fragte der Verantwortliche des Assuta-Ashdod-Krankenhauses in Israel während des Videoaustauschs das medizinische Frontlinienpersonal des Jinyintan-Krankenhauses in Wuhan.

Stärkung der Quellenkontrolle, Erweiterung des Testumfangs, Bau von provisorischen Behandlungszentren und Einführung der TCM-Behandlung ... Als die globale Epidemie wütete, wurden die Erfahrungen und Vorschläge chinesischer Experten weitgehend übernommen. Das ist Chinas Beitrag zur Überwindung der Pandemie.

„Wir müssen die medizinische Behandlung an die erste Stelle setzen und hart an einer wirksamen und gezielten Behandlung arbeiten, um die Heilungsrate zu maximieren und die Sterblichkeitsrate zu senken."

„Es ist notwendig, den Prozess der Arzneimittelforschung und -entwicklung zu beschleunigen und an der kombinierten Anwendung von chinesischer und westlicher Medizin festzuhalten."

„Wir müssen unser Bestes tun, um zu verhindern, dass aus leichten Fällen schwere Fälle werden, und die Heilungsrate wirksam zu erhöhen."

Dies sind alles chinesische Erfahrungen bei der Behandlung von COVID-19-Patienten.

„Ihr habt wirklich eine große, grenzenlose Liebe gezeigt, indem ihr die Sterbenden rettet und die Erkrankten heilt." Am 10. März sprach Generalsekretär Xi Jinping in der Kommandozentrale des Huoshenshan-Krankenhauses über Videoverbindungen mit den Vertretern des medizinischen Personals auf den Isolierstationen. „Ihr seid Boten des Lichts und der Hoffnung, die schönsten Engel und wahren Helden. Die Partei und das Volk danken euch!"

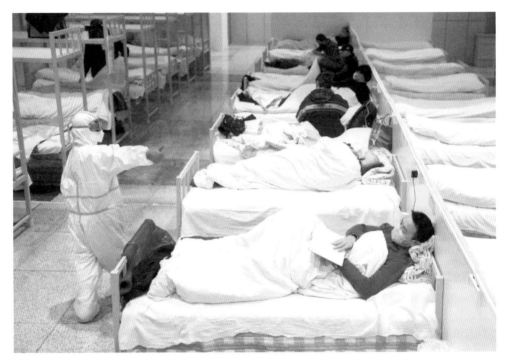

5. Februar 2020. Eine Krankenschwester drückt einem Patienten, der im Krankenbett noch las, den Daumen.

Sie verteidigten das Leben mit ihrem Leben:

Liu Zhiming, Präsident des Wuchang-Krankenhauses, fragte bei seiner Einliefe-rung auf die Intensivstation noch nach der Anzahl der aufgenommenen Patienten und nach der Einhaltung der Normen für die Infektionskontrolle. Um andere nicht anzu-stecken, forderte er seine Kollegen auf, ihn nicht zu intubieren. Als er starb, eilte seine Frau, die ebenfalls Patienten behandelte, schnell an seine Seite, aber nichts konnte ihren geliebten Mann zurückbringen.

Als die Epidemie ausbrach, zögerte Wu Yaling, ein Mitglied des Ärzteteams von Hubei, das an der Erdbebenhilfe in Wenchuan teilgenommen und Afrika im Kampf gegen Ebola geholfen hatte, nicht, sich freiwillig zu melden und eilte ins Krankenhaus Huoshenshan. Leider verstarb ihre Mutter plötzlich. Als die schlechte Nachricht kam, weinte sie nur leise, verbeugte sich tief in Richtung Heimat und kehrte dann zurück, um sich um die Patienten zu kümmern.

Zhong Nanshan, 84, drängte sich in den Speisewagen des Hochgeschwindigkeitszuges und eilte nach Wuhan.

Die 73-jährige Li Lanjuan schlief nur drei Stunden am Tag. Sie sagte: „Ich werde erst zurückkehren, wenn die Epidemie zurückgeht."

Der 72-jährige Zhang Boli ging am dritten Tag nach seiner Gallenblasenentfernung wieder zur Arbeit.

„Die vielen medizinischen Mitarbeiter haben tapfer gekämpft und ihr Leben geopfert, um Patienten zu retten. Ich bin tief bewegt von ihrem edlen Geist." Diese Worte von Generalsekretär Xi Jinping kamen aus tiefstem Herzen.

Jene Namen auf dem Antrag als Freiwillige in der Silvesternacht, die Beulen von Masken auf den Wangen, die schweißgetränkten Rücken unter der Schutzkleidung, die heimlich geschriebenen und versteckten Testamente …

„Sie alle tragen Schutzkleidung und Masken. Ich kann eure Gesichter nicht sehen. Aber ihr seid die liebsten Menschen in meinem Herzen." Diese Worte von Generalsekretär Xi Jinping inspirierten die Soldaten in Weiß.

Das provisorische Behandlungszentrum Jiangxia: ein Wunder

Am 16. April verließ Zhang Boli, Akademiker der Chinesischen Akademie für Ingenieurwissenschaften, Präsident der TCM-Universität Tianjin und Mitglied des Expertengremiums der Zentralen Lenkungsgruppe, der mehr als 80 Tage lang in Wuhan gekämpft hatte, die Stadt. Vor seiner Abreise dachte er noch an die meisten Patienten in dem provisorischen Behandlungszentrum Jiangxia.

Das provisorische Behandlungszentrum Jiangxia war das erste provisorische Behandlungszentrum in Wuhan, das vom Nationalen TCM-Ärzteteam übernommen wurde. Zhang Boli diente als allgemeiner Berater und Liu Qingquan, Präsident des Beijinger Krankenhauses für Traditionelle Chinesische Medizin, übernahm die Leitung des Krankenhauses.

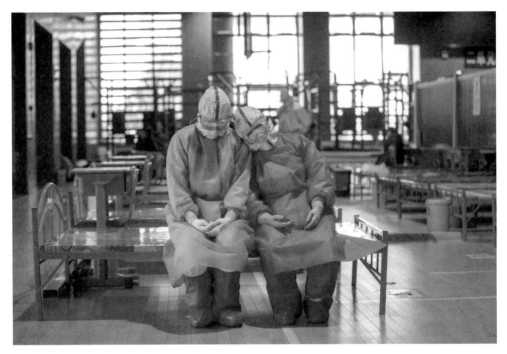

10. März 2020. Zwei medizinische Mitarbeiter ruhen sich aus, während sie auf die Entlassung von Patienten aus dem provisorischen Behandlungszentrum warten.

Alle 564 Patienten wurden unter Integration traditioneller chinesischer und westlicher Medizin behandelt, und TCM-Aufgüsse wurden in Kombination mit Massage, Akupunktur, Tai Chi und anderen körperlichen Übungen angewendet. So wurde ein Wunder geschaffen: Kein Fall verschlimmerte sich und es gab keine Todesfälle oder Infektionen unter den medizinischen Mitarbeitern.

„Nach einem Bericht der WHO machte der globale Anteil der sich verschlechternden leichten Fälle etwa 13 Prozent der Gesamtzahl aus. Die Praxis des provisorischen Behandlungszentrums Jiangxia zeigt, dass die Anwendung der traditionellen chinesischen Medizin eine Schlüsselrolle bei der Eindämmung der Epidemie in China gespielt hat, und auch bei der Reduzierung der Fallzahlen und bei der Verhinderung einer Verschlechterung der leichten Fälle." Zhang Boli ist fest überzeugt, dass die Kombination von chinesischer und westlicher Medizin der Schlüssel des chinesischen Plans sei. Mehr als 10 000 Patienten in den Behandlungszentren wurden mit traditioneller chinesischer Medizin behandelt, und die durchschnittliche Verschlechterungsrate der leichten Fälle lag grundsätzlich bei 2 bis 5 Prozent.

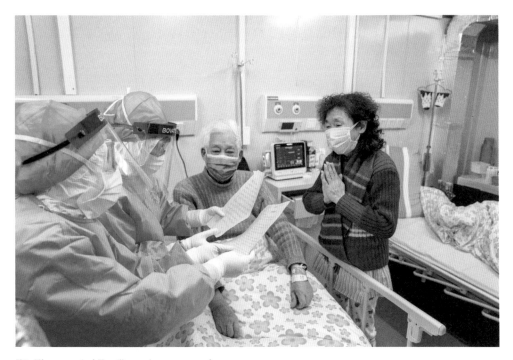

Für Ehepaare sind Familienstationen vorgesehen.

„Alle Bedürftigen werden getestet, isoliert, ins Krankenhaus gebracht oder behandelt."

„Ich möchte unbedingt die Menschen besuchen, die mich gerettet haben." Am Nachmittag des 16. April kam der 95-jährige Opa Xu in die Hanyang-Filiale des Wuhaner Krankenhauses für Traditionelle Chinesische Medizin, um Zhang Jun, dem stellvertretenden Direktor der Abteilung für Intensivmedizin, und anderen zu danken, die ihn vor mehr als zwei Monaten behandelt hatten.

Zhang Jun erzählte, dass sich Herr Xu in einem ernsten Zustand befand, als er in das Krankenhaus eingeliefert wurde. Der alte Mann war besorgt, dass er zu viele medizinische Ressourcen in Anspruch nehmen würde, und sagte, dass er die Behandlung lieber abbrechen würde.

„Wir werden auf keinen Fall einen Patienten im Stich lassen, und wir haben alle aufgenommen und behandelt, die einer Behandlung bedurften", betonte Zhang. „Besonders diese älteren Menschen, die viel für das Land geleistet haben. Wir können vor ihnen nicht die Augen verschließen."

Die Rechtsstaatlichkeit muss gewahrt werden

Nach dem Ausbruch von COVID-19 gab die Nationale Gesundheitskommission Chinas in Übereinstimmung mit den einschlägigen Gesetzen und Vorschriften bekannt, dass sie beschlossen habe, die neuartige Coronavirus-Pneumonie in Übereinstimmung mit dem Gesetz der Volksrepublik China über die Prävention und Behandlung von Infektionskrankheiten als eine Infektionskrankheit der Klasse B einzustufen, auf sie jedoch die Präventions- und Kontrollmaßnahmen für eine Infektionskrankheit der Klasse A anzuwenden. Hubei leitete die Nothilfe der Stufe 2 für das öffentliche Gesundheitswesen ein, die später zur Stufe 1 aufgewertet wurde. 31 Provinzen, autonome Gebiete und regierungsunmittelbare Städte im ganzen Land kündigten rasch Reaktionen der Stufe 1 an.

Zu den weiteren Maßnahmen gehörten: die Formulierung und Umsetzung von Präventions- und Kontrollmaßnahmen in den Gemeinden, die Umsetzung eines umfassenden Managements, die Überwachung des Gesundheitszustands des relevanten Personals, die Kontrolle der Größe von Großveranstaltungen, die Reduzierung von Menschenansammlungen und die Stärkung des Managements und der Kontrolle des Handels mit Wildtieren u. a. Alle lokalen Basisorganisationen haben sich an die Rechtsstaatlichkeit gehalten, um Seuchenprävention und -bekämpfung durchzuführen, Streitigkeiten in Übereinstimmung mit den Gesetzen und Vorschriften zu lösen, potenzielle Sicherheitsrisiken zu beseitigen, die Öffentlichkeit anzuleiten, ihr Rechtsstaatlichkeitsbewusstsein zu schärfen, und die gesetzesbasierte Seuchenprävention und -bekämpfung wirksam zu verbessern.

Eine gesetzeskonforme Virusbekämpfung ist untrennbar mit einem soliden und vollständigen Rechtssystem verbunden. Von dem *Gesetz über die Verhütung und Behandlung von Infektionskrankheiten* und den *Vorschriften über die Reaktion auf Notfälle im öffentlichen Gesundheitswesen* bis hin zum *Gesetz über die Impfstoff- und Arzneimittelverwaltung* hat China eine Reihe von Gesetzen und Vorschriften formuliert, die eine solide rechtliche Garantie für die Verhütung und Bekämpfung von Epidemien bietet.

Am 5. Februar verabschiedete die dritte Sitzung der Kommission des ZK für umfassende rechtsstaatliche Regierungsführung die *Stellungnahmen der Kommission des ZK für umfassende rechtsstaatliche Regierungsführung zur Prävention und Kontrolle von COVID-19 und zum Schutz der Gesundheit und des Lebens der Menschen im Einklang mit dem Gesetz.*

Am 10. Februar gaben das Oberste Volksgericht, die Oberste Volksstaatsanwaltschaft, das Ministerium für öffentliche Sicherheit und das Justizministerium gemeinsam die Stellungnahmen zur gesetzesbasierten Bestrafung von Verbrechen, die die Prävention und Kontrolle des COVID-19 behindern, heraus und verschärften die Bestrafung von Verbrechen im Zusammenhang mit der Seuchenbekämpfung.

Am 26. April wurde auf der 17. Tagung des Ständigen Ausschusses des XIII. Nationalen Volkskongresses der zweite Entwurf des Gesetzes über die biologische Sicherheit überprüft. Der Entwurf sieht vor, an der Führung der Arbeit in Bezug auf die nationale biologische Sicherheit durch die KP Chinas festzuhalten, ein nationales Führungssystem für die biologische Sicherheit einzurichten und zu verbessern, das nationale System zur Prävention und Kontrolle von Risiken im Bereich der biologischen Sicherheit sowie das Verwaltungssystem zu stärken und die nationalen Verwaltungsfähigkeiten im Bereich der biologischen Sicherheit zu erhöhen.

Verhaltensweisen, die die Arbeit der Epidemieprävention und -bekämpfung behindern und die öffentliche Sicherheit gefährden, werden nach dem Gesetz streng bestraft. Dazu gehören unter anderem: Patienten mit bestätigter oder vermuteter COVID-19-Infektion, die sich weigern, sich für eine Behandlung isolieren zu lassen und stattdessen öffentliche Orte betreten; Patienten, die in und aus Gebieten mit hohen Infektionsrisiken gereist sind; und Patienten, die Fieber und andere Infektionssymptome entwickelt haben, diese aber dennoch bewusst verschweigen und die Verbreitung des Virus zulassen.

Bis zum 15. April hatten die öffentlichen Sicherheitsbehörden im ganzen Land 1153 Fälle der Herstellung und des Verkaufs von gefälschten und minderwertigen Masken, medizinischem Alkohol und anderen Schutzmaterialien untersucht und bearbeitet, 2587 Verdächtige festgenommen, 885 illegale Produktionsstätten zerstört und mehr als 48 Millionen gefälschte und minderwertige Masken und Materialien wie medizinischen Alkohol und Desinfektionsmittel im Wert von fast 300 Millionen Yuan beschlagnahmt.

Rechtsstaatlichkeit ist zum Anker und Schlüsselwort in den landesweiten Bemühungen gegen das Virus geworden. Die Verbreitung von Gerüchten, die Herstellung und der Verkauf von Fälschungen sowie der Verzehr von Wildtieren sind illegale Aktivitäten. Sich nicht zu treffen, bei Körpertemperaturtests zu kooperieren und beim Ausgehen Masken zu tragen, sind Handlungen, die im Einklang mit dem Gesetz stehen.

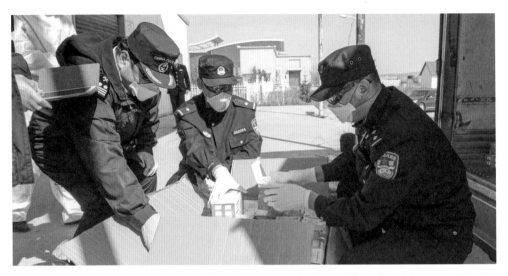

12. April 2020. Beamte des Zollamts Manzhouli (Manjur) untersuchen einen Fall von Inspektionsvermeidung bei exportierten medizinischen Masken.

Eine Gefängnisstrafe für das Verschweigen einer Reise

Ein gewisser Herr Guo aus der Stadt Zhengzhou in der Provinz Henan verheimlichte seine Auslandsreise. Nach seiner Rückkehr nach Zhengzhou nahm er die U-Bahn zur Arbeit und aß in der Kantine seiner Firma. Später wurde bei ihm eine COVID-19-Infektion diagnostiziert. Die Organe der öffentlichen Sicherheit ermittelten gegen Guo und einen Verwandten von ihm wegen des Verbrechens der Behinderung der Infektionskrankheitenprävention und -kontrolle und hielten sie gemäß dem Gesetz für strafrechtlich verantwortlich. Das Volksgericht des Bezirks Erqi der Stadt Zhengzhou verurteilte Guo zu einer Gefängnisstrafe von einem Jahr und sechs Monaten.

Das Regelwerk hilft, gute Gewohnheiten zu entwickeln

Auf öffentlichen Plätzen sollen Absperrungen aufgestellt werden, die Warteschlangen trennen, und Catering-Unternehmen sollen Essstäbchen und Löffel zum Servieren bereitstellen. Am 24. April verabschiedete der Ständige Ausschuss des Volkskongresses von Beijing die *Bestimmungen zur Förderung guter Umgangsformen*, die bewährte Praktiken und Gewohnheiten bei der Epidemieprävention und -bekämpfung einbeziehen. Auf diese Weise wird das Regelwerk dazu genutzt, die Entwicklung guter Gewohnheiten unter den Bürgern zu fördern.

Die Wiedergeburt

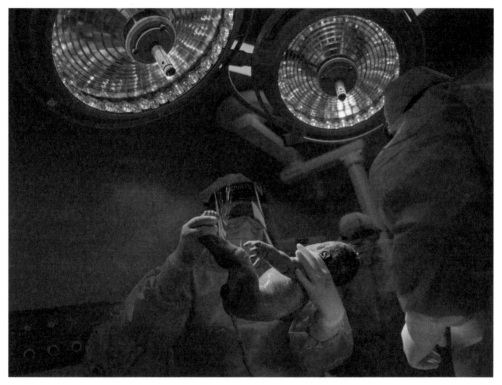

26. Februar 2020. Eine mit COVID-19 infizierte Frau bringt im Wuhan Union-Krankenhaus durch einen Kaiserschnitt ein gesundes Baby zur Welt.

Angesichts der Epidemie haben sich Menschen aus Wuhan, Hubei und 1,4 Milliarden Chinesen zu einer Einheit zusammengeschlossen. Nach harter Arbeit und großen Opfern, vom Drücken der Taste „Pause" bis zum „Neustart", ist die Situation in China geordnet unter Kontrolle gebracht worden. Endlich wird in den Fabriken und Werkstätten wieder produziert; die Bauern in den Bergen und auf den Feldern sind mit Frühjahrspflügen beschäftigt; und die Menschen eilen zur Arbeit. Alles hat sich wieder normalisiert.

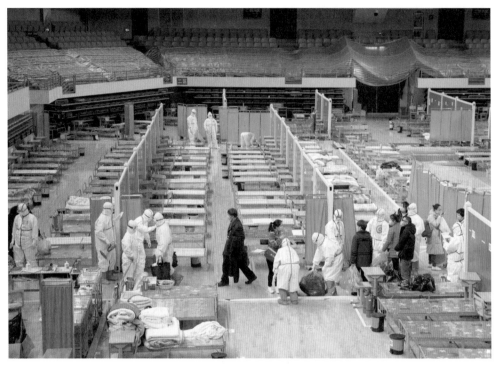

10. März 2020. Alle provisorischen Behandlungszentren in Wuhan werden geschlossen.

Schwer errungene Erfolge

Wuhan wurde am 23. Januar abgeriegelt. Einen Monat später, am 24. Februar, lag die Zahl der neu bestätigten Fälle in fünf Städten in Hubei bei null.

Da die Ausbreitung der Epidemie unter Kontrolle gebracht worden war, senkten viele Provinzen ab Ende Februar sukzessive ihre Notfallreaktionsstufen im Bereich der öffentlichen Gesundheit.

Am 10. März erlebten die Bewohner des Wohnviertels Donghu Xincheng in Wuhan, die 48 Tage lang zu Hause unter Quarantäne gestanden hatten, die Ankunft von Generalsekretär Xi Jinping und sie winkten ihm aus den Fenstern zu. Einige hielten Nationalflaggen hoch und riefen laut: „Sei stark, China! Sei stark, Wuhan!" „Lasst uns stark bleiben und noch ein bisschen länger durchhalten!" Diese Szene wurde Hunderte von Millionen Mal online gesehen, und die Stimme von Xi Jinping hallte mit der Stimme des Volkes wider: „Die Partei und das Volk danken den Einwohnern von Wuhan."

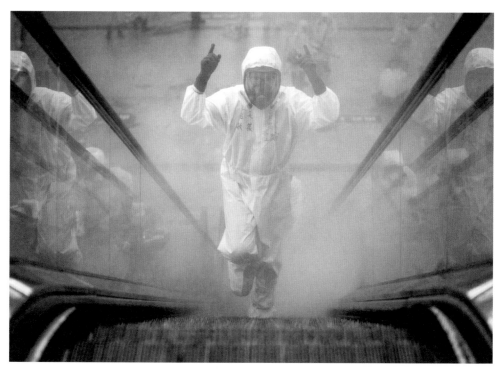

Mitglieder des Blue-Sky-Rettungsteams desinfizieren alle Ecken des Bahnhofs.

Am Nachmittag des 10. März, nachdem die letzten 49 Patienten entlassen worden waren, wurde das provisorische Behandlungszentrum Wuchang, das als erstes in Wuhan in Betrieb genommen wurde, nach 35 Betriebstagen geschlossen. Es war das letzte aller 16 provisorischen Behandlungszentren in Wuhan, die mehr als 12 000 Patienten aufgenommen hatten.

Am 17. März begannen die Ärzteteams für Hubei nacheinander abzureisen, und die Menschen von Hubei verabschiedeten sie.

Am 19. März gab es in Hubei an zwei aufeinander folgenden Tagen keine neuen bestätigten Fälle.

Am 20. März versammelten sich Mitglieder des Blue-Sky-Rettungsteams aus dem ganzen Land am Bahnhof Hankou und begannen mit der Desinfektion des 58 Tage lang geschlossenen Bahnhofs.

Am 25. März hob Hubei, mit Ausnahme von Wuhan, die Kontrolle über den Verkehr aus Hubei auf; 117 Straßen in Wuhan nahmen den Betrieb wieder auf.

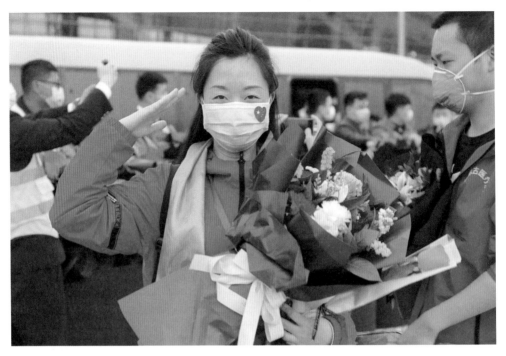

Mitglieder der medizinischen Teams kehren nach Hause zurück.

Am 28. März kamen in Wuhan wieder normale Bahnreisende an.

Am 18. März wurde zum ersten Mal seit dem Ausbruch von COVID-19 keine neue Infektion auf dem chinesischen Festland gemeldet.

Am 4. April um 10 Uhr trugen Xi Jinping und andere Partei- und Staatsführer weiße Blumen und standen schweigend vor der Huairen-Halle in Zhongnanhai, um die wegen der Epidemie Verstorbenen zu betrauern. Gemeinsam mit den 1,4 Milliarden Chinesen trauerten sie um die Märtyrer und Landsleute, die an der COVID-19-Epidemie gestorben sind. Drei Minuten lang ertönten die Sirenen in ganz China. Das Land nahm Abschied von seinen Helden und trauerte um die Toten.

Am 5. April gab die WHO bekannt, dass China in eine Abschwächungssphase eingetreten sei.

Am 8. April wurde in Wuhan die Abriegelung aufgehoben. Pünktlich um Mitternacht leuchteten auf der zweiten Jangtse-Brücke die Worte „Wuhan öffnet sich wieder, hallo Frühling", und die Lichtshow „Heroische Stadt, heroische Menschen" erhellte den Nachthimmel von Wuhan. Zur gleichen Zeit, an der Einfahrt einer Autobahn im Westen der Stadt, fuhr der erste PKW hinein, was den Startschuss zur Aufnahme des Verkehrs von Eisenbahn, Zivilluftfahrt, Wasser- und Autoverkehr bedeutete. Das Läuten der Glocken am Jianghan-Pass verbreitete sich in alle Richtungen. Vor dem Platz, zwischen den Gebäuden, in Live-Videoübertragungen und in WeChat-Freundeskreisen feierten die Menschen mit Rufen der Begeisterung und des Stolzes. Bei der Wiedereröffnung schöpfte Wuhan neue Hoffnung.

Am 15. April um 12 Uhr mittags erschallte in der Abflughalle des Flughafens Wuhan Tianhe wieder das *Loblied auf das Vaterland*. Das letzte Ärzteteam, das rund 180 Personen umfassende Ärzteteam des Peking Union Medical College Hospital, beendete seine Mission nach mehr als 80 Tagen und brach nach Beijing auf.

Am 24. April, als die Nukleinsäure-Testergebnisse des letzten schwerkranken Patienten negativ ausfielen, waren alle schweren Fälle von COVID-19 in der Stadt Wuhan und in der Provinz Hubei abgeschlossen. Als wichtigstes Schlachtfeld der Virusprävention und -kontrolle erlebte die Stadt Wuhan in der Spitze mehr als 13 000 neue Fälle pro Tag, aber jetzt wurden keine neuen bestätigten Fälle gemeldet und alle schweren Fälle waren gelöst. Die medizinische Behandlungsarbeit hatte einen großen Sieg errungen.

Am 26. April wurden die letzten COVID-19-Patienten aus den Krankenhäusern in Wuhan entlassen. Nach mehr als drei Monaten harter Arbeit war die Ausbreitung der Epidemie in China im Wesentlichen gestoppt, die Produktions- und Lebensordnung schnell wiederhergestellt und Impfstoffe für die klinische Erprobung zugelassen worden.

Bis zum 26. April waren alle COVID-19-Patienten aus den Krankenhäusern in Hubei entlassen worden.

Am 30. April wurde die Notfallreaktion des öffentlichen Gesundheitswesens in Beijing von Stufe 1 auf Stufe 2 heruntergestuft.

Ab Mitternacht des 2. Mai folgte die Provinz Hubei.

Nachdem die Epidemie in China geordnet unter Kontrolle gebracht werden konnte, wurde der Schutz vor importierten Fällen in den Mittelpunkt des Kampfes gegen die Epidemie gerückt. Durch die Kontrolle sowohl der inländischen als auch der grenzüberschreitenden Übertragung hat China bei der Bekämpfung der Epidemie kein bisschen nachgelassen.

„Wir stellen das Volk und das Leben der Menschen über alles andere, nehmen den Wettlauf mit der Zeit auf und bekämpfen die Krankheit mit Entschlossenheit und Ausdauer in einem landesweiten Volkskrieg. In etwas mehr als einem einzigen Monat konnte die zunehmende Ausbreitung des Virus eingedämmt werden; nach etwa zwei Monaten war die tägliche Zunahme der Krankheitsfälle im Inland auf einstellige Zahlen gesunken, und in etwa drei Monaten wurde ein entscheidender Sieg im Kampf um die Verteidigung der Provinz Hubei und ihrer Hauptstadt Wuhan errungen. Im Anschluss daran setzten wir dem Wiederaufflammen an einigen Orten schnell ein Ende und sicherten uns einen strategischen Sieg im nationalen Kampf gegen das Virus. Auf dieser Grundlage koordinierten wir die Virusbekämpfung und die sozioökonomische Entwicklung und stellten so rasch die normale Lebens- und Produktionsordnung wieder her und erzielten sichtbare Erfolge. Der Kampf Chinas gegen COVID-19 hat den chinesischen Geist, unsere Stärken und unsere Bereitschaft, Verantwortung zu übernehmen, voll zum Ausdruck gebracht", erklärte Staatspräsident Xi Jinping bei der nationalen Zeremonie zur Auszeichnung von Vorbildern im Kampf gegen COVID-19 am 8. September.

„Daumen hoch für die Menschen in Wuhan"

Am 10. März reiste Generalsekretär Xi Jinping nach Wuhan, um sich über die Prävention und Kontrolle der COVID-19-Epidemie zu informieren. Er lobte die Bevölkerung von Wuhan und betonte: „In diesem schwierigen Kampf haben die Menschen von Wuhan sich dem nationalen Interesse untergeordnet, Rücksicht auf die Gesamtsituation genommen und keine Angst vor Härten gezeigt. Mit Beharrlichkeit und unnachgiebigem Geist haben Sie die Initiative ergriffen, sich an der Epidemieprävention und -bekämpfung zu beteiligen, und haben einen wichtigen Beitrag geleistet. Sie haben dem ganzen Land und der ganzen Welt die Beharrlichkeit und den edlen Geist der Menschen von Wuhan vor Augen geführt. Gerade dank Ihrer Opfer, Ihres Einsatzes, Ihrer Beharrlichkeit und Ihrer harten Arbeit konnten wir einen positiven Trend bei der Seuchenprävention und -bekämpfung feststellen. Die Menschen von Wuhan haben mit ihren eigenen Taten die Stärke und den Geist Chinas demonstriert und gezeigt, dass das chinesische Volk sich in Zeiten der Not immer gegenseitig hilft. Wuhan ist in der Tat eine Stadt der Helden, und die Menschen von Wuhan sind echte Helden. Sie werden noch einmal in die Geschichte eingehen, wenn Sie diesen Kampf gegen die Epidemie gewinnen. Die ganze Partei und die Menschen aller ethnischen Gruppen des Landes sind von Ihnen bewegt und loben Ihre Taten. Die Partei und das Volk danken den Menschen von Wuhan."

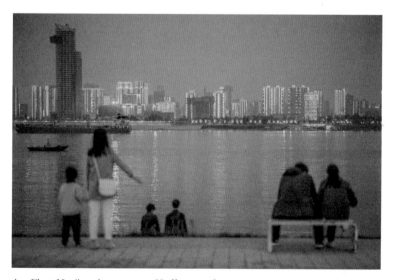

Am Fluss Hanjiang kommt neue Hoffnung auf.

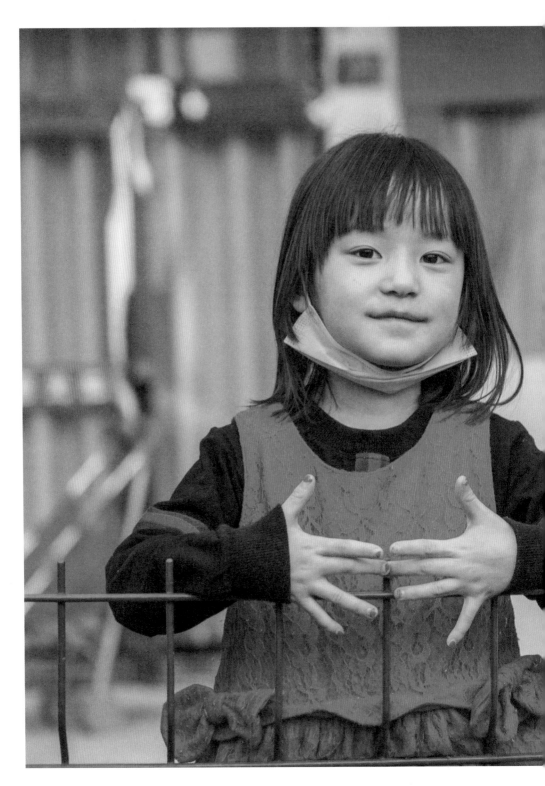

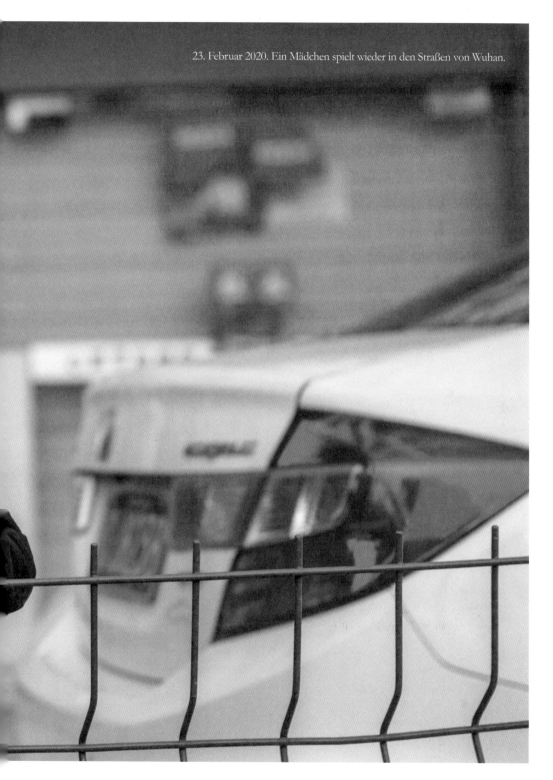

23. Februar 2020. Ein Mädchen spielt wieder in den Straßen von Wuhan.

Solide Schritte bei Förderung der Wiederaufnahme von Arbeit und Produktion

Nachdem die Epidemie unter Kontrolle gebracht wurde, muss sich die Wirtschaft wieder entwickeln. Dies sind zwei Prioritäten, die beide angegangen werden sollten.

Bereits am 3. Februar, als die Epidemie am schlimmsten war, führte Generalsekretär Xi Jinping den Vorsitz bei einer Sitzung des Ständigen Ausschusses des Politbüros. Er betonte: „Die von der Epidemie schwer betroffenen Regionen sollten ihre Anstrengungen auf die Prävention und Kontrolle der Epidemie konzentrieren. Andere Regionen sollten, während sie Präventions- und Kontrollarbeit leisten, die Arbeit zur Sicherung von Reform, Entwicklung und Stabilität koordinieren, insbesondere die Schlüsselaufgaben zur Sicherung eines entscheidenden Sieges bei der Vollendung des Aufbaus einer Gesellschaft mit bescheidenem Wohlstand und der Armutsbekämpfung in der entscheidenden Phase. Wir können nicht warten oder in unseren Bemühungen nachlassen."

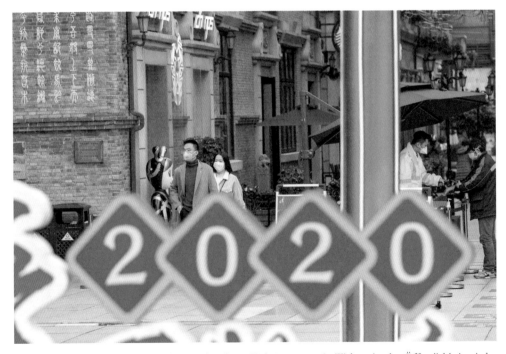

30. März 2020. Die Chuhehan-Straße, eine berühmte Fußgängerzone in Wuhan, ist der Öffentlichkeit wieder zugänglich.

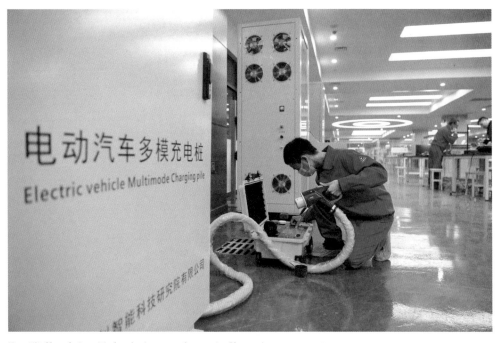

Das Fließband eines Technologieunternehmens in Chongqing

Am 23. Februar fand in der Großen Halle des Volkes eine besondere Telekonferenz statt. Vor 170 000 Beamten von der Kreisebene aufwärts sagte Generalsekretär Xi Jinping freimütig: „Nachdem COVID-19 ausgebrochen war, war es eine große Herausforderung, die Ressourcen innerhalb kurzer Zeit zu bündeln und die Epidemie zu bekämpfen. Auch wenn sich die Lage stabilisiert hat, ist es nun eine große Herausforderung, wie die Viruskontrolle und die Wiederaufnahme von Arbeit und Produktion koordiniert werden können."

Von der Wiederaufnahme von Arbeit und Produktion bis zur Einführung einer schrittweisen und gezielten Steuer- und Gebührensenkungspolitik; von der Sicherstellung, dass die Beschäftigten an ihren Arbeitsplatz zurückkehren können, dass Rohstoffe und Produkte geliefert werden können, bis zur Gewährleistung, dass die landwirtschaftliche Produktion die Anbausaison nicht verpasst; von der stabilen Versorgung von Nahrungsmitteln bis zur Beseitigung der Hemmnisse der Außenhandelsindustriekette und der Lieferkette ... Viele Dorfbeamte sagten dankbar, dass Generalsekretär Xi Jinping auch an die landwirtschaftliche Produktion im Frühjahr dachte und wichtige Anweisungen gab.

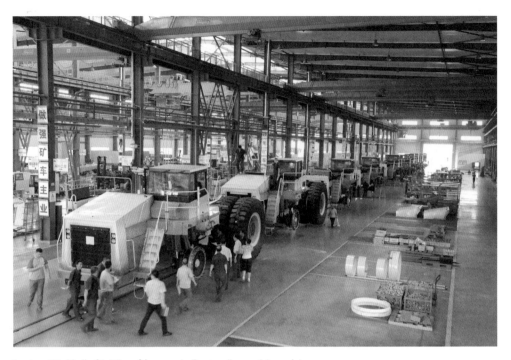

In einer Werkhalle für Minenfahrzeuge in Baotou, Innere Mongolei

„Cloud Business" am ersten Tag nach der Abriegelung

Am 8. April, dem Tag, als in Wuhan die Abriegelung aufgehoben wurde, fand die erste Investitionsförderungsver-
anstaltung im Jahr 2020 statt. An diesem Tag wurden 69
Projekte in den Bereichen intelligente Fertigung, Biome-
dizin, Finanzen und Versicherungen, mit neuen Energien
angetriebene Fahrzeuge u. a. mit einem Gesamtinves-
titionsvolumen von 245,1 Milliarden Yuan unterzeichnet.
Unter ihnen waren elf Projekte, deren Zentrale in Wuhan
angesiedelt sind.

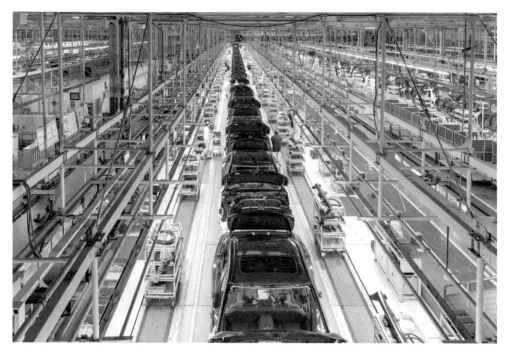

28. März 2020. Ein Montageband bei Dongfeng Honda, Wuhan

Die Frühlingsbrise weht, und die Landschaft wird grün.

Das Perlflussdelta, das Jangtse-Delta und die Region Beijing-Tianjin-Hebei sind die drei großen städtischen Agglomerationen, die mehr als 40 Prozent der Gesamtwirtschaft Chinas ausmachen. An diesen Orten nahmen täglich Hunderttausende von Geschäften und Tausende von Produktionsunternehmen ihren Betrieb wieder auf.

Von der Küste bis ins Landesinnere haben die Spuren der LKW exponentiell zugenommen. Jede Kurve enthält die unendliche Vitalität des reibungslosen Flusses von Menschen und Gütern.

Am 19. März um 13:24 Uhr verließ der Zug G4368 langsam den Bahnhof Jingzhou. Er und die nachfolgenden Personenzüge beförderten über 40 000 Arbeiter aus Hubei zur Rückkehr an ihre Arbeitsplätze in Guangdong.

Mit günstiger Beschäftigungspolitik, Online-Genehmigungen, präziseren und wirksameren Steuerungsmaßnahmen wurde dem Markt Vertrauen gegeben, und Steuersenkungen und -befreiungen verliehen den Unternehmen mehr Impulse. Die Zentralregierung führte intensiv neue Maßnahmen zur Wiedereröffnung und Ankurbelung der chinesischen Wirtschaft ein.

Die sukzessive Wiedereröffnung von Schulen, die Bereitstellung von Sonderzügen für Wanderarbeiter, die Vereinheitlichung von Gesundheitscodes für Reisen und die schrittweise Wiederaufnahme von Tourismusprogrammen – alle Teile des Landes reagieren aktiv auf neue Veränderungen, damit die chinesische Gesellschaft so früh wie möglich zur Normalität zurück kehren kann.

Fabriken und Werkstätten sind wieder mit der Produktion beschäftigt, die Bauern mit dem Frühjahrspflügen auf den Feldern.

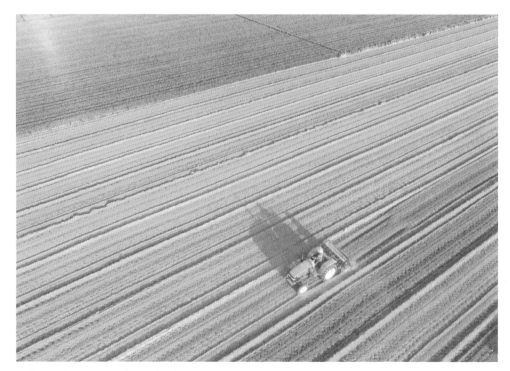

Frühjahrspflügen in Liaocheng, Shandong

„Bitte tragen Sie eine Maske, wenn Sie ausgehen, und essen Sie nicht bei anderen zu Hause." Als er diese Durchsage über den Lautsprecher des Dorfkomitees hörte, ging Liu Hanbo, ein Bewohner im Dorf Sanhe, Bezirk Jiangxia, Wuhan, der eine große Fläche bebaut, morgens in langen Gummistiefeln ins Feld. Nach einem kurzen Spaziergang hockte er sich hin und streichelte die Reissetzlinge, um das Wachstum zu untersuchen. „Die Setzlinge sind auf den Feldern gepflanzt worden, und wir sind sicher, dass wir dieses Jahr ernten werden. Genau wie sie fühle ich mich wohl, wenn meine Füße im Schlamm stecken."

„Wir müssen die verlorene Zeit zurückgewinnen!" Hainans Millionen-Tonnen-Ethylen-Projekt, Wuhans 1326 Großprojekte mit Investitionen von mehr als 100 Millionen Yuan sowie eine Reihe von nationalen Schlüsselprojekten in Wissenschaft und Technologie, Superprojekte zur Verbesserung der Lebensbedingungen und die von dem Ausland finanzierten Großprojekte – sie alle wurden wieder aufgenommen.

„Ich hatte nicht erwartet, jetzt so beschäftigt zu sein." In einer Werkhalle zur Armutsbekämpfung im Dorf Dazhang, Kreis Taihe, Provinz Anhui, sagte Ding Wenzhan, Vorsitzender der Anhui Yujie Hydraulic Machinery Co., Ltd., dass, obwohl die Fabrik den Betrieb erst spät wieder aufnahm, immer noch viele Bestellungen eingingen. Während der Epidemie gab die lokale Regierung ihm nicht nur technische Anleitung zur Prävention und Kontrolle, sondern befreite ihn auch für drei Monate von der Miete. „Wenn das Land und die Menschen die Schwierigkeiten gemeinsam überwinden, wie können wir dann nicht erfolgreich sein?"

Am 17. April gab China seine Wirtschaftsdaten für das erste Quartal 2020 bekannt. Beeinträchtigt durch die Epidemie fiel das BIP im ersten Quartal um 6,8 Prozent im Vergleich zum Vorjahr. Seit März haben sich jedoch die wichtigsten Wirtschaftsindikatoren von Monat zu Monat verbessert, und die industrielle Wertschöpfung und die Exportwachstumsrate haben sich im April von negativ auf positiv verändert. Die Epidemie hat zu einem raschen Wachstum neuer Industrien und neuer Geschäftsformen geführt, und Chinas Wirtschaft hat sich als sehr widerstandsfähig erwiesen.

Am 8. September hielt Xi Jinping bei der Nationalen Zeremonie zur Auszeichnung von Vorbildern im Kampf gegen COVID-19 eine Rede, in der er sagte: „Angesichts einer plötzlichen und schweren Epidemie haben wir einheitlich und umsichtig geplant und in koordinierter Weise gehandelt, um die Wirtschaft zu stabilisieren und die normale Arbeits- und Lebensordnung wiederherzustellen. Mit einem ausgeprägten Verständnis für die Entwicklungen der Epidemie haben wir uns dem nationalen Interesse untergeordnet, Rücksicht auf die Gesamtsituation genommen und rechtzeitig Entscheidungen getroffen, die Epidemiebekämpfung und die sozioökonomische Entwicklung zu koordinieren. Unter Beibehaltung der gesetzesbasierten wissenschaftlichen Prävention und Kontrolle haben wir die regionsspezifische und abgestufte Wiederaufnahme von Arbeit und Produktion gefördert und unser Bestes getan, um die Arbeit und das Leben der Menschen zu sichern. Wir haben unsere Bemühungen um eine Anpassung der makroökonomischen Politik intensiviert und dabei gute Arbeit bei der Sechsfachen Stabilisierung (Stabilisierung von Beschäftigung, Finanzwesen, Außenhandel, auswärtigen und eigenen Investitionen sowie Markterwartungen) und bei der Sechsfachen Gewährleistung (Gewährleistung der Beschäftigung, der grundlegenden Lebenshaltung, der Interessen von Marktteilnehmern, der Nahrungsmittel- und Energiesicherheit, der Produktions- sowie Lieferketten und des Verwaltungsablaufs auf der Basisebene) geleistet. Wir haben eine Reihe von Richtlinien formuliert, um Unternehmen zu helfen, und entsprechende Maßnahmen ergriffen, um die Beschäftigung zu priorisieren, Investitionen und Konsum zu fördern, den Außenhandel und ausländische Investitionen zu stabilisieren und die Industrie- und Lieferketten sicherzustellen. Wir haben die Entwicklung neuer Geschäftsformen und die geordnete Erholung verschiedener Sektoren wie Transport, Gastronomie, Shopping Malls und Supermärkte, Kultur und Tourismus gefördert. Wir haben ein Paket von Maßnahmen zur Unterstützung der Entwicklung von Hubei umgesetzt und Schulen sukzessive wiedereröffnet. Mit größerer Entschlossenheit und stärkeren Anstrengungen arbeiten wir härter daran, den entscheidenden Sieg bei der Armutsbekämpfung zu erringen, relevante Industrien bei der Wiederaufnahme der Produktion zu unterstützen und der Sicherung der Beschäftigung armer Arbeiter Priorität einzuräumen, damit sie durch die Epidemie nicht verarmen oder wieder in die Armut zurückfallen. China ist die erste große Volkswirtschaft, die seit dem Ausbruch der Epidemie wieder ein Wachstum verzeichnet. Wir sind weltweit führend bei der Virusbekämpfung und der wirtschaftlichen Erholung, das ist ein Beweis für unsere starke Regenerationsfähigkeit und Vitalität!"

„Sechsfache Stabilisierung" und „Sechsfache Gewährleistung"

„Sechsfache Stabilisierung": Stabilisierung von Beschäftigung, Finanzwesen, Außenhandel, auswärtigen und eigenen Investitionen sowie Markterwartungen.

„Sechsfache Gewährleistung": Gewährleistung der Beschäftigung, der grundlegenden Lebenshaltung, der Interessen der Marktteilnehmer, der Nahrungsmittel- und Energiesicherheit, der Produktions- sowie Lieferketten und des Verwaltungsablaufs auf der Basisebene.

Die Pilot-Freihandelszone Hubei ergreift mehrere Maßnahmen, um Unternehmen bei der Wiederaufnahme von Arbeit und Produktion zu unterstützen

Seit ihrem Start am 1. April 2017 hat sich die Pilot-Freihandelszone Hubei rasch entwickelt. Seit dem Ausbruch der Epidemie wurde sie jedoch negativ beeinflusst. Um die Unternehmen bei der Wiederaufnahme von Arbeit und Produktion zu unterstützen, haben verschiedene Bereiche der Pilot-Freihandelszone Hubei eine Reihe Unterstützungsmaßnahmen ergriffen. Wuhan startete Online-Projekte zur Förderung von Investitionen und zur Bereitstellung von Steuer- und Beschäftigungsdiensten. In Wuhan wurden 16 Projekte unterzeichnet, 14 Großprojekte gleichzeitig begonnen und 16 000 neue Arbeitsplätze angeboten. Xiangyang bot einen Tür-zu-Tür-Genehmigungsservice an, und Beamte von der Abteilungsebene aufwärts kümmerten sich um die Bedürfnisse der Partnerunternehmen. Sie halfen den Mitarbeitern bei der Rückkehr an ihren Arbeitsplatz, verwalteten die Requirierung von Hotels und lösten Probleme für Fahrzeuge für logistische Zwecke. Yichang nutzte die Vorteile von Big Data und Online-Service und gewährte 13 500 Personen (Haushalten) Kredite in Höhe von 6,6 Milliarden Yuan, um den betroffenen Kleinst-, kleinen und mittleren Privatunternehmen bei der Wiederaufnahme der Arbeit und der Produktion zu helfen.

Die Menschheit bildet eine Schicksalsgemeinschaft, Solidarität und Zusammenarbeit sind die stärksten Waffen, um die Epidemie zu besiegen.

– Xi Jinping

Unter dem gleichen Himmel: Die Welt handelt auf ein Ziel hin

Im Kampf gegen die Epidemie hat die internationale Gemeinschaft China auf verschiedene Weise wertvolle Unterstützung geleistet. China weiß die Unterstützung zu schätzen und erwidert diese mit dem gleichen guten Willen und gleichermaßen guten Taten. Dies ist ein kulturelles Gen, das seit Tausenden von Jahren tief in der chinesischen Nation verwurzelt ist, und es ist auch eine wesentliche Entscheidung für China, um die Schicksalsgemeinschaft der Menschheit zu fördern. Was die Ausbreitung der Epidemie in einigen Ländern und Regionen betrifft, so hat China großes Einfühlungsvermögen und verfolgt die Situation aufmerksam. Als die Epidemie im eigenen Land noch andauerte, reichte China dem Rest der Welt ohne zu zögern eine helfende Hand. China hat durch verschiedene Methoden wie materielle Unterstützung, Erfahrungsaustausch und technische Zusammenarbeit seinen gebührenden Beitrag zum weltweiten Kampf gegen die Epidemie geleistet. Angesichts der Epidemie haben alle Länder ein gemeinsames Interesse.

Engere Bindungen zwischen Ländern und Völkern

„Es gibt keine Entfernung zwischen guten Freunden; selbst diejenigen, die Tausende von Kilometern voneinander entfernt sind, können gute Nachbarn sein." Am 13. Februar schrieb Kong Xuanyou, der chinesische Botschafter in Japan, persönlich diese Zeile aus einem alten Gedicht in das Fotoalbum *Weltkulturerbe in China* und überreichte es einem 14-jährigen japanischen Mädchen. Kong dankte ihr und ihren Freunden dafür, dass sie Geld für Wuhans Kampf gegen COVID-19 gesammelt hatten. Das Mädchen wurde in einem Cheongsam von einer Kamera aufgenommen, wie sie in einem Park in Tokio eine Spendenbox hielt und sich von morgens bis abends vor Passanten verbeugte, um Spenden für Wuhan zu sammeln. Sie ist nur eine von vielen Ausländern, die China in diesen schwierigen Zeiten eine helfende Hand gereicht haben.

Der plötzliche Ausbruch des Virus fegte wie eine Lawine über das Land. Angesichts der Epidemie hat sich China bei der Bewältigung der Herausforderungen immer hauptsächlich auf seine eigene Kraft verlassen. Gleichzeitig hat China von der internationalen Gemeinschaft viel Verständnis, Unterstützung und aufrichtige Hilfe erhalten. Spenden lassen sich in einer Summe messen, aber die darin enthaltene Unterstützung ist unbezahlbar.

„Jeder wird einem Nachbarn in Not helfen"

Als COVID-19 erstmals in China ausbrach, gewährten die Regierungen und alle Schichten Japans und Südkoreas China auf verschiedene Weise starke Unterstützung und Hilfe.

Der südkoreanische Präsident Moon Jae-in sagte: „Chinas Schwierigkeiten sind unsere Schwierigkeiten." An vielen öffentlichen Orten in Seoul wurden Videos ausgestrahlt, die Chinas Kampf gegen die Epidemie zeigten. Viele lokale Regierungen und Unternehmen in Japan spendeten freiwillig medizinische Hilfsgüter wie Masken, Schutzbrillen und Schutzkleidung an China. Der Tokyo Skytree wurde speziell in Rot und Blau beleuchtet, um für Wuhan zu beten. Einige Schulen schrieben auch Briefe an die Eltern von Schülern und sagten, dass Kinder nicht böswillig über Wuhan sprechen sollten.

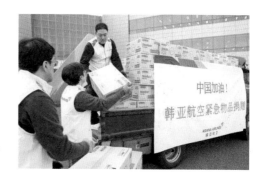

Asiana Airlines spendet medizinische
Hilfsgüter für Wuhan.

Viren sind gnadenlos, aber die Menschen kümmern sich um einander.

Park Won-soon, der verstorbene Bürgermeister von Seoul, sagte mit Rührung: „Wir danken der Stadtregierung von Beijing für ihre Hilfe während der MERS-Epidemie in Seoul vor fünf Jahren. Jetzt ist es die Zeit, dass Seoul sich dafür revanchiert." Toshihiro Nikai, Generalsekretär der Liberaldemokratischen Partei Japans, sagte: „Es ist ganz natürlich, Nachbarn in Not zu helfen. Wir sagen oft, dass ein Freund in der Not ein wahrer Freund ist. Die japanische Seite ist bereit, die Kräfte des ganzen Landes zu bündeln und keine Mühen zu scheuen, um China zu helfen und die Epidemie gemeinsam mit China zu bekämpfen." Jeder Chinese, der Dankbarkeit kennt, wird die helfende Hand, die das Volk von Japan und Südkorea in Krisenzeiten ausstreckt, niemals vergessen.

Am Nachmittag des 9. Februar traf die erste von der Stadt Maizuru (Japan) gestiftete Ladung medizinischer Hilfsgüter in ihrer Partnerstadt Dalian, Provinz Liaoning, ein. Jede Kiste mit Hilfsgütern enthielt diese beiden Zeilen: „Die grünen Hügel sehen dieselben Wolken und denselben Regen, und der Mond unterscheidet nicht, wohin er scheint." Am 10. Februar spendete der Kreis Toyama in Japan 10 000 Masken an Liaoning. Auf den Kisten standen diese Worte: „Wenn der Schnee im Fluss Liaohe schmilzt, blühen in Toyama Blumen. Wir stehen zusammen, in der Hoffnung, dass der Frühling früher kommt." Zuvor hatten die Renxin Association, eine Non-Profit-Organisation (NPO), und drei weitere Organisationen Schutzanzüge an China gespendet. Auf den Paketen stand: „Fürchtet euch nicht vor dem Mangel an Rüstungen, denn meine Kleidung könnt auch ihr auch tragen. Auf den Paketen stand auch das Gedicht: „Auch wenn wir an verschiedenen Orten wohnen, so leben wir doch unter dem gleichen Him-

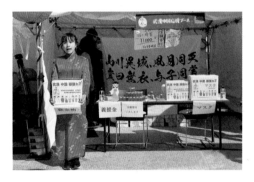

8. Februar 2020. Ein japanisches Mädchen in einem roten Cheongsam hält eine Spendenbox in Tokio, um Geld für Wuhan zu sammeln.

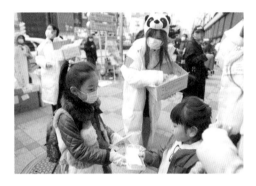

29. Februar 2020. Eine junge Freiwillige (links) beim Verteilen von Kindermasken in Tokio. Übersee-Chinesen in Japan begannen am selben Tag mit der kostenlosen Verteilung von Masken, um sich für Japans Hilfe für Wuhan zu bedanken.

mel." All dies lässt uns die Aufrichtigkeit und den guten Willen der Welt spüren und erwärmt die Herzen unzähliger Chinesen.

Der Kultur- sowie der Wirtschafts- und Handelsaustausch zwischen Japan, Südkorea und China war sehr aktiv. Im Jahr 2019 besuchten 9,59 Millionen chinesische Touristen Japan, die dort umgerechnet mehr als 100 Milliarden Yuan ausgaben, was 36,8 Prozent des Gesamtkonsums aller ausländischen Touristen in Japan ausmachte. Ende 2018 studierten etwa 67 000 koreanische Studenten in China und 60 000 chinesische Studenten in Korea, die beide bei der Zahl der ausländischen Studenten an erster Stelle stehen. China ist auch der größte Handelspartner von Japan und Südkorea. Die Industrieketten sind miteinander verbunden und weisen einen hohen Grad an wirtschaftlicher Integration auf. Auch die grüne Landwirtschaft, die Automobilindustrie und die Hightech-Industrie ergänzen sich in den drei Ländern in hohem Maße.

Seit sich COVID-19 in Asien ausgebreitet hat, haben die Regierungen Chinas, Japans und Südkoreas eng miteinander kommuniziert und kooperiert und umgehend wirksame Maßnahmen zur Kontrolle und Reduzierung unnötiger grenzüberschreitender Bewegungen ergriffen, was für die Eindämmung der Ausbreitung der Epidemie von entscheidender Bedeutung war. Nur in der Not sieht man die wahre Freundschaft. Wie Staatspräsident Xi Jinping während eines Telefongesprächs mit dem südkoreanischen Präsidenten Moon Jae-in sagte, werde sich nach dem Ende der Epidemie die Freundschaft zwischen den Völkern Chinas und Südkoreas vertiefen und der Austausch und die Zusammenarbeit zwischen beiden Seiten in verschiedenen Bereichen noch aktiver sein.

„Mit einem gütigen Herzen haben Sie die beste Rüstung"

8. Februar, Tokio, Japan. Im kalten Wind hielt ein japanisches Mädchen in einem roten Cheongsam eine Spendenbox mit der Aufschrift „Bleib stark Wuhan" in den Händen. Sie verbeugte sich tief vor den Passanten und dankte ihnen für ihre großzügige Spende. „Ich mag China sehr gern. Ich habe nur getan, was ich tun sollte", sagte sie.

Zwei Wochen später, ebenfalls auf der Straße von Tokio, holte ein chinesisches Mädchen, das eine Kopfbedeckung mit einer rehbraunen Puppe trug und eine Box mit den Worten „Dankbarkeit von Wuhan" hielt, Masken aus dem Karton und verteilte sie an die Passanten.

„Mit einem gütigen Herzen haben Sie die beste Rüstung", sagte sie.

Diese sich ähnelnden Szenen sind rührend. Nur durch solidarische Zusammenarbeit können wir die Epidemie, der die Menschheit gegenübersteht, gemeinsam überwinden.

China wird nicht schweigen, wenn es verleumdet wird

„Ein Akt der Freundlichkeit hält ein Leben lang, so wie hundert Lichter Tausende von Meilen erhellen."

Angesichts der Epidemie haben chinesische Gesundheitsarbeiter hartnäckig an vorderster Front gekämpft, und ihre Leistungen sind herzerwärmend. Unzählige ausländische Freunde, die verschiedene Materialien und Unterstützungsbotschaften geschickt haben, sind wie ein Leuchtfeuer und erwärmen China. Aber die harschen Kommentare von einigen Leuten erschienen deplatziert in solchen Zeiten. So sagte US-Handelsminister Wilbur Ross auf Fox TV, dass COVID-19 in China für die Vereinigten Staaten von Vorteil sei, da es die Rückkehr der Produktion in die Vereinigten Staaten erleichtere. Das Wall Street Journal brachte einen Meinungskommentar unter dem Titel „China ist der wirklich kranke Mann Asiens", in dem Chinas Bemühungen zur Bekämpfung der Epidemie verunglimpft und eine düstere Zukunft für Chinas Wirtschaft vorausgesagt wurde. Cui Tiankai, der chinesische Botschafter in den Vereinigten Staaten, wies in einem Interview mit dem National Public Radio darauf hin, dass einige amerikanische Politiker und Medien nicht nur versäumt hätten, Hilfe zu leisten, sondern auch versucht hätten, die Situation auszunutzen. Der Sprecher des chinesischen Außenministeriums, Zhao Lijian, fragte das Wall Street Journal: „Warum haben Sie nicht den Mut, sich zu entschuldigen, wenn Sie andere nach Belieben verleumden?" Angesichts der Epidemie verteidigte China entschlossen seine Souveränität und Würde und gewann den Respekt der Welt.

Zusammenhalten in der Krise

Am 5. Februar fiel in Beijing Schnee.

Um 18 Uhr Ortszeit traf Staatspräsident Xi Jinping mit dem kambodschanischen Premierminister Samdech Techo Hun Sen in der Osthalle der Großen Halle des Volkes zusammen.

Um der chinesischen Regierung und dem chinesischen Volk sein Mitgefühl und seine Unterstützung zu bekunden, beschloss Hun Sen, der gerade Südkorea besuchte, seine Reiseroute zu verlängern und China zu besuchen.

Ein Freund in der Not ist ein echter Freund. In Zeiten der Krise standen viele Freunde wie Kambodscha China fest zur Seite.

Seit dem Ausbruch der Epidemie haben Spitzenpolitiker von mehr als 170 Ländern und Leiter von mehr als 40 internationalen und regionalen Organisationen per Telefon, Brief und Erklärung ihr Mitgefühl und ihre Unterstützung für China zum Ausdruck gebracht.

Viele befreundete Länder, internationale und regionale Organisationen und Einzelpersonen im Ausland haben China Hilfe angeboten, um mit dem chinesischen Volk Seite an Seite zu kämpfen.

Einige von ihnen entschieden sich, trotz der Pandemie nach China zu reisen:

Der mongolische Präsident Khaltmaagiin Battulga besuchte Beijing nur einen Tag nach dem traditionellen mongolischen Feiertag Tsagaan Sar und versprach, 30 000 Schafe als Geschenk an China zu überreichen.

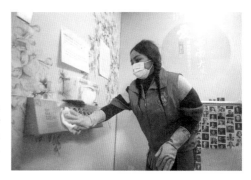

18. Februar 2020. Fang Wen, wie sie sich auf Chinesisch nennt, ist eine 24-jährige nigerianische Studentin der Southwest-Universität. Sie schließt sich den Freiwilligen auf dem Campus an, um die Aufzugsknöpfe zu desinfizieren.

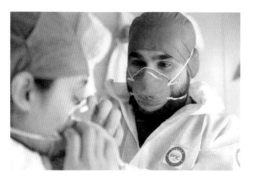

8. Februar 2020. Hamad Abdul Zahir (rechts) hilft Suma beim Anlegen ihrer Maske, bevor sie an der Kontrollstelle Wenzhounan ihren Dienst antreten. Hamad aus Pakistan und seine Ehefrau Suma aus Mauritius sind beide Ärzte, die in Wenzhou arbeiten.

Der neue Generalkonsul von Südkorea in Wuhan, Kang Seung-seok, kam zur kritischsten Zeit mit einem Frachtflugzeug in Wuhan an und brachte gespendete Hilfsgüter von südkoreanischen Lokalregierungen, Unternehmen und Einzelpersonen mit.

Anthony Que, ein amerikanischer Lehrer, der kürzlich von der Universität Lanzhou eingestellt wurde, reiste trotz der Epidemie wie geplant an. Von den fünf großen Kisten, die er mitbrachte, waren drei mit professionellen Schutzausrüstungen gefüllt, die er dann einem örtlichen Krankenhaus spendete.

Einige von ihnen entschieden sich, auf ihrem Posten zu bleiben:

Olivier Guyonvarch, französischer Generalkonsul in Wuhan, kehrte nach dem Ausbruch der Epidemie von seinem Urlaub in Frankreich nach Wuhan zurück. Er arbeitete mit einigen französischen Kollegen, die freiwillig in Wuhan geblieben waren, und den chinesischen Angestellten, die zu Hause arbeiteten, zusammen, um das Konsulat am Laufen zu halten.

Muhammad Asghar, ein pakistanischer Journalist in Beijing, verfolgte jeden Tag aufmerksam die Pressekonferenz des chinesischen Außenministeriums und schickte aktuelle Berichte über Chinas Kampf gegen COVID-19 in sein Heimatland.

Einige afrikanische Studenten in China meldeten sich freiwillig, an der medizinischen Front oder auf Bahnhöfen zu arbeiten.

Und viele weitere schickten aus allen Ecken der Welt Unterstützung und beste Wünsche nach China und bildeten so einen Strom von Wärme für das chinesische Volk.

Pakistan mobilisierte umgehend nationale medizinische Reserven aus dem ganzen Land, um China zu helfen; der Iran versorgte China mit Millionen von medizinischen Masken; Russland und Weißrussland schickten epidemiologische Experten und Schutzausrüstung mit Militärflugzeugen nach China; die US-amerikanische Bill & Melinda Gates Foundation stellte Sondermittel bereit, um China und den Rest der Welt bei der Bekämpfung der Epidemie zu unterstützen.

In Japan sang die Balletttruppe Matsuyama die chinesische Nationalhymne für ihre chinesische Freunde; in Italien erklang die Melodie des Hubei-Volksliedes „Wellen am Honghu-See" im Präsidentenpalast; in Großbritannien sangen Grundschüler das chinesische Lied „Lasst uns die Welt mit Liebe füllen", um den Chinesisch-Lehrern in Hubei ihr Mitgefühl auszudrücken.

Vom Burj Khalifa, dem höchsten Gebäude der Welt in Dubai, über den Tokyo Tower in Japan bis zum Karnak-Tempel im ägyptischen Luxor – an verschiedenen Orten der Welt leuchteten rote Lichter, ein typisch chinesisches Element, als Zeichen der Unterstützung.

Vom Stadium of Light in der portugiesischen Hauptstadt Lissabon über den spanischen Fußballclub Real Madrid bis hin zur Fußballmannschaft Inter Mailand in Italien – überall hallte die gleiche Stimme: Auf geht's China! Wir stehen dir zur Seite!

……

Das chinesische Volk wird nie vergessen, welche Großzügigkeit die Welt China im Frühjahr 2020 entgegengebracht hat.

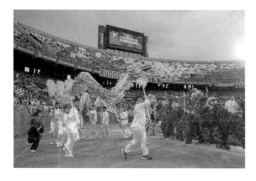

16. Februar 2020. „Bleibt stark, Wuhan und China" auf der Großleinwand im Estadio Monumental, der Heimat des Fußballvereins River Plate, in Buenos Aires, Argentinien.

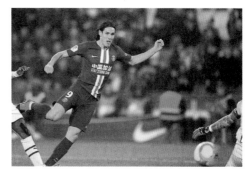

23. Februar 2020. Paris Saint-Germain Spieler Edinson Cavani in einem Spiel gegen Bordeaux. In diesem Spiel trugen die Spieler von Paris Saint-Germain Trikots mit der Aufschrift „STAY STRONG CHINA".

„Ein Yuan von Ihnen ist eine Million für uns wert"

Dies sagte Wang Shiting, der chinesische Botschafter in Ghana, am 5. Februar vor Vertretern der ghanaischen Regierung in der Hauptstadt Accra.

Um China bei der Bekämpfung von COVID-19 zu unterstützen, kaufte die ghanaische Regierung trotz der eigenen finanziellen Schwierigkeiten schnell 10 000 N95-Masken und schickte sie nach Wuhan.

Ein chinesisches Sprichwort besagt: In einem kleinen Geschenk verbirgt sich tiefe Freundschaft. Die Comoros-China-Freund-schaftsvereinigung, eine Organisation in einem der am wenigs-ten entwickelten Länder der Welt, spendete 100 Euro an China. Äquatorialguinea, ein unterentwickeltes Land, das selbst Hilfe benötigt, spendete zwei Millionen US-Dollar für China. Die großzügigen Spenden aus einigen afrikanischen Ländern wer-den vom chinesischen Volk sehr geschätzt.

Kleine Summe, große Liebe. Afrikanische Brüder und das chi-nesische Volk haben sich gegenseitig unterstützt. Die aufrichti-ge Freundschaft mit den afrikanischen Ländern weiß China zu schätzen.

„Meine Bindung zu Wuhan"

Seit dem Ausbruch von COVID-19 und seiner raschen Ausbreitung haben die chinesische Regierung und das chinesische Volk einen mühsamen Kampf gegen die Epidemie geführt, was auch von der internationalen Gemeinschaft aufmerksam verfolgt wurde. Menschen aus vielen Ländern haben der chinesischen Regierung und dem chinesischen Volk auf unterschiedliche Weise ihre Unterstützung und Ermutigung zum Ausdruck gebracht. Sie glauben, dass China entscheidende Maßnahmen zur Verhütung und Bekämpfung der Epidemie ergriffen und sein Image als ein verantwortungsbewusstes großes Land voll und ganz unter Beweis gestellt hat. Sie glauben, dass China die Fähigkeit hat, die Epidemie zu überwinden.

Die Epidemie in China wurde von Menschen auf der ganzen Welt aufmerksam verfolgt und Freunde aus allen Ländern haben ihre Unterstützung für China auf verschiedene Weise ausgedrückt. Chaturon Chaisang, ehemaliger stellvertretender Ministerpräsident Thailands, unterstützte Wuhan und China in einer einzigartigen Art und Weise, indem er den Song „Kranichpagode" sang, was unzählige Menschen bewegte.

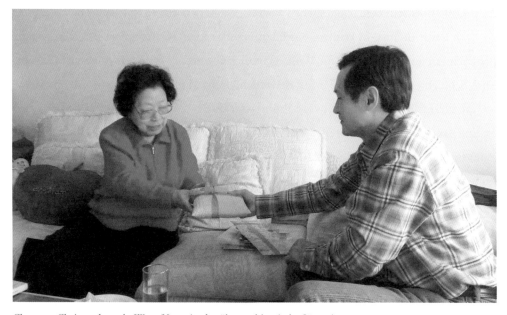

Chaturon Chaisang besucht Wang Kun, eine berühmte chinesische Sängerin.

Nachdem Wuhan von der Epidemie betroffen wurde, drückten viele thailändische Freunde ihre Unterstützung für Wuhan und China aus. Chaturon war keine Ausnahme. „Ich möchte auch etwas tun. Deswegen habe ich das Lied ‚Kranichpagode' gesungen, um Wuhan und China zu unterstützen." Mit Hilfe seines Chinesisch-Lehrers und seiner Assistenten nahm er ein berührendes Video auf, in dem er sagte: „Als ich Chinesisch lernte, habe ich ein Lied namens ‚Kranichpagode' gelernt. Die Kranichpagode ist eine berühmte Sehenswürdigkeit in Wuhan. Ich bin dreimal nach Wuhan gereist. Jedes Mal habe ich die Pagode besucht und dort dieses Lied gesungen ... Das Virus ist gnadenlos, aber die Menschen sind mitfühlend. Das thailändische Volk steht dem chinesischen Volk zur Seite, um gemeinsam die Krise zu überwinden, die Ausbreitung des Virus zu verhindern und diesen Kampf zu gewinnen."

In einem Interview mit *ThaiWind*, einem chinesischsprachigen Magazin in Thailand, teilte Chaturon mit, ein Brief aus China habe ihn sehr berührt. In dem Brief hieß es: „Sehr geehrter Herr Liu Hongyu (der chinesische Name von Chaturon), ich habe Sie heute Morgen die ‚Kranichpagode' singen hören. Ich war tief bewegt und repostete das Video in Dutzenden von WeChat-Gruppen, um die Menschen aufzurufen, von Ihnen zu lernen, mit dem Gesang den Virus zu vertreiben und den guten Willen zu verbreiten." „Ich bin sehr froh, dass meine Botschaft beim chinesischen Volk angekommen ist", sagte Chaturon.

„Ich war dreimal in Wuhan. Nachdem ich das Lied ‚Kranichpagode' gelernt hatte, habe ich ein anderes Gefühl für Wuhan. Ob ich die Stadt von Chongqing aus über die Drei Schluchten per Schiff oder mit der Hochgeschwindigkeitsbahn erreichte, besuchte ich die Kranichpagode jedes Mal und sang dort dieses Lied. Ich habe das Gefühl, dass es eine gewisse Bindung zwischen mir und dieser Stadt gibt." Zu diesem Zeitpunkt begann Chaturon wieder zu Singen: „Sie stammt von einem wunderschönen Gemälde mit bunten Wolken und rot gekrönten Kranichen. Die Gelbe Kranichpagode sehnt sich mit ewiger Liebe nach der Rückkehr, tausend Jahre lang…"

Tatsächlich hat Chaturon nicht nur seine Unterstützung für China gesungen, sondern als bekannter Politiker in Thailand auch seinen Ruf und seinen Einfluss dazu genutzt, die thailändische Regierung dazu aufzurufen, China bei der Bekämpfung der Epidemie zu unterstützen. „Thailand und China sind gute Nachbarn. Die chinesischen Freunde sind in Schwierigkeiten. Wir sollten unser Bestes tun, um ihnen zu helfen. In einer modernen Gesellschaft mit so engen menschlichen Beziehungen ist die Hilfe für China eigentlich auch Hilfe für uns selbst. Kein Land kann zusehend abseits stehen."

Chaturon wendet sich entschieden gegen jegliche Diskriminierung des chinesischen Volkes in der Epidemie, die einige Länder und Einzelpersonen ausgedrückt haben. „Einige Menschen bringen die Chinesen mit dem Virus in Verbindung, verbreiten eine China-Phobie und zeigen sogar eine rassistische Tendenz. Dies ist völlig unvernünftig. Es ist das Virus, das giftig ist, nicht die Chinesen oder sonst jemand. Die Menschen, die sich mit dem Virus angesteckt haben, sind unschuldig. Unser Feind sollte das Virus sein, nicht die Chinesen oder irgendjemand anders."

Es war für ihn sehr beeindruckend zu sehen, dass drei Krankenhäuser mit 5000 Betten innerhalb von zehn Tagen in China gebaut wurden. Er war der festen Überzeugung, dass China in der Lage ist, die Epidemie einzudämmen. Über die Bekämpfung der Epidemie und die wirtschaftlichen Aussichten Chinas äußerte sich Chaturon optimistisch. „China ist keine schwache Volkswirtschaft. Das wirtschaftliche Fundament in China wird sich nicht aufgrund der Epidemie ändern", so Chaturon.

 ## Die Cartoons des japanischen Mädchens Xiang Xiang

Die Japanerin Iwasaki Haruka, Spitzname „Xiang Xiang", hat kürzlich mit ihren chinesischsprachigen Cartoons über die Prävention von COVID-19-Infektionen in den sozialen Medien große Aufmerksamkeit erregt. Die Hauptrolle ihrer Bildgeschichten ist ein Panda mit einem Krankenschwesternhut, der Kenntnisse über die Epidemieprävention auf Chinesisch vorstellt. Die Netizens haben Nachrichten hinterlassen, in denen es hieß: „Vielen Dank, schönes japanisches Mädchen!", „Die Epidemie kennt keine nationalen Grenzen und lass uns zusammen kämpfen"...

Im Sommer 2018 wurde sie von dem japanischen Übersee-Freiwilligenteam nach Beijing geschickt und arbeitete als freiwillige Krankenschwester in der internationalen Abteilung des Krankenhauses der Chinesisch-Japanischen Freundschaft. Als sie an ihre chinesischen Kollegen an der medizinischen Front dachte, die ungeachtet der Gefahr gegen das Virus bekämpften, zeichnete Xiangxiang den ersten Cartoon mit dem Gesicht einer Krankenschwester und fügte in chinesischen Schriftzeichen hinzu: „Sei stark, Wuhan". „Die Japaner grüßen alle medizinischen Mitarbeiter in Wuhan und freuen sich auf Ihren baldmöglichsten Triumph und Ihre sichere Rückkehr", schrieb sie unter den Cartoon in Japanisch und Chinesisch.

Ihre wertvolle Hilfe wird uns für immer in Erinnerung bleiben

Ein 10-jähriges mongolisches Mädchen, das in China zur Schule geht, nahm 999 Yuan von ihrem gesammelten Taschengeld und spendete jeweils 333 Yuan an Hubei und zwei andere Orte in China. Damit wollte sie den Wunsch zum Ausdruck bringen, dass das Virus schnell verschwinden möge, da „3" im Chinesischen ähnlich wie das Zeichen für „verschwinden" klingt. Der neue Generalkonsul von Südkorea in Wuhan, Kang Seung-seok, kam zur kritischsten Zeit mit einem Frachtflugzeug in Wuhan an und brachte gespendete Hilfsgüter von südkoreanischen Lokalregierungen, Unternehmen und Einzelpersonen mit.

Im Kampf gegen die Epidemie ist China keineswegs allein. Die Regierungen von Myanmar und Sri Lanka lieferten jeweils Reis und schwarzen Tee nach China und die Mongolei spendete China 30 000 Schafe. Diese rechtzeitigen Hilfen in der Notzeit werden wir nie vergessen.

Nachdem die Epidemie in Wuhan ausgebrochen war, bündelte der Iran alle Ressourcen des Landes, um eine Million Masken per Charterflug direkt nach Beijing zu schicken. Der Iran war damit das erste Land, das Hilfsgüter nach China lieferte. Der iranische Außenminister Javad Zarif twitterte auf Chinesisch und zitierte das alte chinesische Sprichwort: „Fürchte nicht den Mangel an Kleidung, denn meine ist auch deine" und schrieb: „Der Iran steht immer an der Seite Chinas."

Pakistan spendete sein gesamtes Inventar von 300 000 Masken, 800 Schutzkleidungen und 6800 Handschuhen an China. Diese Zahlen mögen unbedeutend erscheinen, aber nur wenige wissen, dass Pakistan unter der schlimmsten Heuschreckenplage seit 27 Jahren litt. Trotzdem tat das Land alles in seiner Macht stehende, um China zu helfen.

Die russische Regierung versorgte China mit 23 Tonnen medizinischen Hilfsgütern. Das Flugzeug landete bereits am 9. Februar in Wuhan; es war mit verschiedenen medizinischen Schutzausrüstungen voll beladen, darunter mehr als zwei Millionen Masken. Darüber hinaus entsandte die russische Regierung auch eine Expertendelegation nach China, um mit den chinesischen Kollegen die Zusammenarbeit bei der Bekämpfung der Epidemie zu erörtern.

Die Europäische Union lieferte 12 Tonnen dringend benötigte Materialien zur Seuchenprävention und -bekämpfung nach China. Dazu sagte der Sprecher der EU-

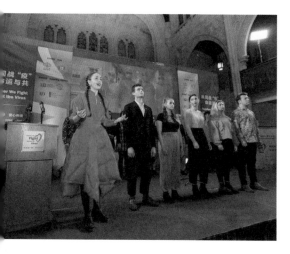

28. Februar 2020. Studenten singen „Die Glocken der Morgendämmerung", ein Lied, das von belgischen, chinesischen und britischen Künstlern gemeinsam geschrieben wurde. Am selben Tag fand in London die Wohltätigkeitsveranstaltung „China and Britain join hands" statt.

Kommission, es liege in der gemeinsamen Verantwortung der internationalen Gemeinschaft, die globale und regionale öffentliche Gesundheit zu schützen.

Der kanadische Premierminister Justin Trudeau sagte nach seinem Äthiopien-Besuch am 9. Februar Ortszeit vor der Presse in Addis Abeba, Kanada habe medizinische Schutzausrüstungen nach China geliefert, um auf Chinas Bedarf im Kampf gegen das neuartige Coronavirus zu reagieren. Seit dem 4. Februar hat Kanada China etwa 16 Tonnen individuelle Schutzausrüstungen zur Verfügung gestellt, darunter Kleidung, Schutzmasken, Mundschutz, Schutzbrillen und Handschuhe.

Die Bill and Melinda Gates Foundation (kurz: „Gates Foundation") kündigte am 27. Februar an, China eine Soforthilfe in Höhe von fünf Millionen US-Dollar sowie entsprechende technische und fachliche Unterstützung anzubieten, um relevante chinesische Partner dabei zu unterstützen, die epidemiologische Forschung bezüglich des Coronavirus, die Durchführung von Notfallmaßnahmen sowie die Forschung und Entwicklung pharmazeutischer Produkte zu beschleunigen. Staats- und Regierungschefs von mehr als 170 Ländern und Leiter von mehr als 40 internationalen und regionalen Organisationen haben ihr Mitgefühl und ihre Unterstützung für China zum Ausdruck gebracht. Allein bis zum 2. März haben insgesamt 62 Länder und sieben internationale Organisationen Masken, Schutzkleidung und andere dringend benötigte Materialien zur Seuchenprävention und -bekämpfung an China gespendet.

Nachdem sich das Coronavirus in vielen anderen Ländern verbreitete, hat China auch alles in seiner Kraft getan, um ihnen zu helfen. Der Kampf gegen die COVID-19-Pandemie zeigt einmal mehr, dass im Zeitalter der Globalisierung alle Länder untrennbarer denn je miteinander verbunden sind. Angesichts einer globalen Krise kann kein Land allein überleben.

Im Frühling 2020 stehen die rosa Kirschblüten am Donghu-See in Wuhan wie immer in voller Blüte.

Kein Winter dauert ewig und irgendwann kommt der Frühling.

Gleichgültigkeit kann das Virus nicht stoppen

In der Ära der Globalisierung kann in einer Pandemie kein Land abseits stehen. Gleichgültiges Abwarten, verbale Beschimpfungen oder jegliche „Beggar-thy-neighbor"-Handlungen (seinen Nachbarn zum Bettler zu machen) können beim Kampf gegen die Pandemie nicht funktionieren. Nur durch solidarische Zusammenarbeit können wir den Kampf mit minimalen Verlusten gewinnen.

Kurz nach dem Ausbruch des Virus, als China und einige andere asiatische Länder von der Epidemie schwer getroffen wurden, haben einige westliche Länder abseits

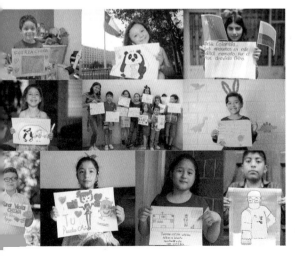

Kinder aus Lateinamerika präsentieren ihre Zeichnungen, um Unterstützung und beste Wünsche nach China zu schicken.

zugesehen und sogar Verleumdungen verbreitet, anstatt eine helfende Hand auszustrecken. Einige westliche Politiker und Medien kritisierten und verspotteten China sogar in Verbindung mit Rassendiskriminierung. Nachdem die Epidemie in Europa ausbrach, tauchte das Phänomen „Beggar-thy-neighbor" auch immer wieder auf. Als Italien erstmals ein Hilfeersuchen an seine europäischen Verbündeten richtete, war das Ergebnis enttäuscht.

Gleichgültigkeit kann die Ausbreitung der Pandemie nicht verhindern. Auch der beste Zeitpunkt, die globale Ausbreitung einzudämmen, ist leider verpasst worden. Die Pandemie hat schwerwiegende Opfer verursacht, aber die schlimmen Auswirkungen sind weit mehr als das. Wegen der Epidemie mussten in vielen Ländern die normalen Produktionsaktivitäten eingestellt werden, wodurch auch die globale Lieferkette gestört wurde. Darüber hinaus hat die Pandemie die Finanzindustrie, die Luftfahrtindustrie, die Gastronomie, den Tourismus sowie die Film- und Fernsehbranche schwer in Mitleidenschaft gezogen. Die weltweiten Aktienmärkte stürzten dramatisch ab und die US-Aktien lösten sogar innerhalb von zehn Tagen viermal den sogenannten Circuit-breaker-Mechanismus aus (eine von den US-Aufsichtsbehörden eingeführte Maßnahme zur Schadensbegrenzung bei scharfen Kursrückgängen).

Die Pandemie ist der Feind der gesamten Menschheit; das Virus unterscheidet nicht zwischen Nationalität, Rasse, Werten und Reichtum. Mit der Entwicklung der Globalisierung sind alle Länder der Welt längst zu einer Gemeinschaft mit gemeinsamer Zukunft geworden. Daher liegt die Seuchenprävention nicht in der Verantwortung eines Landes. Die ganze Welt muss zusammenarbeiten.

Obwohl es in vielen Ländern der Welt große Unterschiede in Bezug auf Systeme, Werte und Rassen gibt, sollte keines davon ein Hindernis für die globale Zusammenarbeit bei der Bekämpfung der Pandemie sein. Es gibt keine andere Wahl, als die Unterschiede beiseite zu legen, aufzuhören, sich gegenseitig zu beschuldigen, und durch praktische Maßnahmen zusammenzuarbeiten.

Seit dem Ausbruch des Virus hat China stets zur internationalen Zusammenarbeit aufgerufen und sich dazu verpflichtet, aktiv mit der WHO zu kommunizieren und zu kooperieren. China hat der internationalen Gemeinschaft, einschließlich der WHO, relevanten Ländern und regionalen Organisationen, rechtzeitig Informationen über die

Epidemie zur Verfügung gestellt und der Welt zum frühestmöglichen Zeitpunkt die gesamte Gensequenz des Virus, Primer und Sonden zur Verfügung gestellt. China hat technische Dokumente über Prävention und Kontrolle der Epidemie sowie Diagnose- und Behandlungspläne mit mehr als hundert Ländern und mehr als zehn internationalen und regionalen Organisationen geteilt. Außerdem hat China eine neuntägige Exkursion mit der WHO in Beijing, Guangdong, Sichuan und Hubei organisiert, um der WHO ein tiefes und umfassendes Verständnis über die Entwicklung der Epidemie, die Präventions- und Kontrollmaßnahmen, die medizinischen Behandlungen und die wissenschaftlichen Forschungen zu vermitteln. Da die Epidemie in China allmählich unter Kontrolle gebracht wurde, hat China damit begonnen, der internationalen Gemeinschaft im Rahmen seiner Möglichkeiten Hilfe zu leisten.

Globale Wirtschaftswachstumsprognose nach unten korrigiert

Am 14. April 2020 veröffentlichte der Internationale Währungsfonds (IWF) seinen neuen Bericht über den Ausblick der Weltwirtschaft. Es wird erwartet, dass die Weltwirtschaft im Jahr 2020 um drei Prozent schrumpfen wird. Das Ausmaß der Rezession werde den durch die internationale Finanzkrise 2008 verursachten wirtschaftlichen Abschwung bei weitem übertreffen. Es wird die schwerste globale Wirtschaftsrezession seit der Großen Depression in den 1930er Jahren erwartet. COVID-19 ist ein Virus, dem die gesamte Menschheit ausgesetzt ist. Die Auswirkungen der Pandemie kann niemand vermeiden.

Informationen schnell an die Welt weitergeben

Es war bedauerlich, dass das Virus zuerst China traf; China hat sein Bestes getan, um die Epidemie zu bekämpfen. Genauso wie die USA nicht wollten, dass das H1N1-Virus 2009 zuerst in ihrem Land ausbrach, war China selbst das erste Opfer von COVID-19 und das erste, das sich ihm für die Menschheit stellte.

Nach dem Ausbruch des Virus bestimmte und teilte China in kurzer Zeit die gesamte Genomsequenz des Stammes und legte damit den Grundstein für die Entwicklung von Impfstoffen und wirksamen Medikamenten. Außerdem hat China Schnelltestkits erfolgreich entwickelt. All das hat anderen Ländern eine wissenschaftliche Grundlage für Maßnahmen zur Prävention und Kontrolle der Pandemie angeboten. China hat aus eigener Initiative Informationen mit der WHO und der internationalen Gemeinschaft ausgetauscht, die Expertendelegation der WHO empfangen, die die Epidemie in China untersuchen und bewerten wollte, und die Prävention und Bekämpfung der Epidemie in Übereinstimmung mit den einschlägigen Empfehlungen der WHO und den Internationalen Gesundheitsvorschriften (IGV) durchgeführt. Die effektive Zusammenarbeit zwischen China und der WHO hat die erste Verteidigungslinie zur Eindämmung der Ausbreitung der Epidemie aufgebaut. China hat auch die Kommunikation mit Ländern, die ebenfalls von der Epidemie schwer betroffen waren, wie Japan, Südkorea und der Iran, aktiv verstärkt. Die gegenseitige Zusammenarbeit war vorbildlich. Chris Whitty, der leitende medizinische Berater der britischen Regierung, zitierte auf den Pressekonferenzen des Landes in Bezug auf die Pandemie mehrmals die von der chinesischen Regierung täglich veröffentlichten Daten und bezeichnete sie als „sehr hilfreich" für die Welt.

Vertrauensbildung durch Offenheit und Transparenz

Offenheit und Transparenz schaffen Fairness und Glaubwürdigkeit. „Es ist notwendig, Informationen über die Epidemie rechtzeitig, genau, offen und transparent zu veröffentlichen, um auf in- und ausländische Bedenken einzugehen." Am 25. Januar führte

Xi Jinping den Vorsitz bei einer Sitzung des Ständigen Ausschusses des Politbüros des Zentralkomitees der KP Chinas, um wichtige Vorkehrungen für die Prävention und Kontrolle von COVID-19 zu treffen. Er betonte die Notwendigkeit der Offenlegung von Informationen und der Führung der öffentlichen Meinung, um starke positive Energie zur Stärkung des öffentlichen Vertrauens zu erzeugen.

Das Virus schlug plötzlich und heftig zu und betraf die gesamte Gesellschaft. Die Situation der Epidemie in den verschiedenen Regionen, die Präventions- und Kontrollmaßnahmen der zuständigen Abteilungen, die Methoden der medizinischen Behandlung, die Bereitstellung von medizinischem Material und das Wissen um den persönlichen Schutz – man muss alle Arbeiten in Bezug auf die Veröffentlichung von Informationen gut machen, mit maßgeblichen Informationen auf gesellschaftliche Bedenken reagieren und damit günstige gesellschaftliche Bedingungen schaffen, um den Kampf gegen das Virus zu gewinnen.

Chinas transparente Informationspolitik hat es relevanten Experten auf der ganzen Welt ermöglicht, die Merkmale dieser Krankheit zum frühestmöglichen Zeitpunkt zu erfassen. Christian Drosten, ein berühmter deutscher Virologe, erklärte vor deutschen Medien, dass er den gezielten Maßnahmen Chinas im Kampf gegen die COVID-19-Epidemie sehr zustimme. Das, was China getan habe, habe den Anstieg der globalen Epidemie-Kurve um etwa einen Monat verzögert. Dafür müsse sich die Welt bei der chinesischen Regierung und dem chinesischen Volk bedanken, so Drosten. Am 1. März sagte der Stellvertretende Generaldirektor der WHO, Bruce Aylward, in einem Inter-

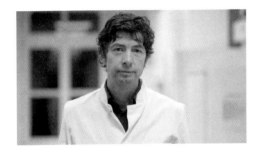

Christian Drosten, ein berühmter deutscher Virologe

view mit der Reporterin von Vox News, Julia Belluz: „Ich fragte: ‚Was weiß Ihre Bevölkerung über das Virus? Dann erfahre ich, dass man noch nicht mal mit den Grundlagen begonnen hat. Ich glaube, dass die Leute nicht genau genug aufpassen. In den 30 Provinzen in China hat man mit der Suche nach Fällen, der Ermittlung von Kontaktpersonen und der Aussetzung öffentlicher Versammlungen auf das Virus reagiert – alles übliche Maßnahmen, die überall auf der Welt eingesetzt werden, um die Ausbreitung von Seuchen einzudämmen“.

Wie hat China die internationale Zusammenarbeit in der frühen Phase der Epidemie gefördert?

Ende Dezember 2019	In der Stadt Wuhan der Provinz Hubei wurden Fälle von Lungenentzündung unbekannter Ursache festgestellt.
3. Januar 2020	China begann, die WHO, relevante Länder und regionale Organisationen sowie Hongkong, Macao und Taiwan rechtzeitig über die Epidemie zu informieren.
	China begann, die USA regelmäßig über die sich entwickelnde Situation der Epidemie und die Präventionsmaßnahmen zu informieren.
4. Januar 2020	Der Leiter der chinesischen CDC (Centers for Disease Control and Prevention, dt. Zentren für Krankheitskontrolle und -prävention) führte ein Telefongespräch mit dem Direktor der amerikanischen CDC, um die amerikanische Seite über die neue Lungenentzündung zu informieren. Beide Seiten kamen überein, in Bezug auf den Informationsaustausch und die Zusammenarbeit in technischen Fragen in engem Kontakt zu bleiben.
5. Januar 2020	China überreichte der WHO einen Lagebericht über die Epidemie.

Die WHO veröffentlichte ihr erstes Briefing zu Fällen von Lungenentzündung unbekannter Ursache in Wuhan.

7. Januar 2020

Der chinesischen CDC gelang es, den ersten neuartigen Coronavirus-Stamm zu isolieren.

8. Januar 2020

Ein von der Chinesischen nationalen Gesundheitskommission (NHC) benanntes Expertenteam identifizierte zum ersten Mal ein neues Coronavirus als Ursache der Krankheit.

Die Leiter der CDC von China und den USA führten eine telefonische Diskussion über technischen Austausch und Zusammenarbeit.

9. Januar 2020

Das NHC-Expertenteam veröffentlichte Informationen über den Erreger der viralen Lungenentzündung unbekannter Ursache und kam zum vorläufigen Urteil, dass ein neuartiges Coronavirus die Ursache war.

China informierte die WHO über die Entwicklungen und die ersten Fortschritte, die bei der Bestimmung der Ursache der viralen Lungenentzündung erzielt worden waren.

Die WHO veröffentlichte auf ihrer Website eine Erklärung über die Fälle von Lungenentzündung in Wuhan, in der sie darauf hinwies, dass die Identifizierung eines neuen Coronavirus in so kurzer Zeit eine bemerkenswerte Leistung gewesen sei.

10. Januar 2020

Der NHC-Leiter, Ma Xiaowei, führte ein Telefongespräch mit dem WHO-Generaldirektor Tedros Adhanom Ghebreyesus über den Umgang mit der Epidemie.

Der Zuständige der chinesischen CDC führte ein Telefongespräch mit dem WHO-Generaldirektor Tedros Adhanom Ghebreyesus, um einschlägige Informationen auszutauschen.

Die chinesische CDC teilten der WHO die Sequenz der Primer-Sonden für den Nachweis der Nukleinsäure des neuartigen Coronavirus mit.

12. Januar 2020	Die chinesische CDC, die chinesische Akademie für Medizinische Wissenschaften und das Wuhaner Institut für Virologie (WIV) übermittelten der WHO als designierte Agenturen der NHC die Genomsequenz des neuartigen Coronavirus (2019-nCoV), die von der Global Initiative on Sharing All Influenza Data (GISAID) veröffentlicht und mit der ganzen Welt geteilt wurde.
	Die NHC teilte der WHO Informationen über die Genomsequenz des neuartigen Coronavirus mit.
13. Januar 2020	Die WHO veröffentlichte auf ihrer Website eine Erklärung über die Entdeckung neuer Coronavirus-Fälle in Thailand und wies darauf hin, dass die Veröffentlichung der Genomsequenz des Virus durch China mehr Ländern eine rasche Diagnose der Fälle ermöglicht habe.
16. Januar 2020	Zum ersten Mal fragte ein ausländischer Reporter auf einer Routine-Pressekonferenz des chinesischen Außenministeriums nach der Epidemie. Ein Sprecher des Ministeriums erklärte, China habe aktiv relevante Informationen an internationale Organisationen wie die WHO und relevante Länder übermittelt und eine enge Kommunikation gepflegt.
19. Januar 2020	Die US-amerikanische CDC kommunizierte mit der chinesischen CDC über die Prävention und Kontrolle der Epidemie.
20. Januar 2020	Das hochrangige Expertenteam der NHC hielt eine Pressekonferenz ab. Der Leiter des Teams, Zhong Nanshan, bestätigte, dass „das Virus von Mensch zu Mensch übertragen werden kann". Zhong warnte vor Reisen nach Wuhan, außer wenn es um extrem wichtige Angelegenheiten gehe.
	Eine von der City University of Hongkong durchgeführte genetische Analyse zeigte, dass der tierische Ursprung von 2019-nCoV noch nicht bestimmt werden konnte. Entsprechende Forschungsergebnisse wurden am selben Tag auf der Pre-Print-Plattform bioRxiv veröffentlicht.

21. Januar 2020

Die NHC begann, auf seiner offiziellen Website und seiner Social-Media-Plattform täglich über die jüngste Entwicklung der Epidemie zu berichten. Bis zum 31. März wurden die Daten 71 Mal aktualisiert. Seit dem 3. Februar sind die Daten auch auf der englischen Website der NHC zur Verfügung gestellt worden. Bis zum 31. März wurden sie insgesamt 58 Mal aktualisiert.

Der Sprecher des chinesischen Außenministeriums teilte mit, dass China auf Einladung der WHO Vertreter zur Teilnahme an der Sitzung des Notfallkomitees der Internationalen Gesundheitsvorschriften entsenden werde.

Die WHO veröffentlichte auf ihrer offiziellen Website eine Erklärung, in der es hieß, dass eine WHO-Delegation am 20. und 21. Januar Wuhan besucht habe. WHO-Experten haben den Wuhaner Flughafen Tianhe, das Zhongnan-Krankenhaus und die CDC der Provinz Hubei besucht. Chinesische Experten tauschten sich mit dem WHO-Vertreter in China, Gauden Galea, dem Vertreter des WHO-Büros der westpazifischen Region, Olowokure Babatunde, sowie mit anderen Mitgliedern der Delegation über eine Reihe von Protokollen aus, die bei der Entwicklung internationaler Richtlinien in Bezug auf die Falldefinitionen, das klinische Management und die Infektionskontrolle verwendet werden können.

22. Januar 2020

Das NHC wurde von den USA über deren ersten bestätigten Fall informiert.

Die englischsprachige Wochenzeitung der chinesischen CDC berichtete zum ersten Mal über die Ergebnisse der epidemiologischen Untersuchung des in Wuhan gefundenen neuartigen Coronavirus.

Forscher des Zentrums für Virusforschung der MRC-Universität Glasgow und der Universität Xi'an Jiaotong-Liverpool veröffentlichten ihre Sequenzanalyse des 2019-nCoV in dem medizinischen Diskussionsforum Virological, was darauf hindeutete, dass das neuartige Coronavirus möglicherweise eher von Fledermäusen als von Schlangen stammt.

Die Datenbank über das neuartige Coronavirus 2019 wurde offiziell vom China National Center for Bioinformation ins Leben gerufen, die das Genom des neuartigen Coronavirus veröffentlichte und der internationalen Gemeinschaft Informationen zur Variationsanalyse zur Verfügung stellte.

23. Januar 2020

Die Wuhaner Einsatzzentrale zur Prävention und Kontrolle der Epidemie veröffentlichte die Bekanntmachung Nr. 1, in der die vorübergehende Schließung der Ausfallrouten der Stadt auf ihren Flughäfen und Bahnhöfen bekanntgegeben wurde.

In einer dringenden Mitteilung forderte das Verkehrsministerium andere Teile des Landes auf, den Passagierverkehr nach Wuhan auf der Straße oder auf dem Wasserweg auszusetzen.

Forscher des WIV, des Krankenhauses Jinyintan in Wuhan und der CDC der Provinz Hubei entdeckten, dass die gesamte Genomsequenz des 2019-nCoV 79,5 Prozent der SARS-CoV-Sequenz teilt, was auf der Pre-print-Plattform bioRxiv veröffentlicht wurde.

24. Januar 2020

Forscher des in Beijing ansässigen Krankenhauses der Chinesisch-Japanischen Freundschaft, der Chinesischen Akademie der Medizinischen Wissenschaften und des Krankenhauses Jinyintan in Wuhan veröffentlichten in dem britischen Fachmagazin *The Lancet* einen Artikel mit dem Titel „Klinische Merkmale von Patienten, die mit dem neuartigen Coronavirus 2019 in Wuhan, China, infiziert sind" („Clinical features of patients infected with 2019 novel coronavirus in Wuhan, China").

Der Generaldirektor der WHO, Tedros Adhanom Ghebreyesus, dankte in den sozialen Medien der chinesischen Regierung für ihre Zusammenarbeit und Transparenz. Die chinesische Regierung habe das Virus sehr schnell isoliert, sequenziert und die

Ergebnisse sofort mit der internationalen Gemeinschaft geteilt, hieß es.

Das National Microbiology Data Center und das National Pathogen Resources Collection Center richteten gemeinsam das „Novel Coronavirus National Science and Technology Resource Service System" ein, das das erste elektronenmikroskopische Bild des Virus und Informationen zum Virusstamm veröffentlichte.

25. Januar 2020

Unter der Leitung der chinesischen CDC veröffentlichten mehrere Krankenhäuser und Forschungsinstitute gemeinsam ein Papier mit dem Titel „The Novel Coronavirus Carried by Chinese Pneumonia Patients in 2019" (Das neuartige Coronavirus, das 2019 von chinesischen Lungenentzündungspatienten übertragen wurde), in dem sie ein Betacoronavirus entdeckten, das noch nie zuvor durch Sequenzierung des gesamten Genoms gefunden worden war und das als siebtes Mitglied der Coronavirus-Familie identifiziert wurde, das den Menschen infiziert.

27. Januar 2020

Der NHC-Leiter, Ma Xiaowei, telefonierte mit US-Gesundheitsminister Alex Azar und erörterte die Prävention und Kontrolle der durch das neuartige Coronavirus verursachten Epedemie.

29. Januar 2020

Yang Jiechi, Mitglied des Politbüros des Zentralkomitees der KP Chinas und gleichzeitig Leiter des Büros der Kommission für auswärtige Angelegenheiten des Zentralkomitees der KP Chinas, führte ein Telefongespräch mit US-Außenminister Mike Pompeo. Pompeo würdigte dabei Chinas rechtzeitige Reaktion auf die Bedenken der USA nach dem Virusausbruch.

Eine Dissertation über die Genomsequenz des neuartigen Coronavirus von einem Forscherteam der WIV wurde von der Fachzeitschrift *Nature* formell angenommen.

Die chinesische CDC veröffentlichte im *New England Journal of Medicine* eine epidemiologische Merkmalsanalyse über den Ausbruch des neuartigen Coronavirus.

- Forscher des Krankenhauses Jinyintan in Wuhan, der Medizin-Fakultät der Shanghai Jiaotong Universität und des WIV veröffentlichten in *The Lancet* einen Artikel mit dem Titel „Epidemiological and Clinical Characteristics of 99 Cases of 2019 Novel Coronavirus Pneumonia in Wuhan, China: a Descriptive Study" (Epidemiologische und klinische Merkmale von 99 Fällen der neuartigen Coronavirus-Pneumonie in Wuhan, China: eine deskriptive Studie), der Daten zu klinischen Merkmalen und zur Behandlung der Lungenentzündung enthielt.

- Forscher des chinesischen CDC veröffentlichten eine Arbeit in *The Lancet* mit dem Titel „Genomic Characterization and Epidemiology of 2019 Novel Coronavirus: Implications for Virus Origins and Receptor Binding" (Genomische Charakterisierung und Epidemiologie des neuartigen Coronavirus 2019: Implikationen für Virusursprünge und Rezeptorbindung), in der zehn Genomsequenzen des 2019-nCoV analysiert wurden, die von neun bestätigten Patienten in Wuhan stammten.

- Ein Forschungsteam des Shanghai Institute of Materia Medica unter der Chinesischen Akademie der Wissenschaften veröffentlichte einen Artikel auf der Preprint-Plattform bioRxiv, der Forschungsergebnisse über Medikamente durch computersimuliertes Screening vorstellt.

- Forscher des Instituts für Automatisierung unter der Chinesischen Akademie der Wissenschaften veröffentlichten einen Artikel auf der Preprint-Plattform medRxiv, in dem sie den Entwicklungstrend der Epidemie auf Grundlage der täglich von der chinesischen CDC gemeldeten neuen Coronavirus-Infektionsfälle abschätzen.

30. Januar 2020

- Die chinesische CDC veröffentlichte einen Artikel im *New England Journal of Medicine* mit dem Titel „Early Transmission Dynamics in Wuhan, China, of Novel Coronavirus-Infected Pneumonia", der die epidemiologischen Charakteristika des neuen Coronavirus auf Grundlage der Daten von 425 bestätigten Fällen aufzeigt.

| 2. Februar 2020 | Der NHC-Leiter, Ma Xiaowei, tauschte sich mit dem US-Minister für Gesundheit, Alex Azar, über die bilaterale Zusammenarbeit im Gesundheitsbereich sowie über die Prävention und Kontrolle der Epidemie aus. |

3. Februar 2020

Bis zum 3. Februar hat China den USA insgesamt 30 Mal Informationen über die Epidemie und die Kontrollmaßnahmen in China gegeben, einschließlich des Austauschs mit dem Projektmanager der US CDC in China über Chinas Konzepte zur Diagnose, Behandlung, Prävention und Kontrolle des neuartigen Coronavirus sowie Chinas rechtzeitige Teilhabe der entsprechenden Datenbank mit der ganzen Welt.

Zuständige der chinesischen CDC empfingen einen US-Experten von der Columbia Universität.

Forscher der Fudan Universität, des Zentralkrankenhauses der Huazhong Universität für Wissenschaft und Technik in Wuhan, des Nationalen Instituts für die Kontrolle und Vorbeugung übertragbarer Krankheiten der chinesischen CDC, der Wuhaner CDC und der Universität Sydney veröffentlichten eine Arbeit in der britischen Zeitschrift *Nature* mit dem Titel „A New Coronavirus Associated with Human Respiratory Disease in China" (Ein neues Coronavirus, das mit menschlichen Atemwegserkrankungen in China einhergeht.)

4. Februar 2020

Der Leiter der chinesischen CDC sprach per Telefon mit dem Direktor des US-amerikanischen Instituts für allergische und ansteckende Krankheiten, um Informationen über die Epidemie auszutauschen.

Forscher vom WIV unter der Chinesischen Akademie der Wissenschaften sowie vom Institut für Militärmedizin unter der Akademie der Militärwissenschaften veröffentlichten eine Arbeit in der Zeitschrift *Cell Research* mit dem Titel „Remdesivir and Chloroquine Effectively Inhibit the Recently Emerged Novel Coronavirus (2019-nCoV) in Vitro" (Remdesivir und Chloroquin hemmen effektiv das kürzlich aufgetretene neuartige Coronavirus (2019-nCoV) in vitro).

7. Februar 2020 Der chinesische Staatspräsident Xi Jinping telefonierte auf Einladung mit US-Präsident Donald Trump. Dabei betonte Xi, China setze sich nicht nur für den Schutz des Lebens und der Gesundheit des eigenen Volkes, sondern auch für den Schutz des Lebens und der Gesundheit der Menschen auf der ganzen Welt ein. Mit einer offenen, transparenten und verantwortungs- bewussten Haltung habe China die WHO sowie relevante Län- der und Regionen, einschließlich der USA, über die Epidemie auf dem Laufenden gehalten und Experten von der WHO und anderen Organisationen eingeladen, Feldbesuche in Wuhan durchzuführen, sagte Xi.

10. Februar 2020 Die ersten Mitglieder der gemeinsamen Mission von China und WHO traf in Beijing ein.

14. Februar 2020 Michael Ryan, Exekutivdirektor des WHO-Programms für ge- sundheitliche Notfälle, wies Äußerungen von Lawrence Kudlow, Direktor des Nationalen Wirtschaftsrats des Weißen Hauses, zurück, der die Reaktion der chinesischen Regierung auf den Ausbruch der Epidemie als intransparent bezeichnet hatte. Ryan sagte, die Äußerungen entsprächen nicht den Tatsachen, da die chinesische Regierung aktiv mit der WHO zusammenar- beite und ein hohes Maß an Transparenz gezeigt habe.

16. Februar 2020 Die gemeinsame Mission von China und WHO begann einen neuntägigen Besuch in China, bei dem Städte wie Beijing, Chengdu, Guangzhou, Shenzhen und Wuhan inspiziert wurden.

22. Februar 2020 Die gemeinsame Mission von China und WHO traf in der Provinz Hubei ein, um eine zweitägige Felduntersuchung über den Aus- bruch des neuartigen Coronavirus durchzuführen. Die Experten besuchten das Tongji-Krankenhaus, das Wuhaner Sportzen- trum, das in ein provisorisches Krankenhaus umgewandelt wurde, und die CDC der Provinz, um sich mit Zuständigen und Experten der Wuhaner Behörden über die Prävention und Kon- trolle der Epidemie sowie die medizinischen Behandlungen zu informieren.

24. Februar
2020

Die chinesische CDC veröffentlichten einen Artikel im *Journal of the American Medical Association* mit dem Titel „Characteristics of and Important Lessons from the Coronavirus Disease 2019 (COVID-19) Outbreak in China" (Merkmale und wichtige Lehren aus dem Ausbruch des Coronavirus 2019 (COVID-19) in China), in dem die epidemiologischen Merkmale der 72 314 Infektionsfälle, die bis zum 11. Februar auf dem chinesischen Festland gemeldet wurden, beschrieben und analysiert werden.

The Lancet veröffentlichte einen Artikel, der vom WHO-Generaldirektor Tedros Adhanom Ghebreyesus und WHO-Chefwissenschaftler Soumya Swaminathan gemeinsam verfasst wurde. In dem Artikel heißt es, chinesische Ärzte hätten das neuartige Coronavirus während der Grippesaison schnell identifiziert und die Informationen über die Genomsequenzierung des Virus mittels des globalen wissenschaftlichen Forschungsnetzwerkes mit internationalen Kollegen geteilt, was die Grundlage für die weiteren wissenschaftlichen Forschungen gelegt habe. Chinas unermüdlicher Einsatz bei der Prävention und Kontrolle der COVID-19-Epidemie habe nicht nur wertvolle Zeit für andere Länder gewonnen, sondern auch den Weg für die internationale wissenschaftliche Gemeinschaft „geebnet", um die Epidemie gemeinsam zu bewältigen, heißt es in dem Artikel.

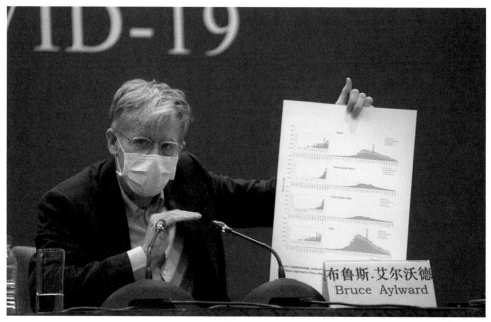

24. Februar 2020. Bruce Aylward, ein leitender Berater der gemeinsamen Mission von China und WHO, bei seiner Rede auf einer Pressekonferenz in Beijing

WHO: Globale Kräfte vereinen

Nach dem Ausbruch von COVID-19 bestimmte China sofort die Genomsequenzen des Virus, entwickelte erfolgreich Schnelltestkits und legte Diagnose- und Behandlungspläne fest. All das teilte China der WHO und den wissenschaftlichen Forschungseinrichtungen auf der ganzen Welt mit. Die technischen Richtlinien für die Viruskontrolle an Flughäfen und für Fluggesellschaften wurden den zivilen Luftfahrtbehörden und Betriebseinheiten von Südkorea, Japan und anderen relevanten Ländern als Referenz zur Verfügung gestellt. Chinas zivile Luftfahrtbehörde hat auch die Zusammenarbeit mit der Internationalen Zivilluftfahrtorganisation ICAO weiter verstärkt und diese dazu angeregt, einheitliche internationale Standards für die weltweite zivile Luftfahrt zu verabschieden, um gemeinsam auf die Epidemie zu reagieren.

Bereits vom 16. bis 24. Februar führte die gemeinsame Mission von China und WHO, bestehend aus Experten aus mehreren Ländern, eine neuntägige Untersuchung in vier chinesischen Provinzen durch. Die chinesische Seite kooperierte voll und ganz, damit das Team die Inspektionsarbeiten erfolgreich durchführen konnte.

Nach der Inspektion wurde der „Report of the WHO-China Joint Mission on Coronavirus Disease 2019 (Covid-19)" (Bericht der gemeinsamen Mission von China und WHO über die Coronavirus-Erkrankung 2019 (Covid-19)) veröffentlicht. Der Bericht gilt als ein wichtiges Ergebnis der aktiven Zusammenarbeit zwischen China und der WHO und ein wichtiger Weg, um Chinas Erfahrungen in der Prävention und Kontrolle der Epidemie mit der Welt zu teilen.

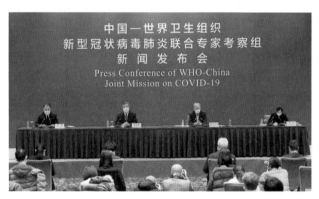

24. Februar 2020. Pressekonferenz der gemeinsamen Mission von WHO und China zur Bekämpfung der COVID-19-Krankheit in Beijing

Die WHO hat in diesem globalen Kampf gegen die Epidemie eine Schlüsselrolle in der Führung und Koordination gespielt und die globalen Kräfte vereint, um gemeinsam auf die Epidemie zu reagieren. In der Erklärung des G20-Sondergipfels zu COVID-19 wurde die Notwendigkeit betont, die Rolle der WHO bei der Koordinierung der internationalen Maßnahmen zur Bekämpfung der Epidemie uneingeschränkt zu unterstützen und sich für eine weitere Stärkung der WHO-Rolle einzusetzen. UN-Generalsekretär Antonio Guterres erklärte, die Unterstützung für die Arbeit der WHO sei wesentlich für den globalen Kampf gegen die Epidemie.

Am 3. Januar begann China, regelmäßig Informationen über die Epidemie an die WHO und andere relevante Parteien zu melden. Zwei Tage später gab die WHO zum ersten Mal eine Warnung an die Welt bezüglich der Fälle von Lungenentzündungen unbekannter Ursache in Wuhan heraus.

Das Sammeln von Informationen zu verschiedenen Infektionskrankheiten auf der ganzen Welt und das rechtzeitige Herausgeben von Warnungen ist eine der wich-

„Ihre Aufrichtigkeit und Ihr Engagement haben jedes Mitglied der gemeinsamen Mission tief beeindruckt"

Am 29. Februar veröffentlichte die gemeinsame Mission von China und WHO einen Bericht über das neuartige Coronavirus. Der Bericht wies darauf hin, dass die vollständigen Genomsequenzen des COVID-19-Virus die engste Verwandtschaft mit dem Fledermaus-SARS-ähnlichen Coronavirus-Stamm BatCov RaTG13 von 96 Prozent aufweise. Fledermäuse schienen das Reservoir des Virus zu sein, aber der oder die Zwischenwirte seien noch unklar.

Es heißt in dem Bericht: „Angesichts eines bisher unbekannten Virus hat China die vielleicht ehrgeizigsten, schnellsten und aggressivsten Bemühungen zur Eindämmung der Krankheit in der Geschichte unternommen ... Das Erreichen der außergewöhnlichen Abdeckung dieser Eindämmungsmaßnahmen und deren Einhaltung durch die Bevölkerung war nur durch das große Engagement des chinesischen Volkes für kollektives Handeln im Angesicht dieser gemeinsamen Bedrohung möglich. Auf kommunaler Ebene spiegelt sich dies in der bemerkenswerten Solidarität der Provinzen und Städte bei der Unterstützung für die am stärksten gefährdeten Menschen und Gemeinden wider. Trotz der anhaltenden Ausbrüche in ihren eigenen Provinzen und Städten haben die Gouverneure und Bürgermeister weiterhin Tausende von medizinischen Mitarbeitern und Tonnen von lebenswichtigen persönlichen Schutzausrüstungen in die Provinz Hubei und die Stadt Wuhan geschickt.

Auf individueller Ebene hat das chinesische Volk mit Mut und Überzeugung auf diesen Ausbruch reagiert. Es hat die strengsten Eindämmungsmaßnahmen akzeptiert und befolgt ... Während der intensiven neuntägigen Besuche vor Ort in ganz China hat das Team mit Mitarbeitern auf der Basisebene, Medizinern an vorderster Front bis hin zu führenden Wissenschaftlern, Gouverneuren und Bürgermeistern gesprochen. Das ganze Team war von der Aufrichtigkeit und dem Engagement tief beeindruckt, das jeder Chinese in diese COVID-19-Bekämpfung einbringt."

tigen Funktionen der WHO. Als spezialisierte Behörde für öffentliche Gesundheit im Rahmen der Vereinten Nationen ist die WHO der weltweit einzige Koordinierungsmechanismus für die Gesundheitsverwaltung, der eng mit den Regierungen aller Länder im Rahmen des globalen Netzwerks zur Alarmierung und Bekämpfung von Epidemien zusammenarbeitet.

Der Generaldirektor der WHO, Tedros Adhanom Ghebreyesus, gab am 30. Januar bekannt, dass die COVID-19-Epidemie einen „international aufmerksam verfolgten Notfall für die öffentliche Gesundheit" darstelle. Von da an bis Mitte März wurden bestätigte Fälle innerhalb der WHO gemeldet, und Ghebreyesus hielt fast jeden Arbeitstag Offline-Pressekonferenzen ab, um die Welt über die globalen Entwicklungen der Epidemie auf dem Laufenden zu halten und Vorschläge zur Reaktion auf die Epidemie zu geben. Später, als sich die Situation in Genf verschlechterte, hielt die WHO noch dreimal pro Woche Online-Pressekonferenzen ab. Anfang Februar veröffentlichte die WHO einen strategischen Vorbereitungs- und Reaktionsplan in Bezug auf die COVID-19-Epidemie, einschließlich der für verschiedene Länder erforderlichen Maßnahmen und der dafür erforderlichen Ressourcen, und gab Leitlinien zu den Präventions- und Kontrollplänen bestimmter Länder.

Das Handeln und die Effizienz der WHO wurden von der internationalen Gemeinschaft weitgehend anerkannt. Der französische Präsident Emmanuel Macron bekräftigte sein Vertrauen und seine Unterstützung für die WHO. Singapurs Premierminister Lee Hsien Loong hat die Führung und Professionalität der WHO hochgeschätzt. Der südafrikanische Präsident Cyril Ramaphosa sagte: „Die WHO und ihr Generaldirektor Ghebreyesus haben ein beispielloses Führungsniveau in der globalen Gesund-

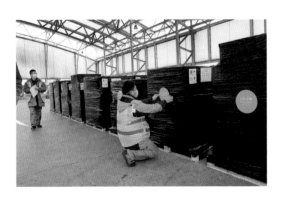

1. März 2020. Die von UNICEF in Deutschland gekauften medizinischen Hilfsgüter sind am Shanghai Pudong International Airport angekommen. Aufkleber werden auf die Kisten geklebt, bevor sie nach Hubei geliefert werden.

heitskrise gezeigt." Ein Sprecher des britischen Premierministers Boris Johnson sagte: „Großbritannien unterstützt die Rolle der WHO bei der Koordinierung des globalen Kampfes gegen die Epidemie." Die britische Regierung kündigte am 12. April an, 200 Millionen Pfund an internationale Organisationen zur Bekämpfung der Epidemie zu spenden, von denen 65 Millionen Pfund der WHO zur Verfügung gestellt wurden.

Wann immer eine schwere Epidemie auf der Welt auftritt, organisiert die WHO umgehend Experten und schickt sie in das Krisengebiet, um die Situation zu bewerten und entsprechende Leitlinien für die Reaktion herauszugeben. Anfang Februar sandte die WHO ein Expertenteam nach China, um die Epidemie zu untersuchen, was eine wichtige Rolle bei der späteren Bekämpfung der Epidemie spielte.

 ## Aufruf zur Zusammenarbeit seitens der USA

Am 29. Februar appellierte Craig Allen, Präsident des US-China Business Council (USCBC), bei einem Seminar über die Beziehungen zwischen den USA und China an der Duke University, dass beide Länder im Interesse des amerikanischen und chinesischen Volkes die Chance zur Zusammenarbeit nutzen sollten. Die US-Forscher waren China besonders dankbar für die frühzeitige Offenlegung der Gensequenz des Coronavirus, die die Voraussetzungen dafür schuf, dass die Länder auf Basis dieser Informationen Impfstoffe entwickeln könnten. Die Vereinigten Staaten und China hätten unterschiedliche Systeme und nationale Bedingungen, und es sei unmöglich, in der gleichen Art und Weise auf die Epidemie zu reagieren. Aber in wissenschaftlicher Hinsicht gebe es immer einige Gemeinsamkeiten, die man voneinander lernen könne.

Einige amerikanische Medien begannen, Chinas Erfahrungen in der Epidemieprävention zu teilen. Am 2. März veröffentlichte die US-Website Vox einen Artikel mit dem Titel „China's cases of Covid-19 are finally declining. A WHO expert explains why" (Zahl der neu bestätigten COVID-19-Fälle geht endlich zurück, ein WHO-Beamter erklärt warum). In einem Interview sagte Bruce Aylward, der leitende Berater des WHO-Generaldirektors und gleichzeitig Leiter der gemeinsamen WHO-China-Mission zur Bekämpfung der COVID-19-Epedemie in China, die wichtigste Erfahrung Chinas im Kampf gegen das Virus sei die Schnelligkeit. Das amerikanische liberale Medium „Mother Jones" berichtete am 5. März, China habe innerhalb weniger Tage zwei neue Krankenhäuser mit 2600 Krankenbetten gebaut, was eine große Hilfe bei der Prävention und Kontrolle der Epidemie gewesen sei.

Chinas Unterstützung für die weltweite Pandemie-Bekämpfung

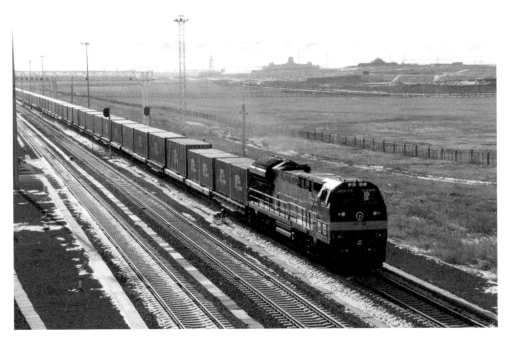

12. März 2020. Ein China-Europa-Expresszug bei der Abfahrt vom Bahnhof Manzhouli

In dieser Pandemie, die die ganz Welt erfasst hat, war China das erste Land, das betroffen war und die strengsten Maßnahmen ergriffen hat, um das Virus einzudämmen. Seit der Abriegelung von Wuhan am 23. Januar hatte China nach mehr als einem Monat harter Arbeit bemerkenswerte Ergebnisse bei der Bekämpfung der Epidemie erzielt. Die meisten Provinzen, Städte und Regionen im ganzen Land meldeten keine neuen bestätigten Fälle mehr. Selbst in Wuhan, wo die Epidemie früher am schwerwiegendsten war, wurden auch nur einstellige Infektionszahlen gemeldet. Zu dieser Zeit war die Epidemie in China unter Kontrolle und man war nicht weit davon entfernt, die Epidemie auszurotten.

Aber bevor die Epidemie in China abgeklungen war, brach das Virus in anderen Ländern aus. Die Zahl der bestätigten Fälle in Ländern wie Südkorea, Italien, dem Iran und Japan nahm ständig zu. Am 11. März sagte WHO-Generaldirektor Tedros Adhanom Ghebreyesus, dass die Epidemie die Merkmale einer globalen Pandemie besitze.

Wir leben in derselben Welt

Das Virus kennt keine Grenzen und die Menschen auf der ganzen Welt sollen einander grenzenlos unterstützen. „Geleitet von der Vision einer Schicksalsgemeinschaft der Menschheit ist China bereit, seine wirksamen Praktiken zur Prävention und Kontrolle der Epidemie mit anderen Ländern zu teilen, gemeinsam Arzneimittel und Impfstoffe zu erforschen bzw. zu entwickeln sowie den von der Epidemie betroffenen Ländern Hilfe zu leisten." Diese wichtige Rede von Präsident Xi Jinping auf dem Sondergipfel der Staats- und Regierungschefs der G20 zu COVID-19 ist nicht nur eine ehrliche Deklaration, ihr folgte auch tatkräftiges Handeln. Im kritischen Moment des weltweiten Kampfes gegen die Epidemie wurden chinesische Pakete mit Hilfsgütern schnell ver-

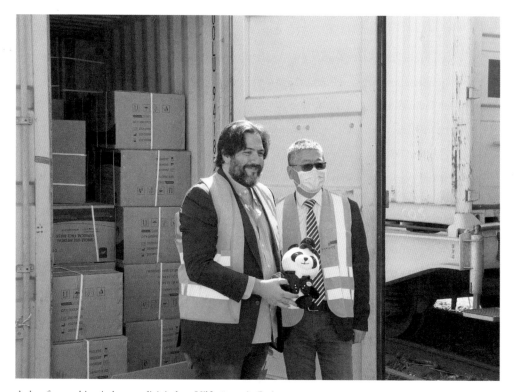

Ankunft von chinesischen medizinischen Hilfsgütern in Paris

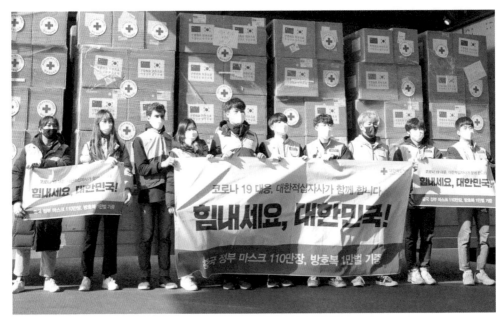

20. März 2020. Die 1,1 Millionen Masken und andere Hilfsgüter, von der chinesischen Regierung an Südkorea gespendet, werden auf dem Flughafen Incheon willkommen geheißen.

sandt, chinesische Expertenteams ins Ausland geschickt und chinesische Erfahrungen mit allen geteilt, die sie brauchten … Es war die größte humanitäre Notoperation Chinas seit der Gründung der Volksrepublik.

Während Berge und Flüsse uns trennen, genießen wir das gleiche Mondlicht unter dem gleichen Himmel. Das chinesische Volk wird niemals die Unterstützung und Hilfe der internationalen Gemeinschaft in der schwierigsten Zeit vergessen. Der Bezirk Xinwu in Wuxi, Provinz Jiangsu, erhielt 4500 Masken von seiner Partnerstadt Toyokawa, Japan. Nachdem Wuxi erfahren hatte, dass es in Toyokawa an Masken mangelte, organisierte es schnell eine Spende von 50 000 Masken. Italien spendete damals 40 000 Masken für China und China schenkte Millionen zurück. Russland hatte zwei Millionen Masken nach China verschickt und nachher insgesamt 150 Millionen Masken aus China über verschiedene Kanäle erhalten… Statistiken zeigen, dass China bis Mitte Mai mehr als 150 Ländern und internationalen Organisationen dringend benötigte medizinische Versorgung zur Verfügung gestellt hat und sich dafür einsetzte, die kommerziellen Einkäufe anderer Länder in China zu erleichtern. Die Gnade des tropfenden Wassers mit

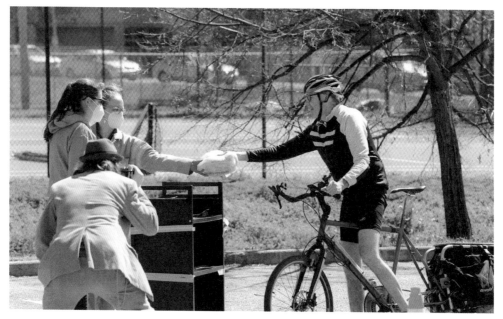

3. April 2020. Ein Einheimischer bei der Übergabe von Masken für ein Spendenprogramm in Arlington, Virginia.

einer Quelle zu vergelten, ist eine Tradition der chinesischen Nation seit Tausenden von Jahren und auch das moralische Gen, das im Blut der chinesischen Nation fließt.

Die COVID-19-Epidemie breitet sich auf der ganzen Welt aus und stellt eine große Bedrohung für das Leben und die Gesundheit der Menschen dar. Jedes Leben zu respektieren, jeden Patienten zu retten sowie das Leben und die Gesundheit der eigenen Menschen zu schützen – das alles kann nicht ohne den humanitären Geist geschehen. Der globale Kampf gegen die Epidemie erfordert ebenfalls einen humanitären Geist. Seit dem Ausbruch hat China medizinische Teams in viele Länder entsandt, ein Online-Wissenszentrum über Prävention und Kontrolle der Epidemie eingerichtet, Dutzende von Videokonferenzen abgehalten und große Menge an Hilfsgütern an andere Länder geliefert … Während China in seinen Bemühungen um die Prävention und Bekämpfung der Epidemie im eigenen Land weiterhin nicht nachlässt, stellt es Hilfen für bedürftige Länder im Rahmen seiner Möglichkeiten bereit. Das spiegelt die chinesischen Werte der gegenseitigen Unterstützung und auch die Freundlichkeit und das Mitgefühl des chinesischen Volkes wider. China wird niemals zusehen oder Freunden aus dem

Weg gehen, wenn sie in Schwierigkeiten sind, und niemals Eigeninteressen verfolgen oder Bedingungen stellen, wenn es eine helfende Hand anbietet. Solche Bemühungen verdienen Respekt und die Geschichte wird sich an solche Bemühungen erinnern. „Wir sind Wellen im selben Meer, Blätter vom selben Baum und Blumen im selben Garten." Dieses berühmte italienische Sprichwort hat China auf seine Hilfsgüter für das europäische Land geschrieben. Die Menschheit hat nur ein Zuhause auf der Erde und alle Länder koexistieren in einem globalen Dorf. Diese plötzliche Pandemie warnt die Welt, dass kein Land angesichts des gemeinsamen Feindes der Menschheit allein stehen kann. Die Bekämpfung der Pandemie ist nicht länger die Sache eines Landes oder einer Stadt, sondern ein Kampf um die Gewährleistung der Sicherheit der globalen öffentlichen Gesundheit, der menschlichen Gesundheit und des Wohlbefindens sowie der weltweiten Entwicklung und des Wohlstands. Chinas Hilfe für andere Länder basiert auf seinem guten Willen, der jedoch nicht dazu gedacht ist, Unterstützung zu kaufen. Sie dient dem Wohle der Welt und nicht dem eigenen Vorteil. Es ist Chinas bewusstes Handeln zur Wahrung von Gerechtigkeit und gegenseitigem Nutzen in den internationalen Beziehungen und ein Vorgehen zur Umsetzung des Konzepts einer Schicksalsgemeinschaft der Menschheit.

Freundlichkeit mit Freundlichkeit vergelten

Angesichts der neuen Lage tut China alles, was in seiner Kraft steht, um anderen Ländern zu helfen. Damit will China seine Dankbarkeit zeigen und Freundlichkeit mit Freundlichkeit vergelten. Bereits am 13. Februar, in der frühen Phase von Chinas Kampf gegen die Epidemie, traf die zweite Lieferung von medizinischen Hilfsgütern einschließlich N95-Masken, die vom Iran gespendet wurden, in China ein. Die iranische Botschaft in China postete auf dem sozialen Netzwerk Weibo: „Wenn Wuhan gewinnt, gewinnt Hubei; wenn Hubei gewinnt, gewinnt China; wenn China gewinnt, gewinnt die Welt." Als sich das Virus im Iran verbreitete, spendete die chinesische Botschaft im Iran sofort 250 000 Masken und 5000 Nukleinsäure-Testkits. Auf den Kartons dieser Lieferung war zu lesen: „Die Söhne Adams sind Glieder eines Ganzen, da sie aus einer Essenz geschaffen wurden." Dies ist eine berühmte Zeile des bekannten altpersischen Dichters Saadi Shirazi. Zwischen den Zeilen glänzen die tiefe Freundschaft zwischen den beiden Ländern und die solide Unterstützung füreinander. Beamte des iranischen Gesundheitsministeriums drückten ihren Respekt für die Unterstützung aus China aus, dankten China für die Bereitstellung von medizinischen Hilfsgütern und technischer Unterstützung und äußerten den Wunsch, den Austausch und die Zusammenarbeit mit China zu verstärken und von Chinas Erfahrungen bei der Epidemiebekämpfung zu lernen.

Nichts erwärmt die menschlichen Herzen mehr, als ihnen Feuerholz im Schnee zu schicken. Der serbische Präsident Aleksandar Vučić und der ungarische Ministerpräsident Viktor Mihály Orbán kamen persönlich zum Flughafen, um die chinesischen Ärzteteams zu begrüßen und Hilfsgüter entgegenzunehmen. Die Online-Übertragung des kambodschanischen Premierministers von der Ankunft des chinesischen Ärzteteams in Phnom Penh wurde von 600 000 Netizens online verfolgt. Der italienische Außenminister Luigi Di Maio schätzte die Ankunft der chinesischen Medizinexperten und die von ihnen mitgebrachten Hilfsgüter hoch. Das Lob der internationalen Gemeinschaft zeigt voll und ganz, dass „das, was China tut, richtig ist". Der internationale humanitäre Geist, den die chinesische Hilfe zeigt, wird hochgeachtet. Die Pandemie ist unbarmherzig, aber die Menschen sind mitfühlend. In vielen Ländern, die von der Pandemie betroffen sind, fehlte es an medizinischen Hilfsgütern wie Masken, Schutzkleidungen, Nukleinsäure-Testkits, Beatmungsgeräten und so weiter. China reichte sofort eine helfende Hand, wofür sich viele Länder dankbar zeigten.

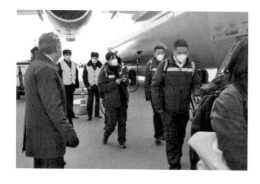

11. April 2020. Mitglieder des chinesischen medizinischen Expertenteams für Russland kommen in Moskau an.

„Ich hoffe, dass diejenigen, die an der Frontlinie kämpfen, dieses Bild sehen können"

Um 22:31 Uhr am 12. März Ortszeit (5:31 Uhr am 13. Februar Beijinger Zeit), kam eine von der chinesischen Regierung entsandte und von der Nationalen Gesundheitskommission und dem Chinesischen Roten Kreuz organisierte Gruppe von neun Experten nach mehr als zehn Stunden Flug mit 31 Tonnen medizinischer Hilfsgüter aus Shanghai auf dem Flughafen Fiumicino in Rom an.

Um China für seine Hilfe zu danken, hat ein italienisches Mädchen aus Neapel namens Aurora ein Bild gemalt, auf dem zwei Krankenschwestern die Landkarte Italiens mit ihren Händen stützen. Die Krankenschwester oben ist in grün, weiß und rot gekleidet – den Farben der italienischen Nationalflagge. Die Krankenschwester unten ist gewandet in den Farben der chinesischen Flagge. Aurora sagte: „Dieses Bild ist den Ärzten, Krankenschwestern und all denen gewidmet, die aus China gekommen sind, um uns zu helfen. Ich hoffe, dass diejenigen, die an der Frontlinie kämpfen, dieses Bild sehen können."

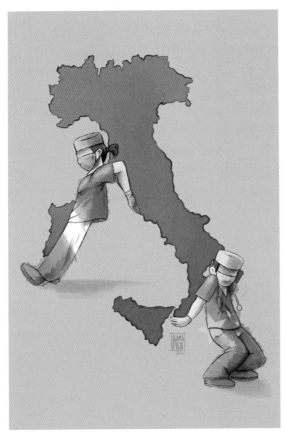

Am 9. März landete eine gecharterte Frachtmaschine der China Eastern Airlines auf der Landebahn des Karachi Jinnah International Airport. Li Bijian, der chinesische Generalkonsul in Karachi, und Beamte des pakistanischen Gesundheitsministeriums, des Ministeriums für nationale Ernährungssicherheit und -forschung sowie der Zivilluftfahrtbehörde hatten schon lange gewartet. Gemeinsam nahmen sie die erste Ladung chinesischer Hilfsgüter für Pakistan entgegen, die das Land bei der Bekämpfung der Epidemie unterstützen sollten.

Während das Coronavirus auf der ganzen Welt wütete, fegten Wüstenheuschrecken über Afrika und Südasien. Pakistan hatte bereits sieben Fälle von COVID-19-Infektionen gemeldet. Der Druck auf die Virusbekämpfung war immens und die Angst in der Bevölkerung hatte zugenommen. Zur gleichen Zeit kam es zu einer noch nie dagewesenen Wüstenheuschreckenplage. Sowohl von der COVID-19-Epidemie als auch von einer Naturkatastrophe betroffen, stand Pakistan vor der größten Herausforderung seit Jahrzehnten.

Anfang Februar schickte die chinesische Regierung 1000 Testkits nach Pakistan, um den dringenden Bedarf des Landes zu decken. Von Ende Februar bis Anfang März reiste eine chinesische Heuschreckenbekämpfungsgruppe in die pakistanischen Provinzen Sindh, Belutschistan und Punjab, um Feldforschungen durchzuführen. Sie legten Tausende von Kilometern zurück, um Heuschreckenproben zu sammeln und die Ursachen, Charakteristika und lokalen Bedingungen der Heuschreckenplage in Pakistan detailliert zu erfassen und einen umfassenden Plan zum Umgang mit der Katastrophe vorzuschlagen.

China und Pakistan pflegen seit jeher eine gute Tradition der gegenseitigen Hilfe. Anfang 2020, als China am schwersten von der Epidemie getroffen wurde, hielt die pakistanische Regierung die Fluglinien nach China in Betrieb und sammelte Masken von Krankenhäusern im ganzen Land, um sie China zu spenden. Ein Freund in der Not ist ein echter Freund. Die gegenseitige Hilfe und Unterstützung in schwierigen Zeiten zeigten einmal mehr die tiefe Freundschaft zwischen den beiden Ländern.

Seit dem Virusausbruch in China haben alle Sektoren in Japan aktive Maßnahmen ergriffen und China sehr viel Unterstützung zukommen lassen. Als sich dann in Japan die Lage verschlimmerte, reichte China sofort seine helfende Hand.

Bereits am 27. und 28. Februar traf ein Teil der von der chinesischen Regierung gespendeten 5000 Schutzkleidung-Sets und 100 000 Masken in Tokio ein. Zur gleichen Zeit wurden auch Hilfsgüter, die von Nichtregierungsorganisationen in China gespendet wurden, nach Japan transportiert.

Am 3. März trafen eine Million Masken, die von der Jack Ma Foundation und der Alibaba Foundation gespendet wurden, am Flughafen Tokio-Narita ein.

Am 11. März erhielt die japanische Stadt Sapporo 25 000 Masken, die von ihrer Partnerstadt Shenyang in Nordostchina gespendet wurden. Darüber hinaus spendete auch die nordostchinesische Provinz Heilongjiang 20 000 Masken für Japan.

Die Sprecherin des Außenministeriums, Hua Chunying, drückte dem japanischen Volk auf Twitter mehrmals Unterstützung und Mitgefühl in der japanischen Sprache aus, wie zum Beispiel „Enge Nachbarn sollten sich immer gegenseitig helfen."

Afrika gilt als ein schwaches Glied in der Aufrechterhaltung der internationalen öffentlichen Gesundheitssicherheit. Medizinische Hilfsgüter, die China an 18 afrikanische Länder spendete, trafen am 6. April in Afrika ein, darunter Beatmungsgeräte, N95-Masken, Schutzbekleidung, Handschuhe sowie andere medizinische Geräte und Schutzausrüstungen. Große Menge von medizinischen Hilfsgütern, die von der Jack Ma Foundation und der Alibaba Foundation für 54 afrikanische Länder gespendet wurden, traf ebenfalls nacheinander in Afrika ein. Die Afrikanische Union erklärte, dass diese medizinischen Hilfsgüter die Reaktionsfähigkeit Afrikas auf die Pandemie erheblich verbessern würden. Tatsächlich ist die Eindämmung der Ausbreitung der Pandemie in den Entwicklungsländern einerseits förderlich für die globale Prävention und Kontrolle des Virus, und andererseits kann es auch die negativen Auswirkungen der Pandemie auf die Weltwirtschaft verringern. Entwicklungsländer leiden im Allgemeinen unter mangelnden Service- und Managementkapazitäten des öffentlichen Gesundheitswesens. Ihnen mangelt es auch an medizinischer Forschung und Technologie, den Impfstoffen sowie finanziellen Mitteln, um den wirtschaftlichen Druck durch die Pandemie zu bewältigen. Diese Probleme erfordern die gemeinsamen Anstrengungen von Ländern auf der ganzen Welt.

Chinesen in Afrika haben ebenfalls aktiv gehandelt, um Unterstützung bei der Bekämpfung der Epidemie zu leisten. In Simbabwe haben einige chinesische Privatunternehmen aus eigener Initiative Geld gespendet, um das Wilkins-Krankenhaus, in dem COVID-19-Patienten behandelt werden, zu modernisieren bzw. umzugestalten. Eine chinesische Baubrigade arbeitete rund um die Uhr und schaffte es, das einstige Krankenhaus mit veralteten Einrichtungen, baufälligen Gebäuden und unzureichenden Isolationsbedingungen innerhalb von zehn Tagen neu zu gestalten. Darüber hinaus spendeten chinesische Unternehmen und Verbände in Simbabwe medizinische Hilfsgüter wie Testkits, Masken und Schutzbekleidung für das Land. Die Chinesen in Simbabwe organisierten auch eine Spendenaktion für Obdachlose, um die Regierung von Simbabwe dabei zu unterstützen, sie mit Lebensmitteln und Kleidung zu versorgen. Lei Ting, einer der Organisatoren der Initiative, sagte, dass sich viele Chinesen in Simbabwe hilfsbereit erklärten, nachdem sie die Fernsehnachrichten über Obdachlose gesehen hatten. Die Veranstaltung brachte in nur drei Tagen mehrere Zehntausend Yuan ein, mit denen die Organisatoren Lebensmittel und Medikamente für die bedürftigen Gruppen ankauften. „Chinesen in Simbabwe haben sich schon immer in der Wohltätigkeitsarbeit engagiert. Viele Chinesen organisieren Spenden während der Epidemie. Ein chinesisches Unternehmen hat der simbabwischen Polizei 20 000 Masken gespendet. Die Menschen in Simbabwe sind sehr nett und freundlich zu den Chinesen. Wir sollten ihre Freundlichkeit erwidern und die Freundschaft zwischen China und Simbabwe weiter festigen."

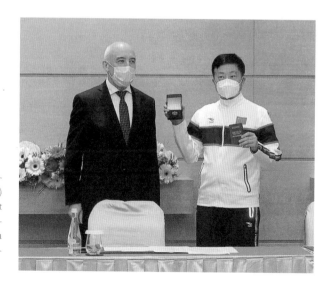

27. April 2020. Der usbekische Gesundheitsminister Shadmanov (links) überreicht in der Hauptstadt Taschkent Medaillen und Urkunden an Luo Lisheng, den Leiter der gemeinsamen chinesischen Arbeitsgruppe in Usbekistan.

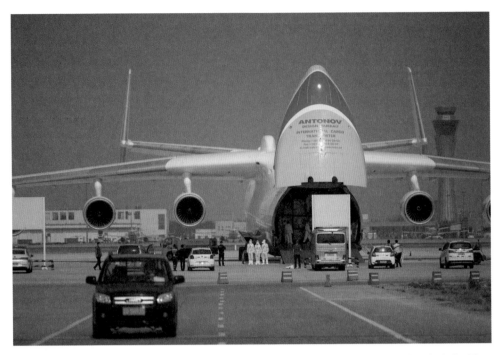

13. April 2020. Das größte Frachtflugzeug der Welt, die An-225, landet auf dem internationalen Flughafen Tianjin Binhai. Es war aus der Ukraine eingeflogen, um medizinische Hilfsgüter zu laden und nach Europa zu transportieren.

China hilft der Welt, die Pandemie zu bekämpfen

Im globalen Kampf gegen das Virus hat China die internationale Zusammenarbeit stets aktiv gefördert, anderen Ländern im humanitären Geist Hilfe geleistet und Respekt vor dem menschlichen Leben demonstriert. „Geleitet von dem Konzept einer Schicksalsgemeinschaft der Menschheit ist China bereit, seine effektiven Maßnahmen zur Prävention und Kontrolle der Pandemie mit anderen Ländern zu teilen, gemeinsame Forschung und Entwicklung von Medikamenten und Impfstoffen zu betreiben und betroffenen Ländern jede Hilfe zu leisten, die in unserer Kraft steht." Die wichtige Rede von Staatspräsident Xi Jinping auf dem COVID-19-Sondergipfel von Staats- und Regierungschefs der G20-Länder hat die Aufmerksamkeit der Welt auf die äußerst verantwortungsvollen Maßnahmen Chinas gelenkt.

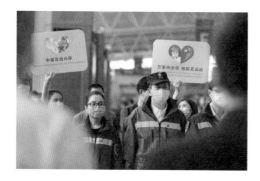

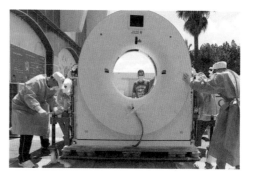

21. März 2020. Das chinesische medizinische Team für Serbien wartet am Flughafen Guangzhou Baiyun auf den Abflug.

12. April 2020. Das chinesische medizinische Expertenteam im Irak hilft beim Transport einer CT-Ausrüstung in Bagdad.

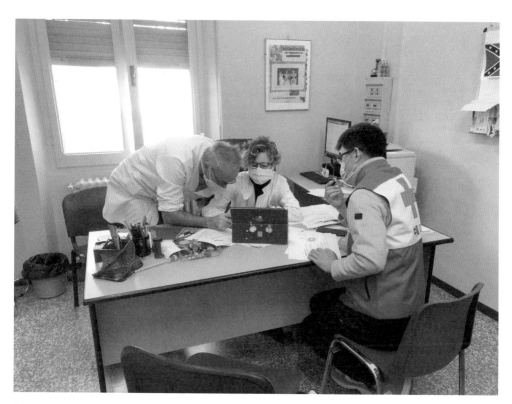

21. März 2020. Ein Mitglied des chinesischen medizinischen Expertenteams für Italien bespricht Fälle mit Ärzten des Krankenhauses in Pavia.

29. Februar 2020 • Freiwillige medizinische Experten des chinesischen Roten Kreuzes trafen im Iran ein.

• Die WHO-China Joint Mission veröffentlichte einen Bericht über ihre Feldstudienreise zu COVID-19 in China.

4. März • Die Chinesische nationale Gesundheitskommission (NHC) schickte Briefe an die Gesundheitsbehörden oder -organisationen in Japan, dem Iran, Südkorea, Italien, Singapur und Pakistan, um ihre Besorgnis über den aktuellen COVID-19-Ausbruch in diesen Ländern auszudrücken und die Hoffnung auszusprechen, den Informationsaustausch und die technische Zusammenarbeit zu verstärken.

• Das chinesische Außenministerium und die chinesische NHC hielten gemeinsam eine Videokonferenz zu COVID-19 mit Experten aus sechs Ländern, darunter Aserbaidschan, sowie der Shanghaier Organisation für Zusammenarbeit ab, um sich eingehend über Präventions- und Kontrollmaßnahmen, Diagnose sowie Labortests auszutauschen.

• Das Pressebüro des Staatsrates veranstaltete eine gleichzeitige Online-Pressekonferenz in Beijing und Wuhan. Chinesische Experten, die an der Epidemie-Front in Wuhan arbeiteten, stellten die Behandlung von COVID-19-Patienten vor und beantworteten die Fragen, die Journalisten in Beijing per Video stellten. Die Veranstaltung fand in englischer Sprache statt.

• Experten der chinesischen CDC nahmen an einer Telekonferenz des Global Preparedness Monitoring Board der WHO zur COVID-19-Behandlung teil.

• Zhong Nanshan hielt eine Videokonferenz mit dem Leiter der European Respiratory Society ab, um Chinas Errungenschaften und Erfahrungen mit der Epidemie vorzustellen.

• Das chinesische Außenministerium und die chinesische NHC hielten eine Videokonferenz mit Gesundheitsexperten aus

5. März ● Aserbaidschan, Weißrussland, Georgien, Moldawien, Armenien, Turkmenistan und dem Sekretariat der Shanghaier Organisation für Zusammenarbeit ab, um die Erfahrungen Chinas bei der Bekämpfung von COVID-19 zu teilen.

● Das Pressebüro des Staatsrates veranstaltete in Beijing eine Pressekonferenz zur internationalen Zusammenarbeit bei der Bekämpfung von COVID-19. Ein NHC-Beamter erklärte, China habe mehrmals Austausch mit den Leitern internationaler und regionaler Organisationen wie der WHO und den Zuständigen der Gesundheitsabteilungen relevanter Länder durchgeführt und einen Sonderbesuch des ägyptischen Ministers für Gesundheit, der als Sondergesandter des ägyptischen Präsidenten nach China reiste, empfangen. China habe die gesamte Gensequenz, Primer und Sonden des Coronavirus rechtzeitig mit der Welt geteilt und Diagnose- und Behandlungsrichtlinien sowie andere technische Dokumente mit mehr als hundert Ländern und über zehn internationalen und regionalen Organisationen auf der ganzen Welt geteilt, so der Beamte. China habe auch einen rechtzeitigen technischen Austausch mit internationalen und regionalen Organisationen wie der WHO, der ASEAN und der APEC sowie mit Experten aus Japan, Russland, Deutschland, den Vereinigten Staaten und anderen Ländern durch Online-Gespräche und -Konferenzen gefördert, um Chinas Erfahrungen und Konzepte zur Prävention und Bekämpfung des Virus zu teilen. Ein Beamter des chinesischen Außenministeriums stellte Chinas internationale Zusammenarbeit bei der Bekämpfung der COVID-19 vor und beantwortete Fragen von Journalisten.

6. März ● China teilte mit der ASEAN, Japan, Südkorea, dem Jemen, dem Iran, dem Irak, den Vereinigten Arabischen Emiraten, der EU sowie anderen Ländern und Regionen die Videos von Pressekonferenzen der chinesischen klinischen Experten.

● Ein Sprecher des chinesischen Außenministeriums beantwortete Fragen von Reportern in Bezug auf die Behauptungen von einigen wenigen Medien, dass das neuartige Coronavirus

„made in China" sei. Er betonte dabei, die Rückverfolgung der Quelle des Virus sei noch im Gange. Obwohl der erste Fall von COVID-19 in China entdeckt worden sei, bedeute das nicht unbedingt, dass es aus China stamme. Man sollte gemeinsam gegen das „Informationsvirus" und das „politische Virus" vorgehen, so der Sprecher.

7. März • Ein chinesisches Medizinerteam, das vom Chinesischen Roten Kreuz entsandt wurde, traf im Irak ein und brachte die von China gespendeten COVID-19-Präventionsmittel mit.

• Die chinesische NHC teilte mit Chile die neueste Version der Richtlinien zur Diagnose und Behandlung von COVID-19 sowie andere technische Informationen und drückte dabei die Bereitschaft aus, technischen Austausch online durchzuführen. Die Kommission teilte auch mit wichtigen Ländern und Regionen die englische Version der siebten Diagnose- und Behandlungsrichtlinien.

• China kündigte eine Spende von 20 Millionen US-Dollar an die WHO an, um die internationale Zusammenarbeit im Kampf gegen COVID-19 zu unterstützen.

9. März • Ein Sprecher des Außenministeriums sagte auf einer routinemäßigen Pressekonferenz in Beijing, neben der Überwindung seiner eigenen Schwierigkeiten sei China bereit, den betroffenen Ländern Masken und andere medizinische Schutzmaterialien zur Verfügung zu stellen, um sie bei der Bekämpfung der COVID-19-Epidemie zu unterstützen und durch gemeinsames Handeln schließlich den Kampf zu gewinnen.

10. März • Die chinesische NHC und das chinesische Außenministerium hielten eine Fernseh- und Telefonkonferenz mit zehn südpazifischen Inselländern ab, um die Technologien bei der COVID-19-Prävention und -Kontrolle auszutauschen. Chinesische Experten stellten Chinas Präventions- und Kontrollmaßnahmen und phasenweise Errungenschaften vor, tauschten Informationen über die Krankheit und die Erfahrungen in der Prävention und Kontrolle der Epidemie aus und sprachen Anliegen dieser Länder an.

11. März Durch Vermittlung der chinesische NHC nahmen chinesische Experten an der WHO-Konferenz in den USA teil, um Chinas Erfahrungen in der COVID-19-Prävention und -Kontrolle vorzustellen.

12. März Das zweite Sherpa-Treffen des G20-Gipfels in Riad wurde in Saudi-Arabien abgehalten, um über COVID-19 und seine Auswirkungen auf die Menschen weltweit und die globale Wirtschaft zu diskutieren. Nach dem Treffen wurde eine spezielle Erklärung der Sherpas (Chefunterhändler) der Staats- und Regierungschefs der G20 über die COVID-19 veröffentlicht.

Die Leiter der CDCs von China, Japan und Südkorea hielten eine Telefonkonferenz über Technologien der COVID-19-Prävention und -Kontrolle ab, bei der die drei Parteien die aktuelle Situation in ihren jeweiligen Ländern vorstellten und sich über spezifische technische Fragen austauschten.

China und die WHO hielten in Beijing ein internationales Briefing per Video über die Erfahrungen Chinas bei der Prävention und Kontrolle von COVID-19 ab. An dem Briefing nahmen Vertreter der Botschaften der betroffenen Länder in China und internationaler Organisationen teil. Vertreter der WHO-Region Westpazifik und relevanter Länder nahmen per Videochat an dem Treffen teil. China und die WHO gaben bei dem Briefing gemeinsam die neueste englische Version der Richtlinien für Diagnose und Behandlung sowie für Prävention und Kontrolle von COVID-19 heraus.

Die erste Gruppe chinesischer Medizinexperten traf in Italien ein und brachte die von China gespendeten medizinischen Hilfsgüter mit, um bei der Prävention und Kontrolle der Epidemie zu helfen.

13. März
China und die 17 mittel- und osteuropäischen Länder (MOEL) hielten eine Experten-Videokonferenz zur COVID-19-Prävention und -Kontrolle ab. Beamte des chinesischen Außenministeriums, der chinesischen NHC und chinesische Experten für Seuchenkontrolle, klinische Behandlungen, Zivilluftfahrt, Zoll und Epidemiekontrolle in Wohnvierteln hatten die Gelegenheit, sich mit Regierungsbeamten und Experten aus 17 MOEL-Mitgliedern wie Albanien, Bosnien und Herzegowina, Bulgarien, Kroatien und Tschechien über die Bekämpfung von COVID-19 auszutauschen.

17. März
China begann mit der Lieferung von 14 Arten einheimischer Testkits in elf Länder. Die ersten Testkits, die von China an Kambodscha gespendet wurden, trafen in Phnom Penh ein.

18. März
Die zweite Gruppe chinesischer Medizinexperten traf mit neun Tonnen gespendeter medizinischer Hilfsgüter wie Beatmungsgeräte, Infusionspumpen, Monitore und Testkits, in Italien ein.

China und Afrika hielten zum ersten Mal eine Videokonferenz zur Prävention und Kontrolle der COVID-19-Epidemie ab. An dem Online-Treffen nahmen etwa 300 Beamte und Gesundheitsexperten aus 24 afrikanischen Ländern teil, darunter die Gesundheitsminister aus Äthiopien, Kenia und Liberia sowie der stellvertretende Leiter des afrikanischen CDC und WHO-Vertreter in einigen afrikanischen Ländern.

China und die Mongolei hielten ein Video-Meeting zur COVID-19-Epidemie ab. Beide Länder führten einen ausführlichen Austausch über die Epidemie-Situation, Präventions- und Kontrollmaßnahmen, Diagnose sowie Behandlungsrichtlinien.

19. März
Experten des chinesischen CDC nahmen an einer Telefonkonferenz, die von der WHO und dem Global Outbreak Alert and Response Network (GOARN) organisiert wurde, teil, um Chinas Erfahrungen bei der COVID-19-Prävention und -Kontrolle vorzustellen.

Zhong Nanshan nahm an einem internationalen Treffen zum Austausch von Erfahrungen bei der Prävention und Kontrolle von COVID-19 teil. Dabei forderte er hohe Aufmerksamkeit für die Ausbreitung des neuartigen Coronavirus in mehreren Ländern und sagte, es sei entscheidend, eine frühe Erkennung, frühe Quarantäne, frühe Diagnose und frühe Behandlung durchzuführen, um die Epidemie zu kontrollieren.

22. März
Ein chinesisches medizinisches Team kam in Serbien an und brachte die von der chinesischen Regierung gespendeten medizinischen Güter mit, um Serbien bei der Bekämpfung von COVID-19 zu unterstützen.

23. März
Ein chinesisches Expertenteam traf mit von China gespendetem medizinischem Material in Kambodscha ein, um dem Land bei der Bekämpfung von COVID-19 zu helfen.

25. März
Ein neues von China unterstütztes PCR-Labor wurde in Bagdad eingeweiht, um die COVID-19-Testkapazitäten im Irak zu erhöhen.

Das Guangzhou Institute of Respiratory Health unterzeichnete einen Vertrag mit dem amerikanischen Pharmaunternehmen Gilead Sciences in Bezug auf gemeinsame Forschungen zur Evaluierung des Medikaments Remdesivir bei der Behandlung von COVID-19-Patienten.

26. März
Chinas drittes medizinisches Team mit Beatmungsgeräten, medizinischen Monitoren, Masken und anderen medizinischen Hilfsgütern traf in Italien ein.

Nach Angaben der China International Development Cooperation Agency hat China bisher vier Runden von Anti-Pandemie-Hilfen für 89 Länder und vier internationale Organisationen bereitgestellt, während sich die fünfte Runde des Hilfsprogramms in der Vorbereitungsphase befindet.

28. März ● Ein chinesisches Expertenteam mit medizinischen Hilfsgütern traf in Pakistan ein, um das Land bei der Bekämpfung von CO-VID-19 zu unterstützen.

● Auf Einladung der European Respiratory Society nahm Wang Chen, Vizepräsident der Chinesischen Akademie für Ingenieurwesen und Experte für Atemwegserkrankungen und kritische Krankheiten, an einer Videokonferenz teil, wobei er die gesundheitspolitischen Maßnahmen Chinas zur COVID-19-Prävention und -Kontrolle mit den europäischen Ärzten und Führungskräften im Gesundheitswesen teilte.

29. März ● Ein chinesisches medizinisches Expertenteam traf mit medizinischen Hilfsgütern sowie schulmedizinischen und TCM-Medikamenten in Laos ein.

30. März ● Ein Team chinesischer medizinischer und wissenschaftlicher Experten mit Testkits, medizinischer Schutzausrüstung, Medikamenten und anderen von China gespendeten Hilfsgütern traf in Caracas, der Hauptstadt von Venezuela, ein.

● Auf Einladung des American College of Chest Physicians nahmen chinesische Experten an einem Netzwerkforum zu CO-VID-19 teil und tauschten ihre Erfahrungen im Kampf gegen das Virus mit ihren amerikanischen Kollegen aus.

● Das von chinesischen Unternehmen finanzierte Umbauprojekt des wichtigsten COVID-19-Quarantäne- und Behandlungszentrums in Simbabwe, das Wilkins Hospital, wurde fertiggestellt und übergeben.

● Chinas NHC-Chef Ma Xiaowei sprach am 27. März in einem Telefongespräch mit US-Gesundheitsminister Alex Azar über die Umsetzung der von den Staatsoberhäuptern beider Länder vereinbarten Prinzipien, tauschte sich über Chinas neueste Situation bei der Prävention und Bekämpfung von COVID-19 aus und sprach über die weitere Zusammenarbeit zwischen beiden Ländern.

31. März ● Ein Sprecher des chinesischen Außenministeriums sagte auf einer routinemäßigen Pressekonferenz in Beijing, dass die chinesische Regierung bereits 120 Ländern und vier internationalen Organisationen materielle Hilfe zur Verfügung gestellt habe, darunter medizinische Masken, N95-Masken, Schutzanzüge, Nukleinsäure-Testkits und Beatmungsgeräte. Darüber hinaus hätten lokale Regierungen in China medizinische Hilfsgüter an mehr als 50 Länder gespendet. Außerdem hätten chinesische Unternehmen medizinisches Material an mehr als 100 Länder und internationale Organisationen gespendet.

China-Europa-Güterzüge bieten eine logistische Garantie für die internationale Zusammenarbeit bei der Bekämpfung von COVID-19

Im ersten Quartal 2020 wurden insgesamt 1440 Tonnen medizinischer Hilfsgüter mit den China-Europa-Güterzügen nach Polen, Spanien und Litauen und von dort in andere europäische Länder transportiert. Da die internationale Gemeinschaft die Pandemie gemeinsam bekämpft, sind diese Züge zu einem effizienten Logistikkanal geworden, der die internationale logistische Lieferkette stabil hält und den Transport von Material zur Bekämpfung der Pandemie erleichtert.

Am 6. April kam der Yixin'ou-Zug (Yiwu-Madrid) nach 16 Tagen und einer Strecke von 13 052 Kilometern in der spanischen Hauptstadt Madrid an. Der Zug beförderte medizinische Hilfsgüter, die China für Spanien gespendet hatte, sowie Waren wie Autoteile und kleine Gebrauchsgegenstände. Am 23. April kam ein gecharterter Zug von China Post in Polen an.

Angesichts der Herausforderung durch die Pandemie hat China alle Anstrengungen unternommen, um die Sicherheit und den reibungslosen Ablauf des Bahntransports zwischen China und Europa zu gewährleisten. Durch den Betrieb von China-Europa-Güterzügen hat China Material zur COVID-19-Bekämpfung nach Europa exportiert, um die europäischen Länder mit Taten zu unterstützen und damit auch seine Entschlossenheit gezeigt, andere Länder bei der Überwindung von Schwierigkeiten zu unterstützen.

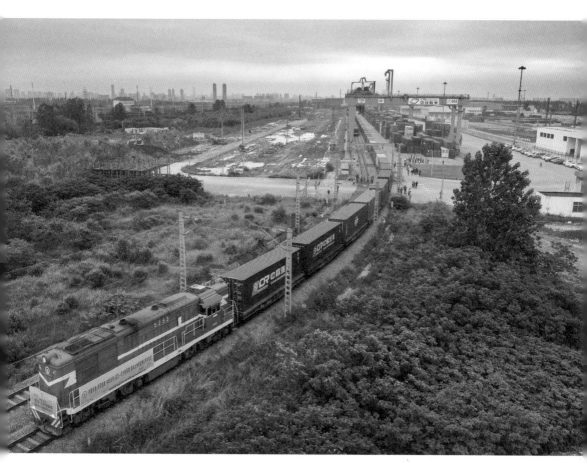

9. Mai 2020. Der mit medizinischen Hilfsgütern beladene China-Europa-Güterzug 75041 verlässt den Bahnhof Wujiashan (Wuhan) und fährt nach Belgrad, der Hauptstadt der Republik Serbien.

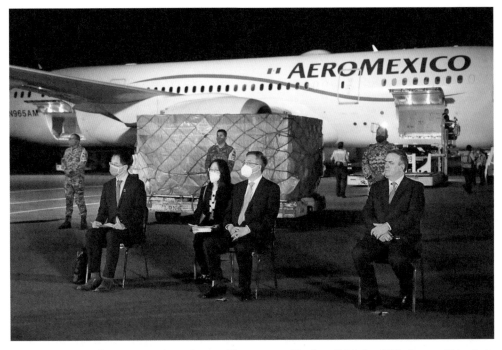

12. Mai 2020. Das zehnte von Mexiko gecharterte Flugzeug zum Kauf medizinischer Hilfsgüter aus China ist in Mexiko-Stadt gelandet.

Chinas Beitrag zur Solidarität und Zusammenarbeit gegen die Epidemie geht weiter

Gemeinsame Anstrengungen sind die einzige Möglichkeit, die globale Pandemie zu bewältigen. Wie Staatspräsident Xi Jinping auf dem G20-Gipfel am 26. März betonte, kenne das Virus keine Grenzen und die Pandemie sei unser gemeinsamer Feind. Alle Länder müssten zusammenarbeiten, um ein höchst rigoroses gemeinsames Präventions- und Kontrollnetzwerk aufzubauen.

Warum hat sich die chinesische Regierung dafür eingesetzt, die Welt aktiv bei der Bekämpfung der Pandemie zu unterstützen? Darauf gibt es nur eine Antwort: Nur wenn wir uns die Hände reichen, können wir das Leben und die Gesundheit der Menschen in allen Ländern und unser gemeinsames Zuhause auf der Erde schützen. Der Aufbau einer globalen Gesundheitsgemeinschaft für alle betrifft das Wohlergehen der Menschheit. Alle Länder sollten zusammenarbeiten, um dieses Ziel zu erreichen.

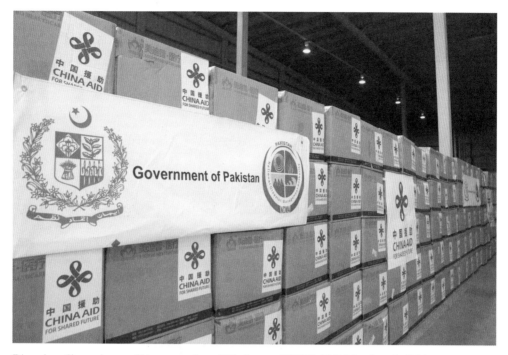

Die sechste Charge der von China gespendeten Hilfsgüter zur COVID-19-Bekämpfung für Pakistan

Am Abend des 18. Mai 2020 hielt Xi Jinping bei der virtuellen Eröffnungszeremonie der 73. Weltgesundheitsversammlung eine Rede mit dem Titel „Bekämpfung von COVID-19 durch Solidarität und Zusammenarbeit, Aufbau einer globalen Gemeinschaft der menschlichen Gesundheit". In einem kritischen Moment des Kampfes der Menschheit gegen das Virus legte Xi Jinping, ausgehend vom gemeinsamen Aufbau einer globalen Gesundheitsgemeinschaft, die Vorschläge Chinas tiefgründig dar und erläuterte eine Reihe wichtiger Initiativen, um das globale Vertrauen zu stärken und die internationale Zusammenarbeit bei der Bekämpfung der Pandemie zu fördern. In seiner Rede entwarf er eine Vision des zukünftigen globalen Regierungssystems, die von weitreichender Bedeutung ist.

Was der Menschheit bevorsteht, ist der schwerste globale Notstand im Bereich der öffentlichen Gesundheit seit dem Ende des Zweiten Weltkriegs. Die Videokonferenz der Weltgesundheitsversammlung, die zu einem wichtigen historischen Zeitpunkt

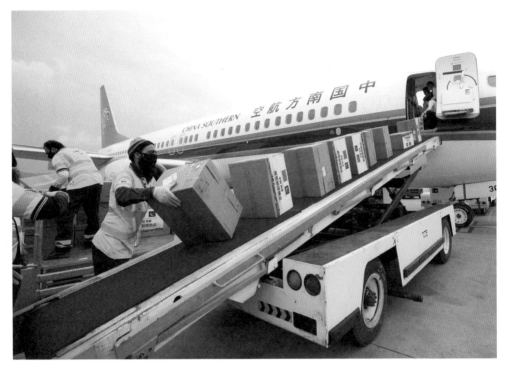

28. März 2020. Das chinesische medizinische Expertenteam trifft in Pakistan ein. Die von China gespendeten Hilfsgüter werden am Flughafen ausgeladen.

stattfand, erregte weltweite Aufmerksamkeit. Die Rede von Xi Jinping spiegelt die Anerkennung der internationalen Gemeinschaft für Chinas Errungenschaften in der Epidemieprävention und -kontrolle sowie die wichtige Rolle Chinas in der internationalen Zusammenarbeit bei der Bekämpfung von COVID-19 wider.

Wie können globale Ressourcen mobilisiert werden, um diesen Kampf gegen die Pandemie zu gewinnen? Xi Jinping unterbreitete dafür sechs Vorschläge. Erstens: Man muss alles Mögliche tun, um die Pandemie zu kontrollieren. Zweitens: Die WHO sollte eine führende Rolle spielen. Drittens: Die internationale Gemeinschaft soll Afrika stärker unterstützen. Viertens: Man muss die globale Governance im Bereich der öffentlichen Gesundheit stärken. Fünftens: Es gilt, die sozioökonomische Entwicklung wiederherzustellen. Sechstens: Die internationale Zusammenarbeit muss gestärkt werden. Diese wertvollen Erfahrungen, die auf Chinas Praktiken der Virusbekämpfung basieren, konzentrieren sich nicht nur auf die dringenden Probleme, mit denen die

Menschheit derzeit konfrontiert ist, sondern berücksichtigen auch die Überlegung einer langfristigen Zusammenarbeit im Bereich der internationalen öffentlichen Gesundheit und bilden ein organisches, einheitliches und vollständiges System. Durch diese sechs Empfehlungen wird demonstriert, dass China schon immer ein entschiedener Verfechter von Solidarität und Zusammenarbeit war. Bounkong Syhavong, Gesundheitsminister von Laos und Präsident der 72. Weltgesundheitsversammlung, bezeichnete die Rede von Xi Jinping als „sehr ermutigend". China beteiligt sich aktiv an der internationalen Zusammenarbeit bei der Bekämpfung von COVID-19 und stellt der Welt notwendige und wertvolle Unterstützung zur Verfügung. „China hat im kritischen Moment der COVID-19-Bekämpfung riesige Beiträge geleistet."

Xi Jinping betonte, China stehe stets für den Aufbau einer Schicksalsgemeinschaft der Menschheit. China sieht sich nicht nur verantwortlich für das Leben und die Gesundheit seiner eigenen Bürger, sondern auch für die globale öffentliche Gesundheit. Um die internationale Zusammenarbeit im Kampf gegen COVID-19 zu stärken, hat China folgende fünf Maßnahmen angekündigt:

– China wird innerhalb von zwei Jahren zwei Milliarden US-Dollar zur Verfügung stellen, um die betroffenen Länder, insbesondere die Entwicklungsländer, bei ihrer COVID-19-Bekämpfung und bei der wirtschaftlichen und sozialen Entwicklung zu unterstützen.

– China wird mit den Vereinten Nationen zusammenarbeiten, um ein globales Depot und ein Drehkreuz für humanitäre Hilfe in China einzurichten, die globalen Versorgungsketten zur Bekämpfung der Pandemie sicherzustellen und „grüne Korridore" für den schnellen Transport und die einwandfreie Zollabfertigung zu fördern.

– China setzt sich dafür ein, Partnerschaften zwischen 30 chinesischen und 30 afrikanischen Krankenhäusern einzurichten und den Bau des Hauptquartiers der Afrika-CDC zu beschleunigen, um dem Kontinent zu helfen, seine Kapazitäten zur Krankheitsvorbereitung und -bekämpfung zu erhöhen.

– Der chinesische COVID-19-Impfstoff wird, sobald er nach der Forschungsphase verfügbar ist, zu einem globalen öffentlichen Gut gemacht werden. China will dazu beitragen, die Zugänglichkeit und Erschwinglichkeit von COVID-19-Impfstoffen in den Entwicklungsländern zu gewährleisten.

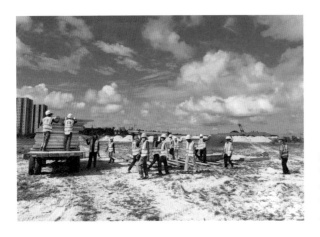

27. April 2020. Chinesische Arbeiter der China Construction Group transportieren Baumaterial auf die Baustelle einer Quarantäneeinrichtung für ausländische Arbeiter, Hulhumale, Malediven.

– China wird mit anderen G20-Mitgliedern zusammenarbeiten, um die Initiative zur Aussetzung des Schuldendienstes für die ärmsten Länder umzusetzen. China ist auch bereit, mit der internationalen Gemeinschaft zusammen diejenigen Länder, die äußerst schwer von der Pandemie betroffen werden und unter starkem wirtschaftlichen Druck stehen, verstärkt zu unterstützen.

Diese konstruktiven Maßnahmen befassen sich mit den Schwerpunkten und Schwierigkeiten im globalen Kampf gegen die Pandemie für die gegenwärtige und zukünftige Periode und bezeugen Chinas Aufrichtigkeit, aktiv zur internationalen Anti-Pandemie-Zusammenarbeit beizutragen. Sie zeigen, dass China als ein großes verantwortungsbewusstes Land immer die Verantwortung für die Sicherheit und Gesundheit seines eigenen Volkes als auch für die globale öffentliche Gesundheit übernimmt.

Dies ist ein kritischer Moment, in dem die Welt Einigkeit und tatkräftiges Handeln braucht. Chinas Vorschlag spiegelt den internationalen Konsens wider. Auf der 73. Weltgesundheitsversammlung enthielten fast alle Reden von Leitern internationaler Organisationen und mehrerer Staats- und Regierungschefs die Schlüsselworte „Solidarität" und „Unterstützung für die WHO". Bei der Eröffnungszeremonie sagte UN-Generalsekretär Antonio Guterres: „Jetzt ist Zeit für die internationale Gemeinschaft, sich zu vereinen. Wir sollten zusammenarbeiten und uns vereinen, um die Ausbreitung des Virus zu stoppen und seine Auswirkungen zu überwinden." WHO-Generaldirektor

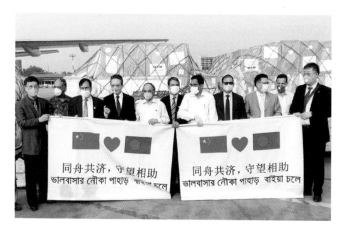

26. März 2020. Von China gespendete medizinische Hilfsgüter für Bangladesch.

Tedros Adhanom Ghebreyesus wies in seiner Rede darauf hin: „Wenn Einigkeit die Ideologie besiegt, ist alles möglich." Der französische Präsident Immanuel Macron sagte, angesichts einer beispiellosen globalen Krise, die alle betreffe, müssen wir uns zusammenschließen, einen klaren Kopf bewahren und effektiv handeln. Die deutsche Bundeskanzlerin Angela Merkel betonte, die WHO sei die legitimierte globale Institution auf dem Gebiet der Weltgesundheit. Alle Länder sollten sich weiterhin dafür einsetzen, die Arbeitsweise der WHO zu verbessern und eine nachhaltige finanzielle Unterstützung sicherzustellen.

„Die Menschheit ist eine Schicksalsgemeinschaft. Solidarität und Zusammenarbeit sind unsere mächtigste Waffe, um das Virus zu besiegen. Dies ist die wichtigste Lektion, die die Welt aus dem Kampf gegen HIV/AIDS, Ebola, Vogelgrippe, Influenza A (H1N1) und andere große Epidemien gelernt hatte. Und Solidarität und Zusammenarbeit sind auch der richtige Weg, durch den verschiedene Völker die Pandemie besiegen können." Die tiefschürfende Erklärung von Xi Jinping ist ein Wegweiser für die richtige Richtung und verleiht der Welt Mut und Zuversicht. Die Welt muss erkennen, dass man nur mit vereinten Kräften das Leben und die Gesundheit aller Völker und unser gemeinsames Zuhause auf der Erde schützen kann. Der gemeinsame Aufbau einer globalen Gemeinschaft der Gesundheit betrifft das Wohlergehen aller Menschen, weswegen sich alle Länder dafür einsetzen sollten, dieses Ziel zu erreichen.

Außerordentlicher COVID-19-Gipfel der G20-Staats- und Regierungschefs

Am Abend des 26. März fand der erste Videogipfel in der Geschichte der G20 statt. Daran nahmen die Staats- und Regierungschefs der G20-Mitglieder sowie einiger von COVID-19 stark betroffener Nicht-G20-Länder wie Spanien, der Schweiz und Singapur teil. Bei dem Treffen betonte der chinesische Staatspräsident Xi Jinping, das, was die internationale Gemeinschaft angesichts der weltweiten Ausbreitung der Epidemie am meisten brauche, seien Zuversicht, konzertierte Anstrengungen und eine einheitliche Reaktion. Er rief die G20-Mitglieder dazu auf, gemeinsame Maßnahmen zu ergreifen, um die Zuversicht für eine Erholung der Weltwirtschaft zu stärken.

Aus diesem Grund betonte Xi Jinping auf diesem Gipfel ausdrücklich, die Pandemie habe einen umfassenden Einfluss auf die globale Produktion und Nachfrage ausgeübt. Alle Länder sollten durch verstärkte makropolitische Maßnahmen darauf reagieren, damit die Weltwirtschaft nicht in eine Rezession falle. Sie sollten eine effektive Fiskal- und Geldpolitik umsetzen sowie die Finanzaufsicht und -koordination stärken, um gemeinsam die Stabilität der globalen Industrieversorgungskette aufrechtzuerhalten.

Dieser G20-Gipfel war auch die erste große diplomatische Veranstaltung, an der China teilnahm, seit das Land von dem neuartigen Coronavirus betroffen wurde. Vor dem Treffen hatte China häufige Telefonkontakte mit den Staats- und Regierungschefs verschiedener Länder, was Chinas Bemühen um einen Konsens demonstrierte. Bis zum Zeitpunkt des Gipfels hatte China, das erste Erfolge im Kampf gegen die Epidemie erzielt hatte, bereits mehr als 80 Ländern, darunter auch G20-Mitgliedern, Hilfe geleistet. Die ernsthafte Erfüllung internationaler Verpflichtungen und das Festhalten am Multilateralismus gelten in der Tat als die Grundposition für die internationale Gemeinschaft, um die weitere Ausbreitung der Epidemie gemeinsam einzudämmen, mehr Konsens zu bilden sowie die Erholung der Weltwirtschaft zu fördern.

Medizinische Ressourcen in der Cloud

Angesichts der Ausbreitung von COVID-19 auf der ganzen Welt hat China proaktiv seine Erfahrungen in der Prävention und Kontrolle der Epidemie geteilt, die internationale Zusammenarbeit gestärkt, aktiv internationale Hilfe geleistet und den Rest der Welt bei der Bekämpfung der Epidemie tatkräftig unterstützt.

Die WHO hat am 5. April ihren 76. Bericht über COVID-19 veröffentlicht. Dem Bericht zufolge ist China von der Eindämmungsphase der Epidemie in eine Entspannungsphase übergegangen. Der WHO-Vertreter in China, Gauden Galea, stellte die Erfahrungen Chinas bei der Bekämpfung der Epidemie vor. Ihm zufolge habe China sehr wichtige Erfahrungen bei der Prävention und Kontrolle der Epidemie gesammelt. Insbesondere habe das Land gezielte Maßnahmen im Bereich der öffentlichen Gesundheit ergriffen, die für unterschiedliche lokale Bedingungen geeignet seien. Damit habe China die Ausbreitung der Epidemie effektiv unter Kontrolle gebracht. Er wies darauf hin, das chinesische Volk habe durch Maßnahmen wie die Aufrechterhaltung der sozialen Distanz, Isolierung und Stärkung der persönlichen Hygiene enorme Anstrengungen unternommen, um die Ausbreitung der Epidemie einzudämmen, und dadurch positive Ergebnisse erzielt. Auf dem Schlachtfeld der Bekämpfung von COVID-19 habe China die umfassendsten, gründlichsten und strengsten Präventions- und Kontrollmaßnahmen ergriffen, was nicht nur der Welt Zeit verschafft, sondern auch anderen Ländern wertvolle Erfahrungen geliefert habe.

Volle Transparenz der Ergebnisse bei der COVID-19-Bekämpfung

Angesichts eines bisher unbekannten Virus kann kein Land allein stehen, und es ist schwierig, das Virus zu besiegen, indem man sich auf die wissenschaftliche und technologische Stärke eines einzelnen Landes oder einer Region verlässt. Es ist dringend notwendig, dass Wissenschaftler aller Länder der Welt eine pragmatische und effektive internationale Zusammenarbeit durchführen, sich gegenseitig mit den jeweiligen Vorteilen ergänzen und gemeinsam Plattformen aufbauen, um medizinische, wissenschaftliche und technische Unterstützung für einen endgültigen Sieg über das Virus anzubieten.

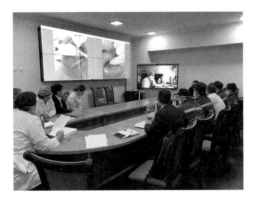

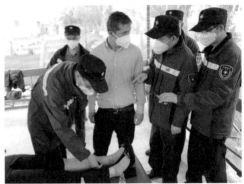

19. April 2020. Mitglieder der chinesischen gemeinsamen Arbeitsgruppe in Usbekistan und Ärzte von ausgewiesenen Krankenhäusern bei einer Ferndiagnosesitzung in Taschkent.

26. April 2020. Chinesische Experten stellen usbekischen Ärzten die traditionell chinesische Behandlungsmethode Akupunktur in der Republik Karakalpakstan in Usbekistan vor.

Die internationale wissenschaftliche und technologische Zusammenarbeit ist ein effektiver Weg zur Vorbeugung und Kontrolle von großen Infektionskrankheiten weltweit. Historisch gesehen haben sich alle Länder vor ernsten Bedrohungen der menschlichen Gesellschaft durch große Infektionskrankheiten dafür entschieden, zusammenzuarbeiten und Seite an Seite zu kämpfen. Im Jahr 1918 fegte eine Grippepandemie über die Welt. Die Bemühungen, sie einzudämmen, förderten nicht nur die Entwicklung der modernen Medizin, sondern ließen die Welt auch erkennen, wie wichtig es ist, einen internationalen Kooperationsmechanismus zur Bekämpfung von Epidemien einzurichten. In den 1960er Jahren startete die WHO das „Pockenausrottungsprogramm". Die Vereinigten Staaten und die Sowjetunion, die sich beide mitten im Kalten Krieg befanden, nahmen auch daran teil. Mit den gemeinsamen Anstrengungen aller Länder verkündete die WHO im Jahr 1980, dass die Pocken weltweit ausgerottet worden seien. Angesichts anderer großer Infektionskrankheiten wie SARS, MERS, H5N1-Vogelgrippe, H1N1-Influenza und Ebola haben Länder auf der ganzen Welt zusammengearbeitet, um den gemeinsamen Feind der Menschheit zu besiegen. Die Menschheit ist eine Schicksalsgemeinschaft. Es gibt keine andere Wahl als Zusammenarbeit.

Nach dem Ausbruch von COVID-19 haben chinesische Forscher den Virusstamm schnell isoliert und identifiziert und die gesamte Genomsequenz des Virus mit der WHO geteilt, was für Wissenschaftler auf der ganzen Welt eine wichtige Grundlage für die Forschung nach Medikamenten, Impfstoffen und Diagnosen darstellte. China hat umgehend und proaktiv Informationen über die Epidemie-Entwicklung im eigenen Land an die WHO gemeldet und zusammen mit anderen von der Epidemie betroffenen Ländern an den Sitzungen des Notfallkomitees der Internationalen Gesundheitsvorschriften teilgenommen, um Informationen über die Epidemie auszutauschen und wissenschaftliche Forschungen zu betreiben. Chinas Konzepte über Diagnose, Behandlung, Prävention und Kontrolle von COVID-19 wurden außerdem in mehrere Sprachen übersetzt und bieten anderen Ländern wichtige Referenzen für die Ausarbeitung von Strategien zur Prävention und Kontrolle der Epidemie.

Im Zuge der gemeinsamen Bekämpfung der Pandemie mit dem Rest der Welt werden Chinas Daten und Ergebnisse kontinuierlich online in Chinesisch und Englisch aktualisiert und stehen medizinischen Fachkräften, wissenschaftlichen Forschern und der Öffentlichkeit weltweit zur Verfügung. Dazu gehören beispielsweise Chinas Konzepte zur Diagnose und Behandlung des neuartigen Coronavirus, Chinas Empfehlungen zu schnellen klinischen Behandlungsmethoden sowie zu Medikamenten und pharmazeutischen Versorgungsrichtlinien für Infektionen und häufige Komplikationen.

Bis zum 8. Mai wurden insgesamt 124 Zeitschriften und 952 Papiere und Berichte in die akademische Austauschplattform für wissenschaftliche Forschung über COVID-19 aufgenommen, die vom chinesischen Ministerium für Wissenschaft und Technologie, der Nationalen Gesundheitskommission, der Chinesischen Vereinigung für Wissenschaft und Technologie und der Chinesischen Medizinischen Vereinigung gemeinsam eingerichtet wurde. Die Inhalte wurden insgesamt 2,97 Millionen Mal aufgerufen.

Von der akademischen Austauschplattform bis zur Plattform für den Austausch von Forschungsliteratur, von der COVID-19-Datenbank bis zum nationalen Wissenschafts- und Technologie-Ressourcenservice-System, von der nationalen Gesundheitsinformationsplattform bis zur Internet-Beratungsplattform für Übersee-Chinesen – zahlreiche Regierungsabteilungen und Institutionen in China haben Daten und wissenschaftliche Erkenntnisse im Zusammenhang mit der Epidemie aktiv veröffentlicht und damit rechtzeitige, umfassende und transparente Informationen für alle Beteiligten bereitgestellt.

Ein Artikel in der international renommierten medizinischen Fachzeitschrift *The Lancet* wies darauf hin, dass die chinesische Wissenschaftsgemeinde schnell auf die Epidemie reagiert, die Entwicklung der Epidemie in Echtzeit begleitet sowie wichtige hygienische, klinische und virologische Daten mit dem Rest geteilt habe, wodurch eine zuverlässige Wissensbasis für China und die Welt geschaffen worden sei, um auf die Epidemie zu reagieren.

Das nationale Service-System für wissenschaftliche und technische Ressourcen über COVID-19, vom Nationalen mikrobiologischen Datenzentrum und der Nationalen mikrobiologischen Ressourcenbank gemeinsam entwickelt, wurde am 24. Januar freigeschaltet. Gleich danach wurden im Rahmen des Systems die Informationen über den ersten Stamm des neuartigen Coronavirus, der erfolgreich in China isoliert wurde sowie seine elektronenmikroskopischen Fotos, den Nukleinsäure-Testprimer und die Sonden-Sequenz veröffentlicht.

Die Plattform zur gemeinsamen Nutzung von Forschungsliteratur über COVID-19 wurde Ende März von der Chinesischen Akademie der Wissenschaften eingerichtet. Sie folgt der Erklärung internationaler Forschungsinstitutionen zur gemeinsamen Nutzung von Daten bei Notfällen im Bereich der öffentlichen Gesundheit und bietet offene Browsing-, Retrieval- und Sharing-Dienste zur Förderung der Virusforschung und der Epidemie-Bekämpfung als Referenz für Länder auf der ganzen Welt.

Im gleichen Zeitraum veröffentlichten chinesische Wissenschaftler Dutzende von hochqualitativen Artikeln in international renommierten akademischen Zeitschriften wie *The Lancet*, *Science* und *The New England Journal of Medicine* und lieferten wertvolle Informationen wie zeitnahe Beschreibungen der klinischen Merkmale der ersten Infizierten, zwischenmenschliche Übertragungsrisiken, Erfahrungen über die provisorische Krankenhäuser und Versuchsresultate von Impfstoffen an Tieren. Das alles hat Referenzen für Wissenschaftler auf der ganzen Welt geschaffen.

Xu Nanping, Chinas stellvertretender Minister für Wissenschaft und Technologie, unterstrich, die chinesische Wissenschafts- und Technologiegemeinde habe wissenschaftliche Daten, technologische Errungenschaften und Präventions- und Kontrollstrategien rechtzeitig mit der Welt geteilt und intensive Zusammenarbeit und engen Austausch mit anderen Ländern über wissenschaftliche und technologische Forschung in den Bereichen Epidemieprävention und -kontrolle, Patientenbehandlung und Grundlagenforschung durchgeführt. All dies habe Chinas Bereitschaft zu gegenseitiger Hilfe, Zusammenarbeit, Austausch und gemeinsamem Gewinnen demonstriert.

Videoschaltungen erleichtern gemeinsame Anstrengungen

Für Zhong Nanshan, den 84-jährigen Akademiker der Chinesischen Akademie der Ingenieurwissenschaften, gehörten Videokonferenzen und Online-Konsultationen zu den alltäglichen Aufgaben im Jahr 2020.

Am 12. März waren einige bekannte medizinische Experten in den Vereinigten Staaten auf der anderen Seite der Videoschaltung.

Am Abend des 12. März hatten Zhong Nanshan und das Intensivpflegeteam des Krankenhauses in dem der Medizinischen Universität Guangzhou angegliederten Ersten Krankenhauses eine mehrseitige Videoverbindung mit der Harvard University School of Medicine und amerikanischen Experten für Intensivpflege.

Damals hat China bereits den Höhepunkt der Epidemie überschritten, während die USA noch vor der Herausforderung einer schnellen Ausbreitung der Epidemie standen.

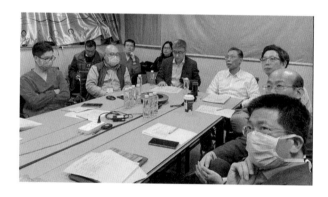

12. März 2020. In dem der Medizinischen Universität Guangzhou angegliederten Ersten Krankenhauses führen Zhong Nanshan (vierter von rechts) und das Intensivpflegeteam des Krankenhauses eine Online-Sitzung mit Experten der Harvard University School of Medicine und anderen amerikanischen Experten für Intensivpflege.

Am dritten Tag nach der Videokonferenz, am frühen Morgen des 14. März Beijinger Zeit, verkündete der damalige US-Präsident Donald Trump im Weißen Haus, dass die Vereinigten Staaten den nationalen Notstand ausgerufen haben.

In der Onlinekonferenz am Abend des 12. März konzentrierte sich das Team von Zhong Nanshan auf die klinischen Merkmale und Behandlungsmethoden von schwerkranken COVID-19-Patienten und teilte die Erfahrungen zur schnellen Erkennung des Virus und Verhinderung von Gemeinschaftsclustern. Nach dem Treffen sagte Zhong Nanshan vor den Medien, die Sterblichkeitsrate von COVID-19 in den USA läge bei fast drei Prozent, was bedeute, dass viele Patienten noch nicht identifiziert worden seien.

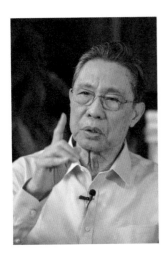

Zhong Nanshan

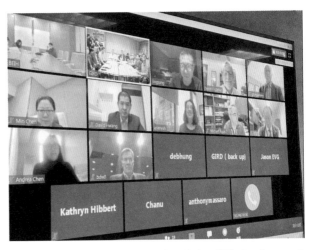

12. März 2020. Zhong Nanshan während einer Videokonferenz mit Experten der Harvard University School of Medicine und amerikanischen Experten für Intensivpflege

Dies war bereits die vierte Videokonferenz zwischen dem Team von Zhong Nanshan und der Harvard University School of Medicine. Eine Woche zuvor hatte Zhong per Video mit Dr. Anita Simonds, der designierten Präsidentin der Europäischen Atemwegsgesellschaft (ERS), gesprochen.

Das Videotelefonat wurde ebenfalls auf Englisch geführt. Dabei erläuterte Zhong Nanshan Dr. Simonds ausführlich die Bedeutung der Einrichtung von provisorischen Krankenhäusern in Wuhan und die Auswirkungen von Kontaktverhütungs- und Isolationsmaßnahmen.

In den ausländischen Medien gilt Zhong Nanshan, der fließend Englisch spricht, als berühmtester Epidemiologe Chinas. Die Universität Harvard kündigte im Februar 2020 an, mit chinesischen wissenschaftlichen Forschern unter der Leitung von Zhong zusammenzuarbeiten, um nach besseren Diagnose- und Behandlungsmöglichkeiten von COVID-19 zu suchen. Auf der offiziellen Website der Universität wurde Zhong als „berühmter Pneumologe und Epidemiologe", „Leiter der chinesischen Experten-Arbeitsgruppe für COVID-19" und „Direktor eines nationalen Schwerpunkt-Labors für Atemwegskrankheiten" vorgestellt.

Viele westliche Medien bezeichnen Zhong Nanshan immer noch als „SARS-Helden", wenn sie ihn vorstellen, obwohl seit dem Kampf gegen SARS bereits 17 Jahre vergangen sind.

Eine weitere Einschätzung, die dieser „SARS-Held" auf der Pressekonferenz abgab, erregte noch mehr Aufmerksamkeit der ausländischen Medien.

Am Nachmittag des 12. März sagte Zhong während einer routinemäßigen Pressekonferenz zur Prävention und Kontrolle der Epidemie in der Provinz Guangdong, dass die Epidemie voraussichtlich im Juni beendet werden könne, wenn alle Länder dem Aufruf der WHO folgen und energische Maßnahmen ergriffen.

Über diese Einschätzung wurde in ausländischen Medien breit berichtet.

In einem Artikel auf der Website der US-amerikanischen Zeitung *The Hill* wurde angemerkt, dass zu dem Zeitpunkt, als Zhong Nanshan diese Stellungnahme abgab, die Zahl der neuen Fälle in der Provinz Hubei, dem einstigen Epizentrum der Epidemie in China, zum ersten Mal seit Monaten auf eine einstellige Zahl gefallen war.

„Meine Einschätzung, dass die Epidemie im Juni enden würde, basiert auf positiven Maßnahmen, die von allen Ländern ergriffen werden." Der Bericht zitierte Zhong Nanshans mit den Worten: „Wenn jedoch einige Länder die Infektiosität und Schädlichkeit des Virus nicht ernst nehmen und nicht energisch eingreifen, wird es länger dauern."

Zhong teilte auf dieser Pressekonferenz auch mit, bis auf die Videokonferenzen mit seinen Fachkollegen aus Europa und der Harvard-Universität habe er sich auch noch mit Wissenschaftlern aus fünf anderen Ländern und Regionen über Videoschaltungen ausgetauscht.

Er betonte, dass es wichtig sei, den Austausch mit dem Ausland zu verstärken, was einerseits den chinesischen Wissenschaftlern zugutekomme, das Verständnis für die aktuellen Behandlungsmethoden zu vertiefen, und andererseits dem Ausland helfen werde, Umwege zu vermeiden und die Sterblichkeitsrate zu senken.

Zhong Nanshans internationaler Austausch ist nur ein Beispiel von Chinas Bemühungen um die Zusammenarbeit mit anderen Ländern bei der Prävention und Kontrolle der Epidemie.

Auch Wang Guiqiang, Direktor der Abteilung für Infektionskrankheiten des Ersten Hospitals der Peking-Universität, wurde zu Videokonferenzen mit zehn ASEAN-

Ländern, sechs zentralasiatischen Ländern und pazifischen Inselländern eingeladen. Er nahm auch an einer Videokonferenz mit mittel- und osteuropäischen Ländern teil.

Chinesische Ärzte teilten nicht nur ihre Erfahrungen mit der Welt, sondern reisten auch in die schwer von der Epidemie betroffenen Länder wie den Iran, den Irak und Italien, um den dortigen Kampf gegen die Epidemie zu unterstützen, was Netizens auf der ganzen Welt mit Dankbarkeit begrüßten.

Angesichts der immer ernster werdenden Situation in Südafrika organisierte die chinesische Botschaft in Südafrika ein Videomeeting mit chinesischen Experten, um die Erfahrungen Chinas im Kampf gegen die Epidemie mit den Beamten und Experten des südafrikanischen Gesundheitssystems zu teilen, wobei der Schwerpunkt auf der Erkennung des Virus, der Nachverfolgung von Fällen sowie Präventions- und Kontrollmaßnahmen lag. Der südafrikanische Gesundheitsminister Zweli Mkhize dankte China dafür, dass es „Holzkohle im Schnee" geschickt habe.

Mit der Ausbreitung der Epidemie in Afrika steht auch Simbabwe unter großem Druck, was die Prävention und Kontrolle von COVID-19 angeht. China hat seine Erfahrungen aktiv mit Simbabwe geteilt, verschiedene Ausbildungskurse für medizinisches Personal durchgeführt und technische, personelle und materielle Unterstützung geleistet. Der Direktor der Abteilung für Epidemieprävention und -kontrolle des Ministeriums für Gesundheit und Kinderwohlfahrt von Simbabwe nahm an einer Videokonferenz zwischen chinesischen Gesundheitsexperten und Regierungsbeamten und Experten aus afrikanischen Ländern zur Prävention und Kontrolle der Epidemie teil und sagte, dass China seine Erfahrungen in der Epidemieprävention auf verschiedene Weise mit Simbabwe geteilt habe und sich die Fähigkeiten seines Landes in der Epidemiebekämpfung dadurch effektiv erhöht habe. „Die Videokonferenz mit chinesischen Experten enthielt viele Informationen und war eine große Hilfe und entscheidend für Simbabwes Kampf gegen die Epidemie. Es lohnt sich, viele Maßnahmen Chinas zur Epidemieprävention zu treffen. Darüber hinaus haben wir auch mit der chinesischen Botschaft und dem chinesischen Ärzteteam in Simbabwe zusammengearbeitet. Das chinesische Ärzteteam hat uns nicht nur mit Informationen über die Epidemie versorgt und Empfehlungen für Maßnahmen zur Prävention und Kontrolle der COVID-19 gegeben, sondern uns auch beim Aufbau eines Managementsystems zur Fallnachverfolgung unterstützt."

Ein Wuhaner Arzt gründet eine WeChat-Gruppe

Wissen über die Bekämpfung von COVID-19 sammeln und teilen, Experten und Professoren zu Live-Übertragungen einladen sowie Spendenaktionen organisieren – damit beschäftigt sich der Wuhaner Arzt Ye Baixin, Gründer einer WeChat-Gruppe, jeden Tag in seiner Freizeit. Die WeChat-Gruppe mit dem Namen „Global Exchange Group for Frontline Doctors Fighting COVID-19" wurde von Ye Baixin, Oberarzt in der Abteilung für Hämatologie des Renmin-Krankenhauses der Wuhan-Univeristät, gegründet.

Seit der Gründung am 22. März sind mehr als 2500 medizinische Mitarbeiter aus mehr als 20 Ländern, darunter die USA, Deutschland, Frankreich und Italien, der WeChat-Gruppe beigetreten, die Fachgebiete wie Intensivmedizin, Infektionskrankheiten, Atemwegserkrankungen, Kardiologie, Geburtshilfe und Gynäkologie, Pädiatrie und Chirurgie abdecken.

Es gibt 485 chinesische Mediziner in der Gruppe – unter ihnen auch viele große Namen wie Professor Zhang Wenhong, Direktor der Abteilung für Infektionskrankheiten des Shanghaier Huashan-Krankenhauses, das der Fudan-Universität angegliedert ist, Professor Zhang Jinnong, Direktor der Notaufnahme des Wuhan Union Hospital, Professor Li Shiyue, stellvertretender Direktor des Guangzhouer Forschungsinstituts für Atemwegserkrankungen, und Professor Hu Ke, Direktor der Abteilung II für Atemwegserkrankungen und Intensivmedizin des Renmin-Krankenhauses der Wuhan-Universität. Jeder in der Gruppe teilt seine Erfahrungen mit und gibt professionelle Anleitung, um das Vertrauen zu stärken und Chinas Erfahrungen bei der COVID-19-Bekämpfung mit dem Rest der Welt zu teilen.

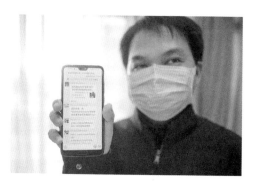

Dr. Ye Baixins WeChat-Gruppe für Ärzte an vorderster Front im Kampf gegen COVID-19 rund um den Globus

Hilferufe werden rund um die Uhr beantwortet

„Nachdem der QR-Code der Gruppe verschickt wurde, stiegen die Anfragen, der WeChat-Gruppe beizutreten, rapide an. Die Zahl sprang schnell von 100 auf 300." Ye Baixin berichtet: „Die Anzahl der Gruppenmitglieder erreichte bald die das Limit von 500. Auch die zweite und dritte Gruppe wurden schnell eingerichtet und bald voll. Mit der steigenden Zahl der Bewerber erweiterte Tencent die Gruppenkapazität für uns und richtete eine Gruppe für zehntausend Personen ein, in der wir Live-Übertragungen, Online-Falldiskussionen und Fernkonsultationen durchführen können."

Am Anfang stellten viele Ärzte Fragen in der Gruppe. Ye Baixin fand heraus, dass es drei Fragen gab, die am häufigsten gestellt wurden: der persönliche Schutz des medizinischen Personals, die Verwendung von Medikamenten und Vorschriften für Diagnose und Behandlung.

Fragen in der WeChat-Gruppe werden rund um die Uhr von Gruppenmitgliedern beantwortet, die sich ohne Ausnahme ehrenamtlich engagieren. Obwohl der Erfahrungsaustausch und die Live-Übertragung viel Zeit in Anspruch nehmen, ist jeder gerne bereit, seinen Bei-

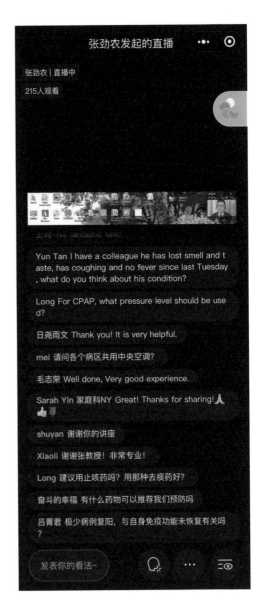

Prof. Zhang Jinnongs Live-Streaming mit Kommentaren von Gruppenmitgliedern

trag zu leisten. Einige geben sofortige Antworten mitten in der Nacht, während einige andere aus eigener Initiative mitteilen, wie sie sich von der Infektion erholt haben. „Die Ärzte müssen einen Wettlauf gegen die Zeit führen und bemühen sich, sofort auf die Fragen zu antworten, denn das könnte darüber entscheiden, ob ein Leben gerettet werden kann", sagt Ye.

Am 2. April schickte ein Arzt mit dem Nachnamen Chen in New York eine Nachricht an die Gruppe, in der er um Hilfe bat. Er sagte, dass er seit mehr als einer Woche unter leichtem Fieber und Husten leide und ihm das Atmen immer schwerer falle. Sein Fall erregte die Aufmerksamkeit von vielen in der Gruppe.

Dr. Chen war aus mehreren Gründen nicht in der Lage, sich auf das Virus testen zu lassen. Alle schlugen ihm vor, einen CT-Scan machen zu lassen und die Ergebnisse an die Gruppe zu schicken. Chinesische Ärzte haben viel Erfahrungen an vorderster Front. Das CT-Ergebnis zeigte, dass er hochgradig verdächtig auf eine COVID-19-Infektion war. Die Fachkollegen in der Gruppe rieten ihm, sich sofort stationär behandeln zu lassen.

Dann „verschwand" Dr. Chen für eine Weile, was alle beunruhigte. Die Gruppenmitglieder versuchten, ihn über verschiedene Kanäle zu kontaktieren.

Nach einiger Zeit schickte Dr. Chen unerwartet eine Nachricht an die Gruppe und bedankte sich bei allen. Es stellte sich heraus, dass er den Rat befolgt hatte und sich zur Behandlung in ein Krankenhaus begeben hatte. Nun hatte er sich erholt. Die Gruppe jubelte noch lange Zeit.

Wertvolle Erfahrungen in Live-Übertragungen teilen und das Verantwortungsbewusstsein der Wuhaner Ärzte demonstrieren

Ye Baixin stellte im immer intensiver werdenden Austausch fest, dass Live-Übertragungen eine effektivere Art der Kommunikation waren. So teilte er die gesammelten Fragen in verschiedene Module auf und lud dann Experten ein, sie live zu beantworten. Dies war eine freiwillige Arbeit und sehr zeitaufwändig. Experten, die lange Zeit an der Front gekämpft hatten, sind sehr erschöpft. Werden sie sich dazu bereit erklären? Ye Baixin war ein wenig nervös.

Professor Zhang Jinnong, Direktor der Notaufnahme des Wuhan Union Medical College Hospital, war sehr aktiv bei der Beantwortung von Fragen. Ye fügte sein

WeChat-Konto hinzu und lud ihn zur Teilnahme an der Live-Übertragung ein. Zu Yus Überraschung sagte Zhang ohne zu zögern zu.

Am 28. März berichtete Zhang Jinnong in der ersten Live-Sendung von seinen Erfahrungen mit der COVID-19-Infektion und seinen Beobachtungen während der Behandlung. Zur Vorbereitung auf die Sitzung übte er seine Rede auf Englisch ein.

„Einige ausländische Ärzte erzählten mir, dass sie anfangs nichts über dieses Virus wussten und große Angst hatten. Nachdem sie mit den Ärzten in Wuhan gesprochen hatten, wurden sie ruhiger", sagte Ye Baixin.

Die erste Live-Sendung wurde von den Gruppenmitgliedern gelobt, was auch Yes Zuversicht stärkte. Bis zum 13. Mai organisierte er bereits elf Live-Übertragungen.

Die Ärzte in der Gruppe sind überwiegend Chinesen, die hauptsächlich Chinesisch und Englisch verwenden. Wenn etwas übersetzt werden muss, gibt es immer Leute, die das sofort erledigen. Ye Baixin: „Wir beschäftigen uns jetzt damit, die Vortragsvideos in verschiedene Sprachen wie Italienisch, Deutsch und Französisch zu übersetzen. Ich hoffe, dass Ärzte aus der ganzen Welt verstehen können, was wir vermitteln wollen."

Große Liebe kennt keine Grenze – ein Beitrag zu globalen Bemühungen

„Ich denke, die Ärzte in Wuhan sind wirklich großartig. Nachdem ich die Gruppe gegründet hatte, beteiligten sich meine Kollegen und andere Fachkollegen in Wuhan aktiv und brachten die Hoffnung zum Ausdruck, etwas für Ärzte auf der ganzen Welt zu tun. Ich initiierte auch ein Spendenprogramm, bei dem in weniger als zwei Stunden mehr als hundert Spenden eingingen, die meisten Spender waren Ärzte in Wuhan." Während seiner Arbeit in diesen WeChat-Gruppen war Ye Baixin von der Hilfsbereitschaft tief bewegt.

Als Wuhan am schlimmsten von der Epidemie betroffen war, unterstützten alle Teile des Landes und viele Länder der Welt Wuhan. Ye Baixin und seine Kollegen erwidern nun den guten Willen mit Dankbarkeit und Verantwortungsbewusstsein, indem sie zum globalen Kampf gegen die Pandemie beitragen.

Wir stehen zusammen im Kampf gegen die Pandemie

Das Empfangen und Geben von Hilfe bildet einen Tugendkreis der gegenseitigen Unterstützung, der ein wahres Abbild der menschlichen Schicksalsgemeinschaft darstellt. Die lange Reise der chinesischen Mediziner ins Ausland und ihre Unterstützung war eine Manifestation von Empathie und Hilfsbereitschaft sowie eine Praxis des Aufbaus einer Schicksalsgemeinschaft der Menschheit.

Aus dem Tagebuch von Ärzten des Huaxi-Krankenhauses in Italien

Am 11. März brach eine medizinische Expertengruppe, die von Chinas Nationaler Gesundheitskommission und dem Chinesischen Roten Kreuz gebildet wurde, von Shanghai nach Italien auf. Das Team bestand aus neun chinesischen Medizinexperten, darunter fünf aus Sichuan. Während des Wenchuan-Erdbebens 2008 in Sichuan schickten das Italienische Rote Kreuz und die Italian Medical Association Erste-Hilfe-Experten in das am stärksten betroffene Katastrophengebiet in die Stadt Mianyang in Sichuan und leisteten einen wichtigen Beitrag zur Rettungsmission. Aus Dankbarkeit meldeten sich die Experten aus Sichuan freiwillig, um Italien zu unterstützen.

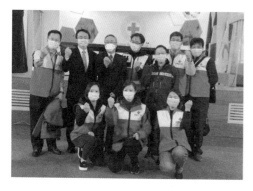 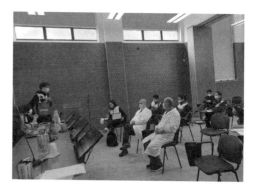

Die chinesische Gruppe medizinischer Experten im Hauptquartier des Italienischen Roten Kreuzes

Chinesische Mediziner im Austausch mit lokalen Ärzten im Sapienza-Universitätskrankenhaus

Tang Menglin ist Oberschwester der pädiatrischen Intensivstation der Abteilung für Intensivmedizin am Huaxi-Krankenhaus der Universität Sichuan. Nach ihrer Ankunft in Italien verschwendeten sie und das Team keine Zeit, um sich über die Situation vor Ort zu informieren und tauschten ihre Erfahrungen in der Epidemiebekämpfung mit italienischen Fachkollegen aus, um die Zusammenarbeit in der Medizin und im Gesundheitswesen zwischen beiden Seiten zu fördern. Außerdem schrieb sie in den Arbeitspausen Tagebuch, um ihre Gefühle in Italien festgehalten.

Vorbereitungen auf den Abflug

0:25 Uhr, 11. März 2020, Shanghai, leichter Regen und eine sanfte Brise

Am 11. März 2020 macht sich ein Freiwilligenteam des Chinesischen Roten Kreuzes, bestehend aus Präventions- und Kontrollkräften sowie medizinischen Fachkräften des Nationalen Zentrums für Seuchenkontrolle, des Huaxi-Krankenhauses der Universität Sichuan und des Zentrums für Seuchenkontrolle und -prävention der Provinz Sichuan, unter der Leitung eines Vizepräsidenten des Chinesischen Roten Kreuzes, auf den Weg nach Italien, um die dortige COVID-19-Bekämpfung zu unterstützen. Als die einzige Krankenschwester im Team ist es eine große Ehre für mich, diese stolze und harte Aufgabe zu übernehmen. In weniger als 18 Stunden nach Erhalt der Benachrichtigung bin ich bereit, nach Italien zu reisen. Die ganze Sache hat sich unwirklich angefühlt, bis ich in Shanghai ankam, um das Visum zu beantragen. In diesen 18 Stunden hatte ich kaum Zeit, mich auszuruhen. Ich war beschäftigt, um zu packen, alle möglichen Schutzmaterialien vorzubereiten, einen Reisepass für Dienstreisen ins Ausland zu beantragen, mit meinen Vorgesetzten zu kommunizieren und verschiedene Ratschläge anzunehmen sowie mich von Verwandten und Freunden zu verabschieden und sie zu beruhigen.

In diesem harten Kampf gegen die Epidemie war China der erste Land, das Widerstand geleistet hat. Wenn einer in Not ist, sind alle zur Hilfe geeilt. Italien hat uns als befreundetes Land die wertvollste Unterstützung zukommen lassen. Jetzt wird die Situation in China immer besser und wir haben viel Erfahrung in der Prävention, Kontrolle und Behandlung des Virus gesammelt. Als das größte medizinische Zentrum im Südwesten unseres Landes hat auch das Huaxi-Krankenhaus der Universität Sichuan mit verschiedenen Präventions- und Kontrollmaßnahmen aktiv zur Eindämmung der Epidemie beigetragen. Jetzt ist es unsere Aufgabe, mehr chinesische Erfahrungen nach

Italien zu bringen, wo die Epidemie am schlimmsten wütete, und dort zur Viruskontrolle beizutragen. Wie der chinesische Außenminister Wang Yi sagte: „Die Freundschaft zwischen China und Italien wird im Kampf gegen die Epidemie weiter ausgebaut."

Es ist kurz nach Mitternacht in Shanghai. Ich kann eine kurze Pause einlegen und habe endlich etwas Zeit, um meine Gedanken zu sortieren und zur Ruhe zu kommen. Wenn ich mich auf ein unbekanntes Schlachtfeld begebe, ist meine einzige Waffe die 27-jährige Erfahrung in der Intensivpflege und Abteilungsleitung. Ich schiebe meine Ängste vorerst beiseite und reorganisiere die wichtigsten Punkte der Überwachung und des Managements von Patienten mit Atemwegserkrankungen, der Infektionsprävention des Personals, der Abläufe in der Notaufnahme für Schwerkranke sowie des Managements der Abteilungsumgebung und des Personals, damit sie entsprechend den lokalen Bedingungen in Italien angepasst und umgesetzt werden können.

„Du schaffst es!"

9:36 Uhr, 13. März 2020, Rom, sonnig

Nach einer langen Reise kam unser neunköpfiges Team am 12. März um 22:31 Uhr Ortszeit endlich in Rom an. Der chinesische Botschafter in Italien und der Leiter des Italienischen Roten Kreuzes begrüßten uns am Flughafen. Die mitgebrachten Hilfsgüter wurden gezählt und der italienischen Seite übergeben. Als ich in mein Hotelzimmer zurückkehrte und mich zurechtmachte, sah ich mir das Gepäck an, das mein Krankenhaus für uns vorbereitet hatte. Mir wurde klar, dass dies das Land sein wird, in dem ich für einige Zeit gegen die Epidemie kämpfen werde. Auch wenn ich weiß, dass es wieder eine schlaflose Nacht werden könnte, fühle ich mich wohl in dem Wissen, dass ich die Unterstützung des Vaterlandes, des chinesischen Volkes und des Huaxi-Krankenhauses besitze.

Am frühen Morgen hatten wir eine Videokonferenz, um die auf uns zukommenden Arbeiten und Pläne zu finalisieren. Unter der Leitung der chinesischen Botschaft in Italien werden wir eng mit dem italienischen Gesundheitsministerium, dem Italienischen Roten Kreuz und anderen relevanten Abteilungen zusammenarbeiten, um uns umfassend auszutauschen, Chinas Erfahrungen bei der Bekämpfung der Epidemie zu teilen und gemeinsam an der Prävention und Kontrolle der Epidemie in Italien zu arbeiten. Ich bin für die Einführung der medizinischen und pflegerischen Erfahrungen sowie für die Infektionsprävention des gesamten Teams verantwortlich. Das Online-Meeting war der Startschuss für unseren Kampf in Italien.

Die Infektionsprävention für das gesamte Team ist eine sehr schwierige Aufgabe. Ich kann nur damit beginnen, meine Erfahrungen in der Seuchenprävention und -bekämpfung in dieser Zeit und die von den Experten meines Krankenhauses zusammengefassten Informationen zu sortieren. Nur durch Lernen können wir besser geschützt kämpfen. Als ich die Fenster des Balkons aufschob, die Brise des Mittelmeeres spürte und die friedlichen und romantischen italienischen Häuser sah, wurde ich in meiner Überzeugung bestärkt, dass ich das Virus töten und mein Land verteidigen will. Wir sind in Italien, aber der Kampf gegen die Epidemie geht über die Grenzen hinaus. Schließlich sagte ich zu mir selbst: „Auf geht's, Tang Menglin, du schaffst es!"

Erfolgreicher Erfahrungsaustausch

20:00 Uhr, 14. März 2020, Rom, bewölkt

Die Zeit verfliegt. Es ist schon unser dritter Tag in Italien. Der straffe Zeitplan hat uns auf Hochtouren laufen lassen.

Um 7 Uhr morgens hatten wir eine Videokonferenz mit unserer Zentrale in China, um uns über die aktuelle Situation in Italien und die Anerkennung unserer Arbeit durch Italien zu informieren. Dann traf Herr Chen Zhu, Präsident des Chinesischen Roten Kreuzes, Vorkehrungen für unsere Arbeit in der nächsten Etappe. Danach fuhren wir zum Lazzaro Spallanzani Hospital (Zentrum für Infektionskrankheiten), um ein chinesisches Ehepaar aus Wuhan zu besuchen, das dort wegen COVID-19-Infektionen behandelt wurde. Sie wurden aufgrund ihres kritischen Zustands auf die Intensivstation verlegt. Glücklicherweise ging es ihnen dank der professionellen Betreuung durch die italienischen Ärzte immer besser und sie würden sich bald erholen. Das ist eine gute Nachricht. Am Nachmittag besuchten wir das Universitätskrankenhaus La Sapienza, um etwas über das aktuelle Gesundheitssystem in Italien, die Führungsstruktur für Epidemien und die abgestuften Diagnose- und Behandlungsmaßnahmen zu erfahren. Direktor Liang Zong'an stellte Italien die siebte Ausgabe des chinesischen Diagnose- und Behandlungsplans vor und wir tauschten uns über Themen von gemeinsamem Interesse aus. Nach dem Treffen machten die italienischen Mitarbeiter deutlich, dass sie unseren Vorschlag annehmen und damit beginnen werden, die Schutzstufen auf Stationen von Infektionskrankheiten zu regulieren und das

Bewusstsein der Öffentlichkeit und des medizinischen Personals für Prävention und Kontrolle zu erhöhen. Das Treffen erwies sich als ein erfolgreicher Austausch.

Als wir abreisten, die Schlösser gegen den Himmel in der Abenddämmerung betrachteten und daran dachten, dass das Virus unter all dieser Reinheit und Heiterkeit gut versteckt war, wurde mir klar, wie sinnvoll es für uns ist, diesem Land Gesundheit und Frieden zurückzugeben.

Die Epidemie mit Wissenschaft bekämpfen

4:10 Uhr, 16. März 2020, Rom, bewölkt

Obwohl es jetzt tief in der Nacht in Rom ist, bin ich wegen des Jetlags um 4 Uhr morgens aufgestanden. Ich nutze diese Zeit, um meine Gedanken niederzuschreiben. Unsere Arbeit hier ist in geordneten Bahnen verlaufen. Die arbeitsreichen Tage haben uns das Heimweh vergessen lassen. Die freundlichen Italiener sind so nett und liebenswürdig. Sie drücken ihre Dankbarkeit uns gegenüber immer wieder in den großen sozialen Netzwerken aus, was den Wert unserer Arbeit indirekt beweist.

Die von China an Italien gespendeten medizinischen Hilfsgüter sind an der Front verteilt worden. Die italienische Seite hat China auch um weitere Hilfe gebeten. Ich bin der festen Überzeugung, dass die Freundschaft zwischen China und Italien durch die Krise ausgebaut und lange halten wird.

Eine weitere wichtige Aufgabe von uns ist es, den chinesischen Studenten und den Übersee-Chinesen in Italien Wissen über die klinischen Merkmale sowie die Präventi-

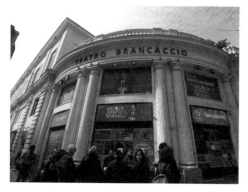

5. März 2020, Rom. Ein wegen der Epidemie vorübergehend geschlossenes Theater

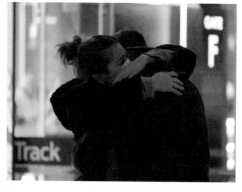

9. März 2020, Rom. Verabschiedung mit einer Umarmung

ons- und Behandlungsmethoden der COVID-19-Infektion zu vermitteln. Seitdem die Epidemie in China um das Frühlingsfest herum ausgebrochen ist, machen sich die Chinesen in Übersee Sorgen über die Landsleute, und die Chinesen in Italien sind da keine Ausnahme. Sie haben über verschiedene Kanäle von den Entwicklungen der Krankheit erfahren und sich dafür eingesetzt, zum COVID-19-Kampf in China beigetragen. In diesem Moment, als die Epidemie in Italien wütet, ist es unsere Pflicht, unsere Landsleute in Übersee zu unterstützen, damit sie die Schwierigkeiten überwinden können. Um Menschenansammlungen zu reduzieren, nutzte die Expertengruppe die Form der Live-Übertragung, um sie über das Virus zu informieren. Die Live-Videoübertragung wurde gleichzeitig auf der Baidu-Plattform und der Facebook-Homepage von „Ambasciata Cinese Roma" durchgeführt. 130 000 Chinesen in Italien schauten online zu.

In den nächsten Tagen werden wir in die nördlichen Regionen fahren, wo die Epidemiesituation noch schlimmer ist. Das Personal des Hotels, in dem wir untergebracht sind, sagte, sie wollten ein Erinnerungsfoto mit uns machen.

Gemeinsames Streben nach dem gleichen Ziel

4:38 Uhr, 17. März 2020, Rom

Wir sind zusammen, wir kämpfen zusammen. Ein Freund hat mir heute ein Bild geschickt, das mich sehr berührt hat. Ein italienisches Mädchen hat einen Cartoon für uns gezeichnet und gesagt, dass er „allen Krankenschwestern und Ärzten gewidmet ist und denen, die aus China gekommen sind, um uns zu helfen". Der Hauptteil des Cartoons ist eine italienische Landkarte. Die Krankenschwester auf der linken Seite repräsentiert Italien und der Arzt in der unteren rechten Ecke repräsentiert China. Die einfache Zeichnung vermittelt aufrichtige Dankbarkeit und starke Bindungen zwischen China und Italien. Sie erinnerte mich daran, dass Italien kurz nach dem Wenchuan-Erdbeben im Jahr 2008 14 Experten in die am stärksten betroffenen Gebiete von Sichuan geschickt hatte, um Hilfe zu leisten. Als eine gebürtige Sichuanerin schätze ich mich glücklich, dass ich nun in der Lage bin, die Freundlichkeit der Italiener in dieser Krisenzeit zu erwidern.

Wenn ich den Doktor Panda sehe, wie er sich in dem Cartoon am schiefen Turm von Pisa festhält, sehe ich mich selbst, wie ich von der Heimatstadt des Pandas nach Italien gereist bin. Wir haben nicht gezögert, uns der Mission anzuschließen, und wir haben die chinesische Erfahrung mitgebracht, um die Epidemie hier zu bekämpfen.

Wir glauben, dass wir in der Lage sind, die Schwierigkeiten gemeinsam mit dem italienischen Volk zu überwinden. Wie das Mädchen in dem Cartoon schreibt, sind wir hier, zusammen mit dem italienischen Volk. Die Tochter meines Kollegen hat mir auch ein Bild gezeichnet – „Wir stehen zusammen". Ja, wir stehen zusammen und es ist unser gemeinsamer Wunsch, das Virus gemeinsam zu besiegen.

Der italienische Wissenschaftler Francesco Sisci:
Wir brauchen mehr Vertrauen und Zusammenarbeit

Das COVID-19-Virus, das sich so schnell auf der Welt ausbreitet, stellt eine noch nie dagewesene Herausforderung in der Geschichte der Menschheit dar. Angesichts des Virus sind all unser bisheriges Wissen und unsere Erfahrung nur von begrenztem Nutzen. Vielmehr braucht die Welt, wie von Staatspräsident Xi Jinping vorgeschlagen, eine gemeinsame Haltung, die darin besteht, sich in Zeiten der Not gegenseitig zu helfen.

Nachdem das Virus in China ausgebrochen war, haben Regierungen und Unternehmen vieler Länder China mit medizinischen Hilfsgütern versorgt. Als das Virus begann, sich weltweit auszubreiten, stellten die chinesische Regierung und Unternehmen Chinas vielen Ländern medizinische Hilfsgüter zur Verfügung. Das Gleiche gilt auch zwischen China und Italien. Diese Hilfsprogramme sind von äußerst großer Bedeutung. Sie zeigen dem italienischen Volk und über Italien auch der Welt, dass China freundlich gesinnt und bereit ist, die internationale Gemeinschaft mit Ressourcen und Erfahrung bei der Bekämpfung der Epidemie zu unterstützen, indem es medizinische Teams und medizinisches Material ins Ausland schickt. Aus diesem Grund sind diese Hilfsprogramme nicht das, was von einigen Medien als sogenannte chinesische politische Propagandawerkzeuge gegenüber anderen Ländern beschrieben wurde. Es ist sehr wichtig, diesen Punkt zu verstehen. Andernfalls könnte es zu neuen Konflikten führen oder alte Konflikte verschärfen, was schlecht für Italien und China wäre.

Viele Länder haben sich dafür entschieden, ihre Grenzen zu schließen und die Epidemie selbst zu lösen. Das ist zu einem gewissen Grad eine verständliche Reaktion. Inzwischen ist jedoch klar, dass diese Epidemie nicht in einem einzigen Land gestoppt werden kann. Die globale Zusammenarbeit erfordert neue globale Regeln, Fairness und ein gegenseitig transparentes Wettbewerbsumfeld. Mit der Zeit kann die internationale Gemeinschaft das gegenseitige Vertrauen stärken und wir können damit eine bessere Welt aufbauen. Ohne gegenseitiges Vertrauen werden die globalen Spannungen nur zunehmen.

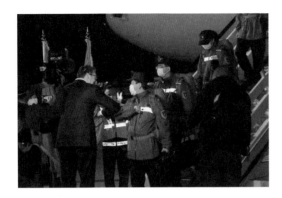

21. März 2020, Belgrad. Der serbische Präsident Aleksandar Vučić (links) begrüßt Mitglieder des chinesischen Ärzteteams am Flughafen mit dem Ellbogengruß.

Serbien: Dankeschön, chinesische Ärzte

Der tägliche Arbeitsplan der chinesischen medizinischen Expertengruppe in Serbien ist sehr eng. Ein Mitglied der Gruppe, Long Qisui vom Institut für AIDS-Prävention und -Kontrolle der CDC der Provinz Guangdong, weiß es am besten: „Wir stehen um 6 Uhr morgens auf und gehen um 7 oder 8 Uhr abends zurück ins Hotel. Nachdem wir den täglichen Bericht fertiggestellt haben, ist es oft sehr spät, wenn wir endlich ins Bett gehen können."

Seit der Ankunft in der serbischen Hauptstadt Belgrad am 21. März hat sich das Team keinen einzigen Tag frei genommen. In drei Wochen besuchte das Expertenteam von Süden nach Norden sieben Städte und 22 medizinische Einrichtungen, hielt 15 Sitzungen und neun Vorträge ab. Sie waren in fast allen von der Epidemie betroffenen Gebieten in Serbien.

Während ihrer Reisen wurde das Expertenteam auch von den Menschen vor Ort herzlich empfangen: „Danke" ist das Wort, das sie am häufigsten gehört haben, seitdem sie in Serbien eintrafen. Lin Bingliang, ein Mitglied der Expertengruppe und stellvertretender Direktor der Abteilung für Infektionskrankheiten des Dritten angegliederten Krankenhauses der Sun Yat-sen Universität, erzählte den Reportern, dass die serbische Seite ihnen wiederholt dafür gedankt habe, dass sie ihre Heimatstadt verlassen und einen so weiten Weg zurückgelegt hätten, um Serbien zu helfen.

Laut der Expertengruppe war das Personal in den serbischen Krankenhäusern

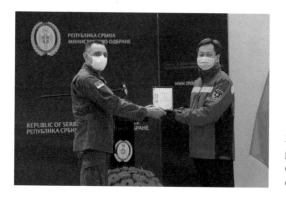

30. April 2020, Belgrad. Der serbische Verteidigungsminister Aleksandar Vulin (links) verleiht eine Ehrenmedaille an Peng Zhiqiang, Leiter des chinesischen Ärzteteams in Serbien.

sehr froh, sie zu sehen. Manchmal standen sie Schlange, um sie zu begrüßen und auf Chinesisch „Hallo" zu sagen. Wenn sie die Stationen betraten, grüßten die Patienten die chinesischen Experten und reckten den Daumen nach oben.

Lin Bingliang erzählte, einmal fuhr sein Team in eine andere Stadt und legte auf dem Weg an einer Tankstelle eine Pause ein. Die Angestellten der Tankstelle kamen einer nach dem anderen, um sich zu bedanken und ein Gruppenfoto zu machen, als sie erfuhren, dass es sich um Experten aus China handelte.

Long Qisui berichtete von einem anderen schönen Erlebnis: „Die Einheimischen kannten bereits unseren Dienstwagen. Eines Tages stand unser Auto im Stau. Sie haben spontan ihre Autos zur Seite geschoben, damit wir passieren konnten. Außerdem haben sie uns zugelächelt und gewunken."

Das Expertenteam hat die Erfahrungen und Pläne Chinas zur Bekämpfung der Epidemie vorbehaltlos weitergegeben, einschließlich der Praxis in der Provinz Guangdong, früh einzugreifen und die Behandlungen zu konzentrieren, wobei der Schwerpunkt auf der Kontrolle der Krankheitsherde und dem frühen Eingreifen bei schwerkranken Patienten liegt.

In Übereinstimmung mit den Empfehlungen der Expertengruppe hat die serbische Seite eine Reihe von Präventions- und Kontrollmaßnahmen ergriffen, einschließlich der Erweiterung der Tests, des Baus von provisorischen Krankenhäusern und der Verhängung einer Ausgangssperre, die in der Praxis gute Ergebnisse zeigten.

Iran richtet provisorische Krankenhäuser ein

Am frühen Morgen des 29. Februar traf ein fünfköpfiges Freiwilligenteam des Chinesischen Roten Kreuzes in Teheran, der Hauptstadt des Irans, ein und überbrachte medizinische Hilfsgüter, die von China gespendet worden waren. Das Team brachte nicht nur medizinische Hilfsgüter wie Testkits und Beatmungsgeräte, sondern auch chinesische Erfahrungen, was für das Land von noch größerer Bedeutung war. Es besuchte viele Krankenhäuser und Gemeinden, um mehr über die Entwicklung der Epidemie im Iran zu erfahren. Basierend auf der aktuellen Situation stellten sie dem Land Chinas effektive Maßnahmen zur Prävention und Kontrolle des Virus vor, wie z. B. die Strategie der „frühen Erkennung, frühen Meldung, frühen Isolierung und frühen Behandlung".

Die iranische Regierung hat einige Maßnahmen ergriffen, die auf den Empfehlungen des chinesischen Freiwilligenteams basieren, wie z. B. die Einrichtung von provisorischen Krankenhäusern, die Kontrolle von Menschenansammlungen und die Durchführung von Verkehrskontrollen zwischen verschiedenen Provinzen. Die chinesische Erfahrung ist für sie sehr hilfreich.

Mit Liebe voranschreiten: Eine chinesische Ärztin in Frankreich, die an der vordersten Front gegen die Epidemie kämpft

Nach Feierabend ging sie zur Wohnung ihrer Eltern, schaute weit in das Zimmer ihrer einjährigen Tochter, drehte sich dann um und ging beruhigt. Sie ist Na Na, eine chinesische Ärztin, die an vorderster Front in Frankreich gegen COVID-19 kämpft.

Na Na ist Ärztin in der Notaufnahme des Krankenhauses Pitié-Salpêtrière in Paris. Im März 2020 wurde sie aufgrund der gravierenden Epidemiesituation in das Pariser Notfallzentrum versetzt. Mit großer Liebe für die Patienten kämpften sie und ihre Kollegen an vorderster Front der Seuchenbekämpfung.

„Nach dem Virusausbruch in Frankreich ist die Arbeitsbelastung des Pariser Notfallzentrums um mehr als 50 Prozent gestiegen. Viele Ärzte wurden in das Notfallzentrum versetzt, darunter einige Ärzte im Ruhestand, Allgemeinmediziner und Notaufnahmeärzte wie ich", sagte sie. „Die Ärzte hier haben normalerweise 50 Stunden pro Woche gearbeitet, aber nach dem Ausbruch der Krankheit ist es üblich, mehr als 60 Stunden pro Woche zu arbeiten. Im Notfallzentrum arbeiten die Ärzte, Krankenschwestern und Sanitäter sehr hart und solidarisch. Viele haben ihren Urlaub gestrichen, ich auch. Alle wissen, dass wir jetzt in Gefahr sind und der Schutz nicht perfekt ist, aber wenn wir an die Patienten denken, macht niemand einen Rückzieher.

Na Na sorgt sich sehr um ihre Tochter. „Als Ärzte haben meine Kollegen und ich nie Angst vor der Gefahr gehabt, aber wir haben alle Angst, das Virus nach Hause zu bringen. Aus diesem Grund habe ich meine Tochter zu meinen Eltern geschickt. Ich

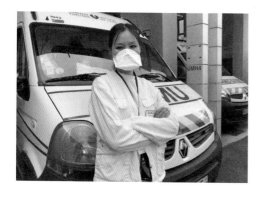

12. April 2020. Na Na vor einem Krankenwagen des Pariser Notfallzentrums

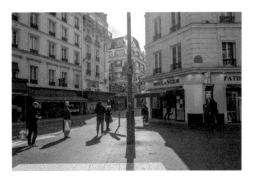

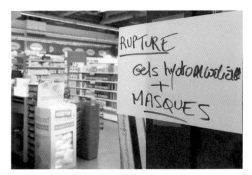

Menschen stehen Schlange vor einer Pariser Bäckerei.

5. März 2020. Ein Zettel mit der Aufschrift „Masken und Handdesinfektionsmittel nicht vorrätig" in einer Apotheke im Norden von Paris

habe sie jetzt seit mehr als einem Monat nicht mehr gesehen." Wenn sie nach der Arbeit eine Stippvisite in ihrem Elternhaus macht, ist ein Blick in das Zimmer ihrer Tochter für Na Na zur Routine geworden, damit die Sehnsucht etwas gelindert wird.

Na Na macht sich auch Sorgen um Wuhan und ihre Landsleute in China. „Wuhan bedeutet mir sehr viel. Vor zehn Jahren war ich Doktorandin der Notfallmedizin im chinesisch-französischen Programm der Universität Wuhan. Ich absolvierte ein Praktikum in der Notaufnahme des Zhongnan-Krankenhauses der Universität Wuhan und ging später nach Frankreich", sagt sie.

Nachdem das Virus in China ausgebrochen war, stand Na Na in engem Kontakt mit ihren Freunden in Wuhan und sammelte Masken und andere Hilfsgüter in Frankreich, um sie nach China zu schicken. Nachdem die Pandemie Frankreich erreicht hatte, schlug sie vor, dass das Pariser Notfallzentrum eine Hotline in chinesischer Sprache einrichtet, um Übersee-Chinesen zu helfen, die Symptome einer COVID-19-Infektion hatten, aber kein Französisch sprechen.

„Ich bildete ein Team mit acht Freiwilligen, die jeden Tag von 8 bis 18 Uhr kostenlose medizinische Konsultationen für Übersee-Chinesen anbieten. Wir beurteilen zunächst am Telefon den Schweregrad des Zustands des Patienten. Wenn der Zustand ernst ist, helfen wir dem Patienten, Notfallzentren zu kontaktieren", erläutert sie. „Die Freiwilligen der Hotline arbeiten oft bis tief in die Nacht. Zum Beispiel war heute ein Patient in schlechtem Zustand. Nachdem die Freiwilligen ihn in ein Krankenhaus ver-

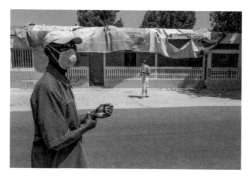

27. März, 2020. Menschen mit Masken in Dakar, Senegal

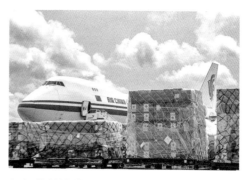

6. April 2020. Die von China gespendeten medizinischen Hilfsmaterialien für 18 afrikanische Länder sind in Ghana angekommen. Sie sollen von dort in 17 andere Länder weitertransportiert werden.

mittelt hatten, sprachen sie weiter mit dem behandelnden Arzt des Patienten bis 22 Uhr in der Nacht."

Im Kampf gegen die Epidemie kann Na Na die Freundschaft zwischen China und Frankreich mit eigenen Augen bezeugen. Sie erzählte den Reportern: „Die Masken, Handdesinfektionsmittel und Schutzausrüstungen, die im Pariser Notfallzentrum verwendet werden, sind größtenteils Spenden von Menschen aus allen Gesellschaftsschichten in China und Übersee-Chinesen in Frankreich." Sie bedankt sich für die wertvolle Unterstützung für das medizinische Personal an vorderster Front.

Sie bekämpfen das Virus in Afrika

Wegen der Epidemie war Shi Yongyong, ein Arzt in einem medizinischen Hilfsprogramm in Afrika, sehr besorgt. Am 28. Dezember 2019 führte er das neunte Ärzteteam der südchinesischen Provinz Guangdong nach Ghana. Damals war er aufgeregt und begierig, die Kultur der Traditionellen Chinesischen Medizin in Afrika zu verbreiten. Aber er konnte sich nicht vorstellen, dass er sich frontal mit einer Infektionskrankheit würde auseinandersetzen müssen.

Ende April 2020 gab es in Ghana bereits mehr als 1000 bestätigte COVID-19-Fälle. Obwohl die örtliche Regierung die Strategie „Verhinderung der Einschleppung vom Ausland und Eindämmung der Ausbreitung im Inland" verfolgte, hatte Ghana noch viele Schwierigkeiten bei der Bekämpfung der Epidemie.

Shi Yongyong ist Direktor der Abteilung für Anästhesiologie des Hauptcampus des TCM-Krankenhauses der Provinz Guangdong. Angesichts der Epidemie in Ghana übernahm er die Führung bei der Erstellung von Postern in chinesischer und englischer Sprache, um das öffentliche Bewusstsein für die Krankheit zu erhöhen. Gleichzeitig nahm er Kontakt zu chinesischen Experten auf, um die chinesischen Erfahrungen in Ghana zu verbreiten.

Das Dilemma: Prävention ohne Hilfsmittel kaum möglich

Um der Epidemie vorzubeugen und sie einzudämmen, hat Ghana frühzeitig Maßnahmen ergriffen. Bereits am 21. Januar verschickte das ghanaische Gesundheitsministerium Epidemie-Warnungen an die 16 Provinzen des Landes und verstärkte die Überwachung an Flughäfen und anderen Einreisehäfen.

Ghana baute schnell seine Abwehr zur Virusprävention und -kontrolle auf, aber das schlaue Virus wurde trotzdem eingeschleppt. Am 12. März wurde der erste Fall in dem westafrikanischen Land bestätigt. Danach hat sich die Zahl der bestätigten Fälle allmählich erhöht. Um den Bedarf an Nukleinsäure-Tests zu decken, hat die lokale Regierung zwei zusätzliche Agenturen als Teststellen ernannt. Nachdem der erste Fall diagnostiziert wurde, gab die lokale Regierung sofort die Nationalität, die Herkunft und die Reisedaten des Patienten bekannt.

Obwohl Ghana seine Präventions- und Kontrollmaßnahmen wiederholt verstärkt hat, ist das Virus immer noch schwer einzudämmen. Shi Yongyong beschreibt die Schwachstellen: „Ghana fehlt es schon immer an medizinischen Ressourcen. Nach dem Ausbruch der Epidemie können die Menschen keine Masken und keinen medizinischen Alkohol bekommen. Die meisten Menschen tragen keine Masken.“

Nukleinsäure-Tests sind ein effektives Mittel zur Diagnose von COVID-19 und die Patienten müssen getestet werden, bevor sie aus dem Krankenhaus entlassen werden. Obwohl Ghana groß angelegte Nukleinsäure-Tests durchgeführt hat, ist die Nachweis-Effizienz aufgrund des Mangels an Testeinrichtungen und Fachleuten niedrig. „Die Ergebnisse der Nukleinsäure-Tests kommen erst nach vier bis fünf Tagen. Wenn die Epidemie im großen Ausmaß ausbricht, könnte es an medizinischen Ressourcen, Fachkräften und Ausrüstungen mangeln", befürchtete Shi.

Es wird besser: Jeder trägt nun Maske

Am 6. April 2020 landete ein gechartertes Flugzeug mit von der chinesischen Regierung unterstützten medizinischen Hilfsgütern für 18 afrikanische Länder auf dem International Airport in Accra, der Hauptstadt von Ghana.

Bis zum 13. April 2020 haben mehrere Unternehmen mit chinesischer Beteiligung in Afrika, darunter Sunon Asogli Power Ltd, Africa World Airlines Limited und Huawei Technologies Co. Ltd. (Ghana), ebenfalls Hilfegüter an die ghanaische Regierung gespendet.

Shi Yongyong kaufte über die Alumni-Vereinigung der Zhongshan-Universität 5000 Masken und Dutzende von sogenannten Face Shields, die er an Ghana spendete. „Ghana gilt nicht als ein wohlhabendes Land, aber es hat auch schon vorher 10 000 N95-Masken an Hubei gespendet", sagte er den Reportern.

Mit solcher Unterstützung bekommt Ghana mehr Nachschub. Am Anfang hatte das Lekma Hospital nicht einmal Masken für sein medizinisches Personal. Jetzt erhält jeder eine Maske, der das Krankenhaus betritt.

Als Reaktion auf den möglichen Höhepunkt der Epidemie begannen die örtlichen Krankenhäuser, medizinische Ressourcen zu sammeln. Das Lekma Hospital, in dem das chinesische Ärzteteam stationiert ist, nahm ab dem 23. März keine neuen Operationstermine mehr an. Damit sollte eine separate Isolierstation frei werden, die ausschließlich COVID-19-Patienten aufnimmt.

Wir kämpfen gemeinsam: Wissen zur Virusbekämpfung verbreiten

Ende Januar ist COVID-19 noch nicht auf dem afrikanischen Kontinent aufgetaucht. Aber als die chinesischen Arbeiter zur Arbeit zurückkehrten, erregte das Infektionsrisiko die Wachsamkeit des chinesischen Ärzteteams.

Am 22. Januar verfasste Shi Yongyong die Empfehlungen zur Prävention und Behandlung von Lungenentzündungen, die durch das neuartige Coronavirus verursacht werden. Nachdem er den Entwurf am nächsten Tag mit den Teammitgliedern besprochen hatte, schickte er ihn an die chinesische Botschaft in Ghana und die Handelskammer, um ihn so über mehrere Kanäle zu verbreiten und die Chinesen in Ghana anzuleiten, sich zu isolieren und damit das Infektionsrisiko zu reduzieren.

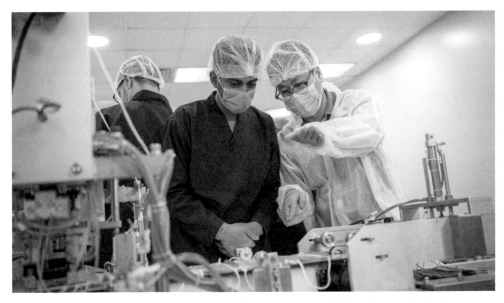

Ein chinesisches Privatunternehmen stellt Masken in Ägypten her, um zur Epidemiebekämpfung beizutragen.

Am 12. März, nachdem der erste bestätigte Fall in Ghana aufgetaucht war, beschloss das medizinische Team, ein leicht verständliches Handbuch für die in Ghana tätigen Chinesen in Form von Fragen und Antworten zu erstellen, um das Wissen über den täglichen Schutz zu verbreiten.

Die Teammitglieder betonten gegenüber ghanaischen Ärzten und der Öffentlichkeit immer wieder, wie wichtig es sei, Masken zu tragen, sich häufig die Hände zu waschen und soziale Distanz zu wahren. Während des privaten Austauschs stellten sie auch weiterhin Chinas erfolgreiche Erfahrungen bei der Eindämmung des Virus vor. So kamen beispielsweise mehr als 40 000 medizinische Mitarbeiter aus dem ganzen Land nach Hubei, um das damalige Epizentrum zu unterstützen. Viele provisorische Krankenhäuser wurden gebaut, um leicht erkrankte Patienten zu isolieren und es wurden Poster mit Informationen zur Virusbekämpfung erstellt, die sowohl online als auch offline verbreitet werden.

Die Einheimischen haben inzwischen eine hohe Akzeptanz für Akupunktur. Das Lekma Hospital, in dem das medizinische Team stationiert ist, hat auch eine Akupunkturabteilung. „Wenn es einen Bedarf gibt, werden wir den Einsatz von Akupunktur bei der Behandlung von COVID-19 in Erwägung ziehen", sagte Shi Yongyong.

NGOs tragen zur globalen Zusammenarbeit bei der COVID-19-Bekämpfung bei

Der Nichtregierungssektor war schon immer eine Brücke für wachsende Verbindungen zwischen verschiedenen Völkern. „Ich freue mich auf mehr nichtstaatliche Botschafter wie den Chinesischen Fonds für Frieden und Entwicklung, die sich für die Zusammenarbeit mit den Anrainerländern der Seidenstraßen-Initiative zum Wohle der Menschen einsetzen." Der Brief von Staatspräsident Xi Jinping an alle Lehrer und Schüler der China-Laos-Freundschaftsgrundschule Nongping im Jahr 2019 inspiriert Chinas NGOs stets dazu, sich der internationalen Zusammenarbeit zu widmen.

Angesichts der Epidemie haben viele Mitglieder der internationalen Gemeinschaft China wertvolle Unterstützung und Hilfe geleistet. Im Gegenzug hat auch China sein Bestes getan, um eine beispiellose internationale humanitäre Operation zu starten. So haben beispielsweise die chinesischen NGOs ihr Fachwissen eingebracht, miteinander kooperiert und wichtige Beiträge zur Förderung der internationalen Zusammenarbeit bei der Prävention und Bekämpfung der Pandemie geleistet.

In der internationalen Zusammenarbeit im Kampf gegen die Pandemie haben die deutlichen Spuren, die Chinas NGOs an jedem Zeitknotenpunkt hinterlassen haben, das Band zwischen den Völkern verschiedener Länder gestärkt.

Notversorgung für die Bedürftigsten auf der ganzen Welt

Im März startete Chinas größter Zusammenschluss gesellschaftlicher Organisationen für den internationalen Austausch – China NGO Network for International Exchanges (CNIE) – unter der Leitung der Internationalen Abteilung des Zentralkomitees der KP Chinas eine gemeinsame Aktion der Seidenstraßen-NGOs gegen die Pandemie und rief die NGOs dazu auf, im Rahmen ihrer Möglichkeiten den bedürftigen Ländern Hilfe zu leisten. Die Initiative stieß auf positive Resonanz. Bis Mitte Mai hatten chinesische NGOs im Rahmen der gemeinsamen Aktion mit mehr als 50 Ländern zusammengearbeitet, und zwar in verschiedenen Formen wie Spenden, Erfahrungsaustausch und Freiwilligenarbeit. Das Volumen der chinesischen Hilfe für andere Länder belief sich auf 173 Millionen Yuan RMB.

Am 11. März starteten die Dragon Design Foundation und 157 soziale Organisationen und Einheiten mit Unterstützung der CNIE und des Fonds des Chinesischen Roten Kreuzes die „Green Ribbon Action", um entsprechend den eingegangenen Hilfsanfragen Hilfsgüter bereitzustellen.

Am Morgen des 15. März kamen die von der Mammoth Foundation und BGI Genomics für Serbien gespendeten Nukleinsäure-Testkits in Düsseldorf an. Die lokalen Mitarbeiter von BGI Genomics verschwendeten keine Zeit, holten die Ware ab und packten sie um. Am gleichen Abend wurden das Material dem serbischen Generalkonsul in Düsseldorf übergeben und noch in der Nacht mit einem gecharterten Flugzeug nach Belgrad transportiert.

Am 7. April schickte das italienische Unternehmen Metech STG aus der Stadt Brescia eine E-Mail mit der Bitte um Hilfe. Ein lokales Pflegeheim benötigte dringend

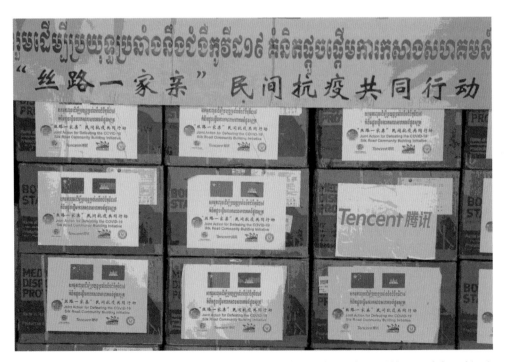

3. April 2020, Phnom Penh. Die von dem Chinesischen Fond für Frieden und Entwicklung und dem chinesischen IT-Unternehmen Tencent an die Cambodian Civil Society Alliance gespendeten medizinischen Hilfsgüter

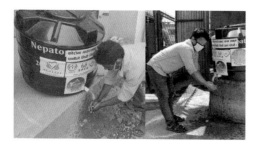

17. Mai 2020. Menschen in der Provinz Nr. 2 von Nepal waschen sich die Hände bei einer öffentlichen Handwaschstation, die von der China Foundation for Poverty Alleviation installiert wurde.

Schutzmaterialien. Die Abteilung für internationale Zusammenarbeit der „Green Ribbon Action" ergriff sofort Maßnahmen, um einen Spendenaufruf zu formulieren, Spender zu kontaktieren und Logistikkanäle zu finden. Metech STG kommunizierte mit dem Pflegeheim und stellte entsprechende Unterlagen zur Verfügung. Zwei Wochen später schickte das Pflegeheim Fotos, um zu bestätigen, dass die Lieferungen eingegangen waren. Bis Mitte Mai hatte die „Green Ribbon Action" etwa 300 internationale Freiwillige rekrutiert. Insgesamt wurden medizinische Hilfsgüter im Wert von drei Millionen Yuan an 18 Länder wie Italien, den Iran, Sri Lanka, Russland, Argentinien, Frankreich, Südafrika und Mexiko sowie an das UN-Habitat gespendet.

Es gab noch viele weitere internationale Spenden, die den Menschen in höchster Not geholfen haben. Die Spenden des Chinesischen Fonds für Frieden und Entwicklung gingen innerhalb von weniger als drei Monaten in mehr als zehn Länder, darunter Italien, Spanien, den Iran, Myanmar, Kambodscha, Laos, Pakistan, Südafrika und Surinam. Tencents globaler Anti-Epidemie-Fond hat 7,7 Millionen Stück von medizinischen Hilfsgütern gespendet. Der gesamte Luftweg zur Verteilung der Hilfsgüter entspricht einer Reise, die dreieinhalb Mal um die Erde führt. Die Beijing New Sunshine Charity Foundation hat öffentlich mehr als sechs Millionen Yuan für den Kampf gegen die Epidemie im Iran gespendet und die Zahl der Spender übertraf 230 000.

Im Vergleich zu den entwickelten Ländern in Europa und Amerika sind die meisten Entwicklungsländer dicht besiedelt und das öffentliche Gesundheitssystem ist stark belastet. Der Schutz von Entwicklungsländern und den schwachen Bevölkerungsgruppen ist für den globalen Kampf gegen das Virus von entscheidender Bedeutung.

Am 24. März begann Nepal mit der Quarantäne. Vier Tage später wurde auf der Hauptstraße von Misira Bihari, einer Stadt in der zweitgrößten Provinz im Süden Nepals, alle hundert Meter ein bunter Eisenkübel mit einer chinesischen Flagge aufgestellt. Dies waren Handwaschstationen, die von der China Foundation for Poverty Alleviation und der Tibet Shanyuan Charity Foundation gespendet worden waren. Wenn die Bewohner vorbeikommen, können sie sich kostenlos die Hände waschen, indem sie den Hahn am Eisenkübel aufdrehen und sich die Hände mit Desinfektionsmittel einreiben. Ärzte aus den örtlichen Gesundheitszentren zeigten den Menschen, wie sie sich die Hände waschen sollen. In Nepal gibt es bereits 180 solcher Handwaschstationen. Die stellvertretende Bürgermeisterin der Stadt, Anita Kumari Sah, begrüßte die Aktion: „Diese Kübel und Handdesinfektionsmittel können armen und benachteiligten Gruppen helfen, ihre Hände zu reinigen und die Ausbreitung des Virus zu verhindern."

In Äthiopien, Nepal und Myanmar hat die China Foundation for Poverty Alleviation sieben Millionen Yuan bereitgestellt, um während der Epidemie jeden Monat kostenlose Lebensmittelpakete an arme Kinder zu verteilen. In den Grenzgebieten zwischen dem Libanon und Syrien verteilt das libanesische Büro der Peaceland Foundation aus Beijing Pakete mit medizinischen Hilfsgütern an Menschen in den Flüchtlingslagern, darunter Lebensmittel, Desinfektionsmittel, Seife und andere Hygieneartikel.

Diese kleinen guten Taten sind wie Perlen, die sich zu einer schillernden Kette der Liebe aufreihen.

Chinas NGO schickt Care-Pakete

Am 20. April startete die Beijinger Peaceland Foundation in der libanesischen Hauptstadt Beirut eine Initiative, indem Mitarbeiter des Fonds Care-Pakete an Flüchtlingslager schickten. Mit Hilfe lokaler NGOs schickte die Projektleiterin Zhan Weizhen Reis, Mehl, Speiseöl, Salz, Zucker, Käse, Fleischkonserven, Desinfektionsmittel und andere Dinge des täglichen Bedarfs sowie medizinische Hilfsmittel zu 100 Flüchtlingsfamilien in der Gemeinde Faour der Stadt Zahle, der Hauptstadt des libanesischen Gouvernements Bekaa. Mehr als 500 Flüchtlinge profitierten davon. Der Flüchtling Fadi Mhanna, der ein Care-Paket erhalten hat, sagte: „Diese Pakete sind zur äußerst rechten Zeit gekommen. Wir brauchen solch konkrete Hilfe. Jetzt leben wir unter sehr schlechten Bedingungen. Ich hoffe, dass mehr Menschen und Organisationen kommen und uns helfen werden."

Sie haben einen klangvollen Namen – chinesische Freiwillige

Am Abend des 28. April traf eine zehnköpfige Gruppe des Blue Sky Rescue Teams der China Charity Federation in Phnom Penh, der Hauptstadt Kambodschas, ein, um bei der Desinfektion zu helfen. Die zehn Teammitglieder waren von unterschiedlichem Alter. Einige waren gestandene Veteranen, die in den 1960er Jahren geboren wurden, und einige waren junge Mitglieder der Post-90er-Generation. Einige hatten gerade ihren Einsatz als Freiwillige in Wuhan abgeschlossen. Sie trugen adrette, dunkelblaue Uniformen und die roten Fünf-Sterne-Flaggen auf ihren Schultern waren besonders auffällig. Im Angesicht der Krise haben sie einen klangvollen Namen – chinesische Freiwillige.

Unter der hohen Temperatur von 40 Grad Celsius trugen die Teammitglieder schwere Vollmasken und Schutzkleidungen mit 16 Kilogramm schwerer Ausrüstung auf dem Rücken. Sie mussten sechs bis zwölf Stunden am Tag arbeiten und konnten innerhalb eines Tages höchstens sieben Orte besuchen. Als sie ihre Schutzkleidungen auszogen, waren alle schweißgebadet und auch ihre Schuhe waren durchnässt. 15 Tage

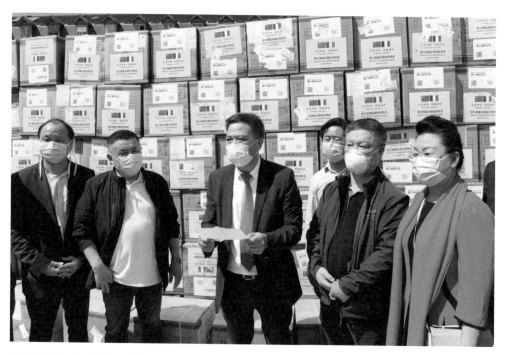

21. Mai 2020. Eine Überseechinesen-Organisation in Frankreich spendet 200 000 Schutzmasken an die Uni-Klinik-Gruppe im Großraum Paris.

lang besuchten sie zehn Provinzen und Städte wie Phnom Penh und Sihanoukville und legten dabei mehr als 1400 Kilometer zurück. Sie desinfizierten mehr als 50 öffentliche Einrichtungen wie Krankenhäuser, Schulen, Märkte, Regierungsbüros, Militärlager, Wohnviertel, Hotels und Bahnhöfe mit einer Gesamtfläche von 1,59 Millionen Quadratmetern. Außerdem schulten sie medizinisches Personal, Polizisten und Gemeindearbeiter des Landes in der Epidemieprävention und trugen so zur Wiedereröffnung von Geschäften und Schulen in verschiedenen Teilen Kambodschas bei.

Wo immer sie hinkamen, sorgte das Blue Sky Rescue Team für einen „blauen Wirbelwind". Die Menschen vor Ort überreichten den Teammitgliedern das traditionelle „Wassertuch", um ihre Dankbarkeit auszudrücken. Die Einheimischen schenkten dem Team so viele „Wassertücher", dass sie sich im Auto des Teams wie ein Berg auftürmten. Ein kambodschanischer Zuständiger für die Kommunikation mit dem chinesischen Team war von der Unerschrockenheit der Mitglieder tief bewegt und kaufte jeden Tag auf eigene Kosten frische Früchte für das Team. Viele Einheimische hinterließen Nachrichten in den lokalen chinesischen Online-Medien: „Den Wert eines engen Nachbarn erkennt man erst, wenn man in Schwierigkeiten gerät."

Kemreat Viseth, Staatssekretär im kambodschanischen Ministerrat und Vorsitzender des Civil Society Alliance Forums, sagte: „Diese Hilfe ist ein neuer Beweis für die tiefe Freundschaft zwischen Kambodscha und China. Sie spiegelt anschaulich den großzügigen Beitrag Chinas für das kambodschanische Volk in dieser schwierigen Zeit wider." Die kambodschanische Seite plante jetzt auch, eine eigene Version des Blue Sky Rescue Teams einzurichten, um die Fähigkeit des Landes zum Katastrophenschutz zu verbessern.

Gemeinsam gehen wir durch Wind und Regen. Vereint schreiten wir voran, indem wir uns auf die Wärme und Stärke des anderen stützen.

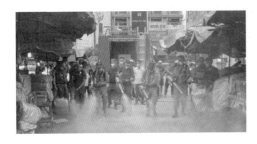

Das Blue Sky Rescue Team der China Charity Federation im Einsatz in Kambodscha

„Wir hoffen, dass wir Chinas Erfahrungen an den Iran weitergeben können."

In den iranischen sozialen Medien war die Freiwilligenorganisation China-Iran Epidemic Prevention Mutual Aid Group sehr aktiv. „Wir hoffen, dass wir Chinas Erfahrung in der Epidemieprävention an den Iran weitergeben können", sagte Hasani, eine iranische Studentin und Mitglied der Gruppe für gegenseitige Hilfe.

Diese Online-Freiwilligenorganisation hat mehr als 200 Mitglieder, die aus der ganzen Welt kommen wie Teheran, Berlin und Zhengzhou. Menschen aus China und dem Iran, denen der Iran am Herzen liegt, treffen sich hier, um sich gegenseitig zu unterstützen. „Am Anfang wollte ich nur 20 oder 30 Mitglieder rekrutieren, aber die Zahl der Menschen, die der Gruppe beitraten, überstieg bald hundert", sagte der Gruppenleiter Chen Binbin, Doktorand der Abteilung für chinesische Literatur an der Peking Universität, gegenüber Reportern. „Ich hatte nicht erwartet, dass sie so groß werden würde."

Seit der Gründung am 24. Februar haben die Mitglieder des Teams jeden Tag populärwissenschaftliche Artikel über die Epidemie gesammelt, kurze Videos mit persischen Untertiteln produziert und sie in den sozialen Medien veröffentlicht. Das gesamte Team ist in eine Recherchegruppe, eine Übersetzungsgruppe, eine Korrekturlesegruppe, eine Videoproduktionsgruppe und eine Gruppe für Öffentlichkeitsarbeit unterteilt. Das erste Video wurde nur vier Tage nach der Gründung des Teams veröffentlicht.

Die Teammitglieder entwarfen auch ein spezielles Abzeichen. Auf dem Abzeichen hält eine riesige Hand, die mit den Nationalflaggen Chinas und des Irans bedruckt ist, einen Bleistift, der versucht, das Virus zu blockieren. Das Abzeichen symbolisiert, dass China und der Iran zusammenarbeiten und das Virus mit Wissenschaft bekämpfen.

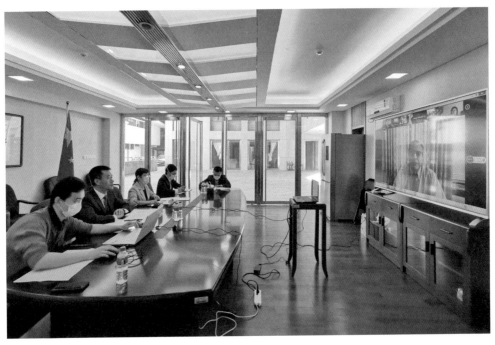

6. April 2020. Das chinesische Generalkonsulat in São Paulo organisiert eine Videokonferenz für Gesundheitsexperten aus Shanghai und dem Bundesstaat São Paulo zum Austausch über die Virusbekämpfung.

Cloud-Kommunikation – Ein Netz zur Prävention und Kontrolle der Pandemie weben

Am 4. März startete die World Federation of Acupuncture and Moxibustion Societies eine Online-Sprechstunde. Experten für Traditionelle Chinesische Medizin und iranische Ärzte führten gemeinsam eine Online-Diagnose von iranischen Patienten durch, die mit COVID-19 infiziert waren. Ein 80-jähriger iranischer Senior hatte hohes Fieber, begleitet von starkem Husten, Engegefühl in der Brust und Dyspnoe. Nachdem er viele Tage lang antivirale Medikamente eingenommen hatte, ging es ihm immer noch nicht besser. Mit Hilfe der iranischen Ärzte verschrieben TCM-Experten hitzeausleitende und entgiftende Rezepte, basierend auf den Symptomen des Patienten, den CT-Ergebnissen und der Zungendiagnose. Außerdem wurde Astragalusin dem Rezept hinzugefügt, um die Qi-Energie des Patienten zu stärken. Darüber hinaus wurden traditionelle chinesische Therapien wie Akupunktur, Moxibustion und Schröpfen angewendet. Nach sechs

Behandlungstagen kamen gute Nachrichten aus dem Iran: Die Symptome des Seniors hatten sich deutlich gebessert. Als sich die guten Wirkungen der Traditionellen Chinesischen Medizin verbreitete, erhielten mehr als 500 iranische Patienten eine Behandlung, bei der traditionelle chinesische und westliche Medizin kombiniert wurden.

Der Leiter der Abteilung für traditionelle und komplementäre Medizin im türkischen Gesundheitsministerium teilte mit, dass einige türkische Krankenhäuser TCM-Methoden wie Akupunktur und Kräutertee bei der Behandlung von COVID-19-Patienten angewandt hätten. Laos hat ebenfalls TCM in die zweite Auflage des COVID-19-Diagnose- und Behandlungsplans des Landes aufgenommen. Der Chinesische Fonds für Frieden und Entwicklung hat außerdem Lungenreinigungs- und Entgiftungspräparate für 860 Patienten in Laos gespendet.

Das Kooperationsnetzwerk von NGOs in den Anrainerländern der Seidenstraßen-Initiative wurde 2017 von CNIE initiiert und gegründet, als Reaktion auf den Vorschlag von Staatspräsident Xi Jinping auf dem ersten Gipfel zur internationalen Zusammenarbeit im Rahmen der Seidenstraßen-Initiative. Derzeit gibt es mehr als 300 Mitglieder von chinesischen und ausländischen NGOs. An dem von ihm organisierten Online-Austausch für NGOs zum Thema Prävention und Bekämpfung von COVID-19 haben mehr als 200 Organisationen aus acht Ländern teilgenommen, darunter dem Libanon, Nepal, Kambodscha, Kenia und Myanmar.

„Wird das Virus von der Mutter auf das Kind übertragen?"„Werden Säuglinge und Kleinkinder, die sich von dem Virus erholt haben, in ihrem Wachstum beeinträchtigt?"„Wie sollten Impfstoffe für Neugeborene während der Epidemie verabreicht werden?" Bei einem Online-Treffen von NGOs am 10. Mai stellten die Afrikaner den chinesischen Experten viele Fragen.

„Anlässlich des Muttertags organisierte China ein Treffen zur Epidemieprävention für Frauen und Kinder, was die Fürsorge für afrikanische Frauen und Kinder zeigt. Ich bin tief bewegt und dankbar." Die Generalsekretärin der Südafrikanischen Frauenföderation, die an dem Online-Austausch teilnahm, sagte begeistert, dass sie durch diese pragmatische und flexible Online-Kommunikationsmethode viele Geheimnisse von Chinas Erfolg in der Epidemiebekämpfung erfahren habe.

Der Vorsitzende der Südafrikanischen Bürgerorganisation, ein Mitglied des NGO-Bündnis des Landes, sagte, NGOs in Südafrika und China, die sich mit der Prävention und Kontrolle der Epidemie befassen, sollten den Austausch und die Interaktion verstärken, einen aktiven Dialog führen und ihre Erfahrungen teilen, um einen größeren Beitrag zur Bekämpfung von Infektionskrankheiten in großem Maßstab zu leisten.

Die Ärztin Wang Sujuan, Mitglied eines medizinischen Teams in Hubei, stellte den Ärzten in Myanmar den Übertragungsweg des Virus, die Nachweismethoden und die Schutzmaßnahmen im Detail vor und teilte ihre Erfahrungen bei der Arbeit an vorderster Front der Epidemiebekämpfung mit. Der Arzt Wang Rongbing vom Beijinger Ditan-Krankenhaus stellte seinen ägyptischen Fachkollegen die Integration von traditioneller chinesischer und westlicher Medizin vor. Der Arzt Cao Jinya, ein Psychologe vom Peking Union Medical College Hospital, hielt Vorträge über psychologische Beratung für die äthiopischen Fachkollegen, um auf die Bedürfnisse der Afrikaner in Quarantäne einzugehen. Solche Cloud-Kommunikationen helfen beim Aufbau eines Netzwerkes zur Prävention und Kontrolle der Epidemie. Der Große Weg ist unbegrenzt und die große Liebe kennt keine Grenzen. Mit praktischen Aktionen haben chinesische NGOs der Welt den chinesischen Weg und Geist in der internationalen Anti-Epidemie-Kooperation demonstriert, die Wärme und Stärke des Humanismus vermittelt und ein Kapitel beim Aufbau einer Schicksalsgemeinschaft der Menschheit geschrieben.

Wir helfen Menschen, egal aus welchem Land sie kommen

Am 1. April 2020 berührte ein Artikel auf der Website „Phönex" mit dem Titel „Chinesen in den USA: In der Epidemie reden wir nicht über Land und Nation, wir helfen einzelnen Menschen" viele Menschen. Hier einige Auszüge aus dem Artikel:

Ich bin ein Chinese, der in Boston lebt. Mitte März wurde ich online aktiv und aktualisierte jeden Tag meinen WeChat-Freundeskreis, um sicherzustellen, dass jeder weiß, was ich jetzt tue.

Unsere Aufgabe war es, Masken und andere Hilfsmittel von Chinesen zu sammeln und sie so schnell wie möglich an medizinisches Personal zu spenden, um deren dringenden Bedarf zu decken. In nur vier Tagen, vom 20. bis 24. März, haben wir mehr als 10 000 Masken gesammelt und gespendet.

Als die Situation in China sehr ernst war, haben sich die Amerikaner um uns gekümmert und immer wieder gefragt, wie es China und unserer Familie gehe. Aber zugleich waren sie sich des Ausmaßes der Epidemie nicht bewusst. Als in den Vereinigten

Staaten die ersten Fälle auftraten, sprach ich mit ihnen über Schutzmaßnahmen, aber sie sagten: „Es ist nur ein bisschen schlimmer als die Grippe." Durch Nachlässigkeit ist die Situation sehr ernst geworden.

Aber wir können nicht tatenlos zusehen.

Ärzte in Boston haben keine Masken

Am 26. Februar gab das US-amerikanische CDC den ersten COVID-19-Übertragungs-fall in einem Wohnviertel bekannt. Am 11. März erklärte die Weltgesundheitsorganisa-tion COVID-19 zu einer Pandemie. Vom 10. bis 15. März erlebte die Zahl der mit dem Virus infizierten Patienten in den USA einen ersten Anstieg. Nach dem 16. März stieg die Zahl der Infektionen sprunghaft an.

Ich kenne einige Ärzte in Boston. Anfang März fragte ich sie: „Wollt ihr Masken?" Sie antworteten: „Kein Problem, es ist nichts Ernstes." Am 17. März wurden in einem Krankenhaus im benachbarten Rhode Island bei vier Patienten COVID-19 diagnosti-ziert. Eine Freundin von mir arbeitet dort. Nach ein paar Tagen war ich besorgt und fragte sie: „Ich habe Masken, willst du welche? Ich gehe nirgendwo hin, also kann ich sie dir geben." Sie kam am nächsten Morgen, um sie abzuholen.

Warum schenken die Ärzte der Entwicklung der Epidemie keine Beachtung? Ei-ner von ihnen sagte: „Ich dachte, das Krankenhaus würde Masken bereitstellen." Im März ist normalerweise die Grippesaison in den USA. Die Krankenhäuser haben bereits eine große Anzahl von Patienten aufgenommen. Ich denke, die Ärzte waren zu sehr mit der Behandlung ihrer Patienten vertieft, um zu sehen, was in der Welt passiert ist. Die Krankenhausleitung vertraute auf Trump. Die Nachlässigkeit und Missachtung im ganzen Land haben dazu geführt, dass die Epidemie außer Kontrolle geraten ist. Als meine Ärztefreunde sagten, dass sie Masken brauchten, wurde mir klar, dass etwas nicht stimmte. Schnell habe ich alle meinen verbliebenen Masken verschenkt.

Hilfe in schwierigen Zeiten

Nachdem ich die Masken weggeben hatte, postete ich im WeChat-Freundeskreis. Am nächsten Tag gründete Mu Dan eine WeChat-Gruppe und rief die Chinesen in Boston auf, Masken für Ärzte zu spenden. So haben wir angefangen. Innerhalb einer Woche hatten wir mehr als 270 Personen zu unserer Gruppe hinzugefügt, allesamt Chinesen.

Am Anfang haben wir mit dem Auto die Masken eingesammelt und dann verteilt. Einmal musste ich 48 Kilometer fahren, um Nachschub zu holen, was nicht effizient war. Später richteten wir 12 Spendenstationen ein, und jeder Freiwillige war für einen Bereich zuständig, was die Effizienz stark erhöhte.

Wir erstellten auch ein Formular, das die Ärzte ausfüllen mussten. Es enthielt persönliche Informationen wie den Namen des Arztes, seine Telefonnummer, E-Mail-Adresse, das Krankenhaus und die Abteilung sowie die Art des benötigten Materials, die Art und Weise der Abholung, ob es per Post geschickt werden muss und den Grad der Dringlichkeit. Das Formular war auf Englisch, da wir nicht nur chinesischen Ärzten helfen wollten.

Viele Leute machten sich Sorgen, dass ich mich anstecken könnte. Tatsächlich hatte ich normalerweise keinen direkten Kontakt mit den Ärzten. Wir packten Masken und anderes Material in Tüten und legten sie an die von ihnen bestimmten Orte – meist im Krankenhaus oder in der Nähe ihrer Wohnungen – ohne Kontakt während des gesamten Prozesses. Gelegentlich kamen sie auch heraus, um sie abzuholen, aber wir sprachen nicht viel miteinander.

Als die Amerikaner fragten, was für eine Organisation wir seien, sagte ich: „Wir sind nur eine Gruppe von Chinesen, die dem medizinischen Personal in schwierigen Zeiten helfen wollen."

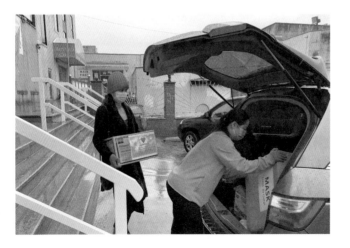

9. April 2020. Die Asian American Federation of New York spendet Masken, Schutzanzüge und andere medizinische Hilfsmittel für lokale Krankenhäuser und Polizeistationen. Auf dem Bild sind Freiwillige zu sehen, die das Material verladen und dann zum Bestimmungsort transportieren.

5. Mai 2020. Eine chinesisch-kanadische Geschäftsfrau spendet jeweils 50 000 kanadische Dollar für das North York General Hospital und das Hospital for Sick Children in Toronto, um das medizinische Personal an vorderster Front zu unterstützen. Im Bild: Joshua Tepper (rechts), Präsident des North York General Hospital, nimmt den Spendenscheck entgegen

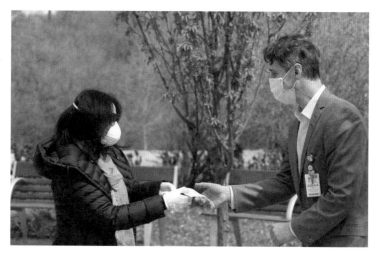

Wir helfen einzelnen Menschen

Mein Leben hat sich sehr verändert, seitdem wir diese ehrenamtliche Tätigkeit begonnen haben. Ich wache jetzt zwischen 6 und 7 Uhr morgens auf und antworte auf Nachrichten in der Gruppe. Manche Leute wollen für bestimmte Krankenhäuser spenden, und manche wollen, dass wir ihnen bei der Lieferung helfen. Das erfordert einiges an Arbeit und Koordination. Eigentlich stand es jeden Tag um 10 Uhr auf meiner Tagesordnung, dass ich meinem Sohn eine Mathe-Stunde gebe. Aber wenn er jetzt zu mir kommt, habe ich die Zeit nicht. Zum Glück kann er auch online Unterrichtsstunden nehmen.

So viele Chinesen arbeiten zusammen, um Hilfsgüter zu sammeln und sie an das medizinische Personal zu spenden. Ich bin wirklich gerührt. Neben den mehr als 350 in Boston lebenden Chinesen, die ohne Rücksicht auf Ruhm oder Verlust ihre sämtlichen Maskenreserven spendeten, haben auch meine Freunde in China die Initiative ergriffen, um mir bei der Suche nach Vorräten zu helfen.

Als wir die Spenden organisierten, gab es anfangs Fragen wie: „Warum macht ihr das?" Ich sagte ihnen: „In der Epidemie reden wir nicht über Land und Nation, wir helfen einzelnen Menschen".

(Aus „Chinese in America: We Help People, No Matter Where They Are From" von Zhang Qian, 1. April 2020, ifeng.com)

Lassen Sie uns gemeinsam das Leben und die Gesundheit der Menschen in allen Ländern schützen, das gemeinsame Zuhause der Menschheit auf der Erde bewahren und eine globale Gesundheitsgemeinschaft für die gesamte Menschheit aufbauen.

– Xi Jinping

Eine Stimme, eine Zukunft

„Es gibt keine Entfernung zwischen guten Freunden; selbst diejenigen, die Tausende von Meilen voneinander entfernt sind, können gute Nachbarn sein." Seit dem Ausbruch der Epidemie hat der chinesische Staatspräsident Xi Jinping der internationalen Zusammenarbeit bei der Prävention und Kontrolle der Epidemie große Bedeutung beigemessen und die internationale Gemeinschaft dazu aufgerufen, gemeinsam die Pandemie zu bekämpfen. Eine Schicksalsgemeinschaft der Menschheit ist ein Schlüsselbegriff, von dem Xi Jinping oft spricht, wenn er sich mit Ausländern über den Kampf gegen die Pandemie austauscht. China war das erste Land, das den Kampf gegen die Epidemie aufgenommen hat. Mit der weltweiten Ausbreitung des Virus hat China die internationale Zusammenarbeit im Kampf gegen die Pandemie aktiv gefördert. Führende Politiker, Regierungen, politische Parteien, gesellschaftliche Organisationen von verschiedenen Ländern, ihre Botschaften in China, relevante Vertretungen der UN, relevante regionale Organisationen und internationale Institutionen, auswärtige Unternehmen in China und befreundete ausländische Einzelpersonen haben ebenfalls auf verschiedene Weise zu gemeinsamen Anstrengungen aufgerufen.

Staatschefs kämpfen gemeinsam gegen das Virus

Seit dem Ausbruch der Epidemie hat Staatspräsident Xi Jinping der internationalen Zusammenarbeit bei der Seuchenprävention und -bekämpfung große Bedeutung beigemessen. Trotz seines vollen Terminkalenders traf er sich mit ausländischen Gästen, führte Telefongespräche, schrieb Briefe und nahm am Sondergipfel der Staats- und Regierungschefs der G20 zum Thema COVID-19 sowie an der virtuellen Veranstaltung der 73. Weltgesundheitsversammlung teil. Er vermittelte der Welt die Aufrichtigkeit Chinas, mit der internationalen Gemeinschaft zusammenzuarbeiten. Durch das Aufzeigen der Richtung und die Kalibrierung des Kurses hat China eine wichtige Führungsrolle bei der Förderung der globalen Zusammenarbeit im Kampf gegen die Pandemie gespielt.

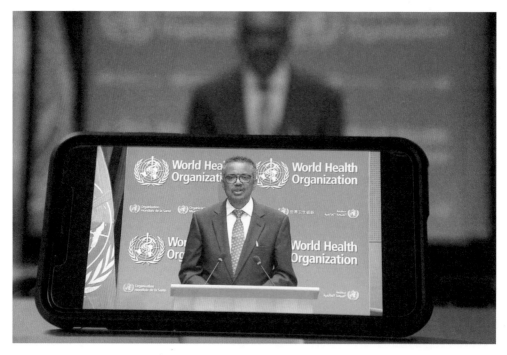

18. Mai 2020. Die Eröffnungszeremonie der 73. Weltgesundheitsversammlung wird online abgehalten. Auf dem in Berlin aufgenommenen Bild ist WHO-Generaldirektor Tedros Adhanom Ghebreyesus bei seiner Ansprache zu sehen.

Am 26. März nahm Xi Jinping am Sondergipfel der Staats- und Regierungschefs der G20 zu COVID-19 teil und hielt eine Rede mit dem Titel „Hand in Hand die Epidemie bekämpfen und die Krise überwinden". Er sagte: „Im schwierigsten Moment unseres Kampfes gegen die Epidemie erhielt China Unterstützung und Hilfe von vielen Mitgliedern der Weltgemeinschaft. Solche Freundschaftsbekundungen werden dem chinesischen Volk immer in Erinnerung bleiben und von dem chinesischen Volk geschätzt werden." Er unterbreitete dabei auch vier Vorschläge:

Erstens: Wir müssen den globalen Krieg gegen COVID-19 entschlossen fortsetzen. Die internationale Gemeinschaft muss schnell handeln, um die Ausbreitung des Virus einzudämmen. In diesem Zusammenhang schlage ich vor, so schnell wie möglich ein Treffen der G20-Gesundheitsminister einzuberufen, um den Informationsaustausch zu stärken, die Zusammenarbeit in Bezug auf Medikamente, Impfstoffe und Pandemiebekämpfung auszubauen und grenzüberschreitende Infektionen effektiv zu unterbinden. Die G20-Mitglieder sollten auch die Entwicklungsländer mit schwachen öffentlichen Gesundheitssystemen verstärkt unterstützen, um ihre Reaktionsfähigkeit auf die Pandemie zu erhöhen. Ich schlage vor, eine G20-Hilfsinitiative für einen besseren Informationsaustausch und eine bessere Koordinierung von Politik und Maßnahmen mit Unterstützung der Weltgesundheitsorganisation ins Leben zu rufen. Geleitet von der Idee der Schicksalsgemeinschaft der Menschheit wird China mehr als bereit sein, unsere guten Praktiken zu teilen, gemeinsame Forschung und Entwicklung von Medikamenten und Impfstoffen zu betreiben und Ländern, die von der Pandemie betroffen sind, Hilfe zu leisten, die in unserer Kraft steht.

Zweitens: Wir müssen uns in der Prävention und Kontrolle des Virus effektiv auf der internationalen Ebene koordinieren. Das Virus kennt keine Grenzen. Die Pandemie ist unser gemeinsamer Feind. Alle müssen zusammenarbeiten, um das stärkste globale Netzwerk zur Prävention und Kontrolle aufzubauen. China hat sein Online-Wissenszentrum über COVID-19 eingerichtet, das allen Ländern offensteht. Es ist zwingend notwendig, dass die internationale Gemeinschaft ihre Kräfte bündelt und die Forschung und Entwicklung von Medikamenten, Impfstoffen und Testmöglichkeiten beschleunigt, um baldmöglichst einen Durchbruch zum Nutzen aller Menschen zu erzielen. Es müssen auch Diskussionen über die Einrichtung regionaler Verbindungsmechanismen für Notfälle geführt werden, um eine schnellere Reaktion auf Notfälle im Bereich der öffentlichen Gesundheit zu ermöglichen.

Drittens: Wir müssen internationale Organisationen dabei unterstützen, ihre Rolle aktiv zu spielen. China unterstützt die WHO bei der Leitung der globalen Bemühungen, wissenschaftlich fundierte und angemessene Maßnahmen zur Prävention und Kontrolle der Pandemie auszuarbeiten und die grenzüberschreitende Ausbreitung zu minimieren. Ich rufe die G20-Mitglieder auf, den Informationsaustausch zur Bekämpfung von Pandemien mit Unterstützung der WHO zu verbessern und Kontroll- und Behandlungsprotokolle zu verbreiten, die umfassend, systematisch und effektiv sind. Wir müssen die Kommunikations- und Koordinationsfunktionen der G20 zur Geltung bringen, um den politischen Dialog und Austausch zu verstärken. Zu passender Zeit kann ein hochrangiges Treffen zur internationalen Gesundheitssicherheit einberufen werden. Was China betrifft, so werden wir uns gerne anderen Ländern anschließen und die Unterstützung für relevante internationale und regionale Organisationen ausbauen.

Viertens: Wir müssen die internationale makroökonomische Koordination verbessern. Die Pandemie hat die Produktion und die Nachfrage auf der ganzen Welt stark gestört. Die Länder müssen ihre makroökonomischen Maßnahmen wirksam einsetzen und verstärkt miteinander koordinieren, um den negativen Auswirkungen der Pandemie entgegenzuwirken und zu verhindern, dass die Weltwirtschaft in eine Rezession abrutscht. Wir müssen eine starke und effektive Fiskal- und Geldpolitik umsetzen, um unsere Wechselkurse grundsätzlich stabil zu halten. Wir müssen die Finanzregulierung besser koordinieren, um die globalen Finanzmärkte stabil zu halten. Wir müssen uns gemeinsam für die Stabilität der globalen Industrie- und Lieferketten einsetzen. In dieser Hinsicht wird China seine Lieferungen von pharmazeutischen Wirkstoffen, Gütern des täglichen Bedarfs sowie Schutzmaterial gegen die Pandemie auf dem internationalen Markt erhöhen. Darüber hinaus gilt es, Frauen, Kinder, ältere und behinderte Menschen sowie andere gefährdete Gruppen zu schützen und für die Grundbedürfnisse der Menschen zu sorgen. China wird weiterhin eine proaktive Fiskalpolitik und eine besonnene Geldpolitik verfolgen. Wir werden die Reform und Öffnung weiter vorantreiben, den Marktzugang ausweiten, das Geschäftsumfeld verbessern sowie die Importe und Auslandsinvestitionen ausweiten, um zu einer stabilen Weltwirtschaft beizutragen. Ich möchte alle G20-Mitglieder dazu aufrufen, gemeinsame Maßnahmen zu ergreifen – Zölle zu senken, Barrieren zu beseitigen und den ungehinderten Handelsverkehr zu erleichtern. Gemeinsam können wir ein starkes Signal aussenden und das Vertrauen in die Erholung der Weltwirtschaft wiederherstellen. Die G20 muss einen Aktionsplan aufstellen und umgehend Kommunikationsmechanismen und institutionelle Vorkehrungen für die Koordinierung der Anti-Pandemie-Makropolitik einrichten.

Am Abend des 18. Mai hielt Xi Jinping bei der virtuellen Veranstaltung zur Eröffnung der 73. Weltgesundheitsversammlung eine Rede mit dem Titel „COVID-19

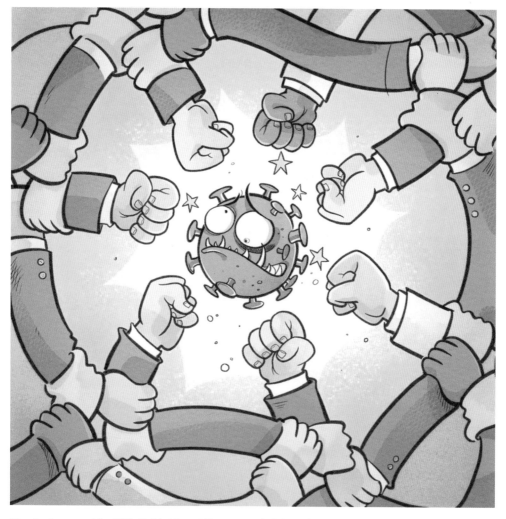

Nur durch gegenseitige Hilfe, Solidarität und Zusammenarbeit kann die Welt die Pandemie endgültig besiegen.

mit Solidarität und Zusammenarbeit bekämpfen, eine Gesundheitsgemeinschaft der Menschheit aufbauen". Er machte dabei sechs Vorschläge:

Erstens müssen wir alles tun, um die Pandemie unter Kontrolle zu bringen. Dies ist die dringendste Aufgabe. Wir müssen den Menschen immer an die erste Stelle setzen, denn nichts auf der Welt ist so wertvoll wie das menschliche Leben. Wir müssen medizinisches Fachwissen und wichtige Hilfsgüter an die Orte bringen, wo sie am dringendsten benötigt werden. Wir müssen in Schlüsselbereichen wie Prävention, Quarantäne, Diagnose, Behandlung und Rückverfolgung energische Schritte unternehmen. Wir müssen so schnell wie möglich handeln, um die globale Ausbreitung des Virus einzudämmen und unser Bestes tun, um die grenzüberschreitenden Übertragungen einzudämmen. Wir müssen den Informationsaustausch intensivieren, Erfahrungen und bewährte Praktiken austauschen und die internationale Zusammenarbeit bei Testmethoden, klinischer Behand-

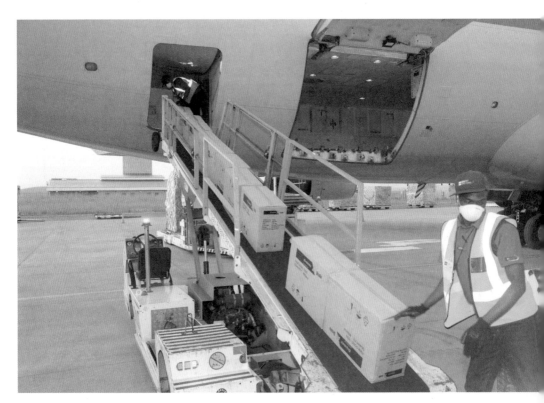

5. Februar 2020. Ein Frachtflugzeug der Air China mit 2,86 Millionen medizinischen Masken startet vom Durban International Airport in Südafrika, um Chinas Kampf gegen die Pandemie zu unterstützen. Auf dem Bild ist ein Arbeiter zu sehen, der Kisten mit Hilfsgütern verlädt.

lung sowie der Impfstoff- und Medikamentenforschung und -entwicklung fortsetzen. Wir müssen auch weiterhin die Forschung von Wissenschaftlern aus verschiedenen Ländern über den Ursprung und die Übertragungswege des Virus unterstützen.

Zweitens sollte die Weltgesundheitsorganisation ihre führende Rolle entfalten. Unter der Leitung von Dr. Tedros hat die WHO einen wichtigen Beitrag zur Führung und zum Vorantreiben der globalen Zusammenarbeit im Kampf gegen COVID-19 geleistet. Ihre gute Arbeit wird von der internationalen Gemeinschaft anerkannt. Die Unterstützung für die WHO in dieser entscheidenden Phase bedeutet auch die Unterstützung für die internationale Zusammenarbeit und den Kampf um die Rettung von Leben. China ruft die internationale Gemeinschaft auf, die politische und finanzielle Unterstützung für die WHO zu erhöhen, um weltweit Ressourcen zum Sieg über das Virus zu mobilisieren.

Drittens müssen wir die afrikanischen Länder stärker unterstützen. Entwicklungsländer, insbesondere die afrikanischen Länder, haben schwächere öffentliche Gesundheitssysteme. Ihnen beim Kampf gegen die Pandemie zu helfen, muss unsere oberste Priorität bei der COVID-19-Bekämpfung sein. Die Welt muss mehr materielle, technologische und personelle Unterstützung für die afrikanischen Länder bereitstellen. China hat eine enorme Menge an medizinischem Material in über 50 afrikanische Länder und an die Afrikanische Union geschickt. Auch fünf chinesische medizinische Expertenteams wurden auf den afrikanischen Kontinent entsandt. Insgesamt wurden in den letzten sieben Jahrzehnten über 200 Millionen Menschen in Afrika von chinesischen Ärzteteams betreut und behandelt. Die 46 ständigen chinesischen Medizinerteams in Afrika widmen sich inzwischen der Eindämmung von COVID-19 vor Ort.

Viertens müssen wir die globale Governance im Bereich der öffentlichen Gesundheit stärken. Die Menschheit wird schließlich über das Coronavirus siegen. Doch dies wird vielleicht nicht das letzte Mal sein, dass ein großer Gesundheitsnotfall an unsere Tür klopft. Angesichts der Schwächen und Mängel, die durch COVID-19 aufgedeckt wurden, müssen wir das Governance-System für die öffentliche Gesundheit verbessern. Wir müssen schneller auf Notfälle im Bereich der öffentlichen Gesundheit reagieren und globale und regionale Reservezentren für Seuchenschutzmittel einrichten. China unterstützt eine umfassende Überprüfung der globalen Reaktionen auf die Epidemie, nachdem COVID-19 unter Kontrolle gebracht wird, um die Erfahrungen zusammenzufassen und

Mängel zu beheben. Diese Arbeit sollte sich auf Wissenschaft und Professionalität stützen, die unter Leitung der WHO objektiv und unparteiisch durchgeführt wird.

Fünftens müssen wir die wirtschaftliche und gesellschaftliche Entwicklung wiederherstellen. Während wir kontinuierlich an der Eindämmung des Virus arbeiten, können diejenigen Länder, in denen die Bedingungen es zulassen, die Geschäfte und Schulen nach professionellen Empfehlungen der WHO in geordneter Weise wieder öffnen. In der Zwischenzeit sollte die internationale makroökonomische Koordination verstärkt und die globalen Industrie- und Lieferketten stabil und ungehindert gehalten werden, wenn wir die Weltwirtschaft sobald wie möglich wiederbeleben möchten.

Sechstens müssen wir die internationale Zusammenarbeit ausbauen. Die Menschheit ist eine Schicksalsgemeinschaft. Solidarität und Zusammenarbeit sind unsere stärkste Waffe, um das Virus zu besiegen. Das ist auch die wichtigste Lehre, die die Welt aus den Kämpfen mit HIV/AIDS, Ebola, Vogelgrippe, Influenza A (H1N1) und anderen großen Epidemien gezogen hat. Deswegen sind Solidarität und Zusammenarbeit auch der richtige Weg, durch den die Menschen auf der ganzen Welt dieses neuartige Coronavirus besiegen können.

UN-Generalsekretär ruft zu Einigkeit auf und kritisiert Diskriminierung

Am 4. Februar gab der Generalsekretär der Vereinten Nationen, Antonio Guterres, die erste Pressekonferenz der UNO im Jahr 2020 im UN-Hauptquartier in New York. Er hielt eine Rede über die COVID-19-Pandemie. Guterres sagte, angesichts der Pandemie sollte die internationale Gemeinschaft eine starke Solidarität zeigen und China sowie andere Länder, die von der Pandemie betroffen sein könnten, stark unterstützen und ihnen Aufmerksamkeit schenken.

Darüber hinaus äußerte sich Guterres besorgt über Diskriminierung und andere Phänomene. Ihm zufolge sei es unter den gegenwärtigen Umständen manchmal leicht, Probleme aus einer diskriminierenden Perspektive zu betrachten und damit Menschenrechte zu verletzen, wodurch unschuldige Menschen aufgrund ihrer Rasse oder aus anderen Gründen gedemütigt oder stigmatisiert würden. Er betonte, es sei sehr wichtig, dies zu vermeiden.

„Wir stehen zu unseren chinesischen Freunden"

Die Epidemie traf China plötzlich, was das Land vor große Herausforderungen stellte. In der Krise haben viele Länder, internationale Organisationen, politische Parteien, bekannte Experten und Wissenschaftler sowie einfache Menschen China auf verschiedene Weise ermutigt und dem chinesischen Volk eine baldige Rückkehr zum normalen Leben gewünscht. Angesichts des Virus, dem gemeinsamen Feind der Menschheit, hat die internationale Gemeinschaft deutlich gemacht, dass China nicht alleine kämpft und bereit ist, die Zusammenarbeit zu verstärken und zum Kampf gegen das Virus beizutragen.

Jose Ruperto Martin Marfori Andanar, Vorsitzender des Presseamts des philippinischen Präsidenten, schickte eine Videobotschaft an die China International Publishing Group (CIPG), in dem er Mut machte: „Wir wollen dem chinesischen Volk sagen, dass ihr im Kampf gegen diese Krankheit nicht allein seid. Bleib stark, China! Bleib stark, Wuhan!" Iris Gretchen, Vizepräsidentin des Übersetzervereins von Kuba, sagte: „Ich habe aus den Nachrichten von der angespannten und besorgniserregenden Situation erfahren, die durch das neuartige Coronavirus in China entstanden ist. Zu meiner Erleichterung verbessert sich die Situation in China aber ständig. Ich spreche dem chinesischen Volk meine besten Wünsche aus. Der kubanische Übersetzerverband und ich sind voller Zuversicht, dass China in der Lage sein wird, diese Epidemie zu überwinden." Khin Maung Lynn, gemeinsamer Generalsekretär des Instituts für strategische und internationale Studien des Außenministeriums von Myanmar, sagte: „Wir haben volles Verständnis für Chinas Entschlossenheit, die Epidemie zu besiegen, sowie für Chinas Sorge um die Gesundheit der Menschen in anderen Ländern. Im Kampf gegen die Epidemie sind wir bereit, den chinesischen Freunden die Hand zu reichen, um die Epidemie gemeinsam zu bekämpfen."

Auch der französische Kultur- und Sportkreis drückte auf verschiedene Art sein Mitgefühl aus. Laut der Website der französischen Botschaft in China haben mehr als 300 Prominente aus dem französischen Kultur- und Kunstkreis einen gemeinsamen offenen Brief unterzeichnet, um ihre Unterstützung für die von der Epidemie betroffenen Chinesen und ihre Solidarität im weltweiten Kampf gegen das Virus auszudrücken. In dem Brief heißt es: „Wir werden weiterhin die Kunst- und Kulturprojekte fördern und entwickeln, die den Kern der chinesisch-französischen Freundschaft bilden, und wir freuen uns sehr darauf, diesen Dialog mit Ihnen fortzusetzen." Mehr als 40 französische Musicaldarsteller sangen zusammen den Song „We Are with You", um ihre Anteilnahme für China auszudrücken.

„China wird gewinnen!"

China hat in seinem Kampf gegen das Virus wichtige strategische Ergebnisse erzielt. Ohne Solidarität und Unterstützung der internationalen Gemeinschaft wäre dies nicht möglich gewesen.

Am 10. März reiste Staatspräsident Xi Jinping nach Wuhan, um dort die Arbeit zur Prävention und Kontrolle der Epidemie zu inspizieren. Er betonte, wir dürften nicht nachlassen, sondern müssten den verschiedenen Präventions- und Kontrollaufgaben weiterhin große Aufmerksamkeit schenken, um den Kampf gegen das Virus in Hubei und in Wuhan entschlossen zu gewinnen. Menschen aus verschiedenen Ländern verfolgten Xis Reise nach Wuhan aufmerksam. Die Reise habe gezeigt, dass Xi dem Leben und der Gesundheit der Menschen größte Bedeutung beimesse und habe auch der internationalen Gemeinschaft die Zuversicht vermittelt, dass China den Kampf gegen die Epidemie unbedingt gewinnen wird.

Andrei Ostrovsky, stellvertretender Direktor des Instituts für fernöstliche Studien an der Russischen Akademie der Wissenschaften, sagte, Xis Besuch in Wuhan zur Inspektion der Prävention und Kontrolle der Epidemie spiegele das Prinzip der KP Chinas wider, dem Leben und der Gesundheit der Menschen im Kampf gegen die Epidemie höchste Priorität einzuräumen. Angesichts der sich verbessernden Situation in China werde Xis Besuch die Menschen dazu inspirieren, die Epidemie entschlossener zu bekämpfen und schließlich einen großen Sieg zu erringen. Diaa Helmy, Generalsekretär der ägyptisch-chinesischen Handelskammer in Kairo, sagte, der Besuch habe die Solidarität zwischen allen Teilen der chinesischen Gesellschaft, von führenden Politikern bis zu normalen Bürgern, widerspiegelt. Subhomoy Bhattacharjee, ein Berater des Forschungs- und Informationssystems für Entwicklungsländer mit Sitz in Indien, meinte, die Nachricht über Xis Besuch in Wuhan habe den Optimismus der Welt über Chinas Entwicklungsaussichten verstärkt. Er glau-

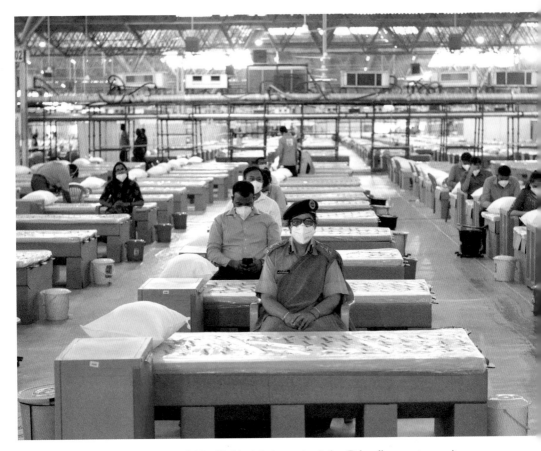

5. Juli 2020. In der indischen Hauptstadt Neu-Delhi wird ein provisorisches Behandlungszentrum mit 10 000 Betten eröffnet.

be, dass China als Wirtschaftsmotor der Welt allmählich die globalen Produktionskapazitäten mobilisieren werde.

„China hat in sehr kurzer Zeit spezielle Krankenhäuser zur Aufnahme von COVID-19-Patienten gebaut, was sehr beeindruckend ist und die Stärken Chinas in der Organisation und Reaktion zeigt", sagte der ehemalige US-Präsident Donald Trump. Er glaube, dass China den Kampf gegen das Virus unter der Führung von Staatspräsident Xi Jinping ohne Zweifel gewinnen werde.

Ban Ki-moon, Vorsitzender des Boao-Forums für Asien, sagte, dass das chinesische Volk angesichts der Epidemie äußerst solidarisch gewesen sei. „Wir glauben fest daran, dass die kraftvollen Maßnahmen der chinesischen Regierung, der solidarische Geist des chinesischen Volkes bei der Überwindung schwieriger Zeiten sowie die selbstlose Hingabe aller Mitarbeiter im Medizin- und Gesundheitswesen dem Land sicherlich helfen werden, diesen Kampf der Prävention und Kontrolle von COVID-19 zu gewinnen.

China ist seit vielen aufeinanderfolgenden Jahren der größte Motor der Weltwirtschaft und hat sich zum Stabilisator und Verstärker der weltwirtschaftlichen Entwicklung entwickelt. Die Frage, ob die Pandemie die wirtschaftliche Entwicklung Chinas und der Welt beeinträchtigen wird, ist zu einer wichtigen Frage von allgemeiner Bedeutung für die internationale Gemeinschaft geworden. In einem Artikel auf der Website der Deutschen Welle (DW) hieß es, dass China immer noch die Lokomotive der Weltwirtschaft sei. China sei für die Weltwirtschaft von äußerst großer Bedeutung. Ohne China, die „Werkbank der Welt", würde die Globalisierung nicht funktionieren, hieß es weiter. Doug Barry, Sprecher des US-China Business Council, sagte, Geschäftsleute in den USA glaubten im Allgemeinen, dass Chinas Wirtschaft weiterhin schneller wachsen werde als die meisten anderen Volkswirtschaften. Das Land werde weiterhin eine wichtige Rolle im internationalen Handelssystem spielen. Der Wirtschaftsnobelpreisträger Robert C. Merton äußerte Optimismus: „Die chinesische Wirtschaft hat gute Voraussetzungen, um Risiken und Herausforderungen zu überwinden. Der langfristige positive Trend wird sich nicht ändern. Wir bleiben optimistisch, was das zukünftige Wachstum der chinesischen Wirtschaft angeht und glauben, dass Chinas Wirtschaft nach dieser Pandemie gesünder sein wird." Soopakij Chearavanont, Vorsitzender der thailändischen Chia Tai Group, stimmt dieser Einschätzung zu: „Für China ist diese Pandemie eine Krise, aber auch eine Entwicklungschance, die China anspornt, weiterhin voranzukommen. Nach der Pandemie wird die wirtschaftliche Entwicklung Chinas mehr Ausdauer und Aktivität zeigen. Es kann zu neuen Veränderungen in der sozialen Organisation des Landes, in den Wirtschaftsformen, Geschäftsmodellen und Vertriebskanälen kommen, und Chinas Wirtschaft kann möglicherweise einen neuen Entwicklungsschub einleiten."

Internationale Spitzenpolitiker: China wird gewinnen

Seit dem Ausbruch von COVID-19 wurden Chinas offene, transparente und verantwortungsvolle Haltung und die rechtzeitigen, entschlossenen Maßnahmen von der internationalen Gemeinschaft anerkannt und hoch gelobt. Spitzenpolitiker aus vielen Ländern haben ihre Überzeugung ausgedrückt, dass China den Kampf gegen die Epidemie gewinnen wird.

Der südkoreanische Präsident Moon Jae-in

Ich glaube, dass das chinesische Volk unter der starken Führung von Staatspräsident Xi Jinping den Kampf gegen die Epidemie definitiv frühzeitig gewinnen wird. Südkorea und China sind enge Nachbarn, und Chinas Schwierigkeiten sind unsere Schwierigkeiten. Wir werden China weiterhin bei der Bekämpfung der Epidemie unterstützen.

Der pakistanische Premierminister Imran Khan

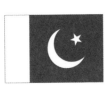

Dank Chinas effektiver Präventions- und Kontrollbemühungen hat sich die Epidemie nicht auf der ganzen Welt verbreitet. Die ganze Welt schätzt die Bemühungen und Erfolge Chinas im Kampf gegen die Epidemie. Kein Land kann es besser machen als China.

Der britische Premier Boris Johnson

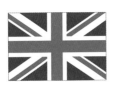

Die britische Seite schätzt Chinas umfassende und effektive Maßnahmen zur Prävention und Kontrolle der Epidemie, das rechtzeitige Teilen von Informationen mit der internationalen Gemeinschaft und seine Bemühungen, die Ausbreitung der Epidemie weltweit zu verhindern.

Der französische Präsident Emmanuel Macron

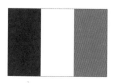

Frankreich unterstützt Chinas aktive Reaktion auf die CO-VID-19-Epidemie und ist bereit, die Zusammenarbeit mit China im Bereich der öffentlichen Gesundheit zu verstärken.

Der libanesische Präsident Michel Aoun

Der Libanon unterstützt Chinas Bemühungen im Kampf gegen die Epidemie, schätzt Chinas enorme Anstrengungen zur Prävention und Kontrolle der Epidemie und erkennt Chinas Zusammenarbeit mit anderen Ländern und der Weltgesundheitsorganisation im Kampf gegen die Epidemie an. Wir glauben, dass China diese Herausforderung erfolgreich meistern wird, wovon die gesamte Menschheit profitieren wird.

Der Emir von Katar, Scheich Tamimbin Hamad Al Thani

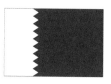

Katar schätzt die kraftvollen Maßnahmen hoch, die China ergriffen hat. Ich glaube fest daran, dass China die Fähigkeit und das Vertrauen hat, die Epidemie so schnell wie möglich zu besiegen und alle Schwierigkeiten zu überwinden. Ich wünsche China viel Erfolg.

Der indonesische Präsident Joko Widodo

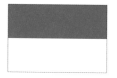

Als wahrer Freund wird Indonesien dem chinesischen Volk in diesen schwierigen Zeiten immer zur Seite stehen und mit China zusammenarbeiten, um die Epidemie zu überwinden.

US-Präsident Donald Trump

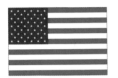

China hat in sehr kurzer Zeit Krankenhäuser zur Aufnahme von COVID-19-Patienten gebaut, was sehr beeindruckend ist und Chinas Stärken in Organisation und Reaktion demonstriert.

König von Saudi-Arabien, Salman bin Abdulaziz Al Saud

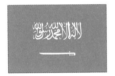

Wir schätzen die von der chinesischen Regierung ergriffenen Maßnahmen und sind zuversichtlich, dass China den Kampf gegen die Epidemie gewinnen wird.

Die deutsche Bundeskanzlerin Angela Merkel

Deutschland würdigt Chinas rechtzeitige Reaktion auf die Epidemie, seine Offenheit und Transparenz beim Informationsaustausch und sein aktives Handeln in der internationalen Zusammenarbeit. Deutschland ist bereit, China Unterstützung und Hilfe zu leisten.

„Die Pandemie ist eine gemeinsame Herausforderung für die ganze Welt"

Nachdem die Epidemie in China ausgebrochen war, verbreitete sie sich schnell über die ganze Welt. Die Zahl der bestätigten COVID-19-Fälle in verschiedenen Ländern stieg von Tag zu Tag und die Welt wurde von dem Schatten der Krankheit eingehüllt.

Am 27. Februar sagte WHO-Generaldirektor Tedros Adhanom Ghebreyesus in Genf, dass die Regionen außerhalb Chinas nun die größte Sorge darstellten und die globale Situation an einem kritischen Punkt angelangt sei. Er riet allen Ländern zu schnellem Handeln und betonte, dass es sich bei dem Virus nicht um eine Grippe handele. Die Erfahrungen Chinas zeigten, dass die Epidemie unter Kontrolle gebracht werden könne, sofern die richtigen Maßnahmen ergriffen würden.

Die internationale Gemeinschaft wird sich immer mehr bewusst, in einer globalen Pandemie kann kein Land alleine stehen. Kein Individuum und kein Land kann in Isolation bleiben.

Helena Dalli, EU-Kommissarin für Gleichstellung, betonte, dass der Kampf gegen die Epidemie keine Angelegenheit von China allein sei. Sie bezeichnete die Epidemie als eine Herausforderung für die ganze Welt. Die EU sollte die Zusammenarbeit mit China verstärken und ihrer internationalen Verantwortung gerecht werden. Fan Bo, Vorsitzender des US-China Cooperation Council, sagte, dass das neuartige Coronavirus der gemeinsame Feind der Menschheit sei. Das chinesische Volk habe mit seinem Kampf gegen die Epidemie einen großen Beitrag für die gesamte Menschheit geleistet, so Fan Bo weiter.

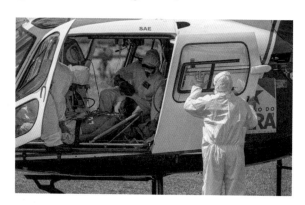

Mitarbeiter des Gesundheitswesens bringen einen COVID-19-Patienten mit einem Hubschrauber ins Krankenhaus in Breves im Bundesstaat Para, Brasilien.

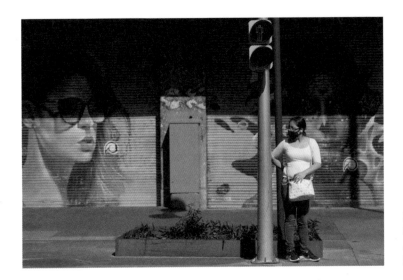

Eine Frau mit einer Maske wartet an einer Ampel in Mexiko-Stadt, Hauptstadt Mexikos.

Stimmen von globalen Think Tanks und Experten

Think Tanks, Experten und Wissenschaftler auf der ganzen Welt haben vorgeschlagen, dass die Welt konkrete Gegenmaßnahmen ergreift, um koordiniert auf die sich schnell ausbreitende Pandemie zu reagieren. Herman Tiu Laurel, der Gründer der Philippines-BRICS Strategic Studies, wies in einem Artikel darauf hin, die Pandemie habe Chinas Konzept zum Aufbau einer „Schicksalsgemeinschaft der Menschheit" unterstrichen. Innerhalb von wenigen Stunden nach der Entdeckung des neuartigen Coronavirus hatte China die genetischen Informationen des Virus veröffentlicht und mit der globalen wissenschaftlichen Gemeinschaft geteilt. Diese Art von Kooperationsmodell bündelt globale Ressourcen, um gemeinsam auf bestehende Bedrohungen, einschließlich Pandemien, zu reagieren, was die Anforderungen des Aufbaus einer Schicksalsgemeinschaft der Menschheit erfüllt. Die US-amerikanische Denkfabrik RAND Corporation gab einen Bericht heraus, in dem es heißt, dass der globale Kampf gegen COVID-19 die Bedeutung einer transparenten und offenen Zusammenarbeit zwischen den globalen Wissenschaftlern unterstrichen habe. Alle Länder sollten der globalen Gesundheitsforschung, dem Aufbau von Kapazitäten und der einschlägigen Zusammenarbeit Priorität einräumen und diese schützen. Junaid Nabi, Gesundheitssystemforscher an der Harvard Medical School, empfahl der internationalen Gemeinschaft, die „globale Gesundheitsdiplomatie" zu fördern, indem die Zusammenarbeit verstärkt, das gegenseitige Vertrauen vertieft und Plattformen eingerichtet werden, um eine freie Verbreitung von wissenschaftlichen Daten zu fördern.

„Danke, China"

Auf Chinas mehr als 9,6 Millionen Quadratkilometer großem Territorium haben sich 1,4 Milliarden Menschen zusammengeschlossen und gemeinsam gegen das Virus gekämpft. Ihre Geschichte hat weltweite Aufmerksamkeit erregt. Die internationale Gemeinschaft lobte die chinesischen Ärzte und Wissenschaftler für ihre harte Arbeit und das chinesische Volk für seine selbstlose Aufopferung.

Michael Ryan, Exekutivdirektor des Programms für Gesundheitsnotfälle der Weltgesundheitsorganisation, sagte, chinesische Wissenschaftler hätten die Erreger des Virus schnell identifiziert, seine Genetik sequenziert, ihre Forschungsergebnisse mit der Weltgesundheitsorganisation sowie Ländern und Regionen geteilt und damit einen einzigartigen Beitrag zur schnellen Diagnose geleistet. US-Netizens sagten, medizinische Mitarbeiter in China hätten Tag und Nacht gegen die Epidemie gekämpft, um die Ausbreitung des Virus einzudämmen, was anderen Ländern wertvolle Reaktions-

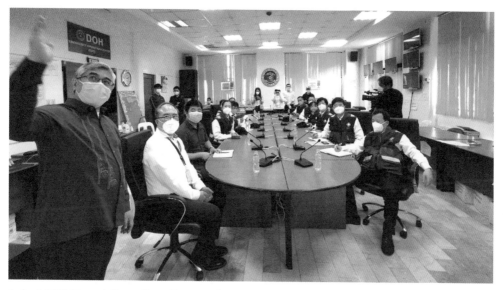

6. April 2020. Kenneth Ronquillo, stellvertretender Gesundheitsminister der Philippinen (erster von links), stellt dem auf die Philippinen gereisten chinesischen medizinischen Expertenteam die Gegenmaßnahmen des Landes gegen die Epidemie vor.

zeit verschafft und effektive Gegenmaßnahmen ermöglicht habe. Andere Länder und Menschen auf der ganzen Welt sollten sich bei den chinesischen Ärzten und Wissenschaftlern für ihre harte Arbeit bedanken. Iwan Melnikow, der erste stellvertretende Vorsitzende der russischen Staatsduma und Vorsitzender der russisch-chinesischen Freundschaftsgesellschaft, sagte, die Einheit und der Zusammenhalt des chinesischen Volkes angesichts der Epidemie seien sehr bewegend. Die kraftvollen Maßnahmen der chinesischen Regierung hätten positiv dazu beigetragen, die Ausbreitung der Epidemie zu verhindern. Eddie Tapiero, ein Wirtschaftswissenschaftler aus der Republik Panama, war überzeugt, dass das chinesische Volk nicht nur für China, sondern auch für die gesamte Menschheit kämpfe.

Während China das Virus im eigenen Land weiter bekämpft, hat es weiterhin im Rahmen seiner Möglichkeiten anderen Ländern und Regionen, die von dem Virus betroffen sind, Hilfe geleistet, was von der internationalen Gemeinschaft einhellig gelobt wurde.

Führende Persönlichkeiten vieler Länder und internationaler Organisationen haben China für seine Hilfe in verschiedenen Formen gedankt. Der pakistanische Präsident Arif Alvi stattete China einen Sonderbesuch ab, um China für seinen Beitrag für die Welt zu danken und die brüderliche Freundschaft zwischen Pakistan und China zum

 „Danke, China! Vielen Dank"

Nachdem sie erfahren hatten, dass das chinesische Ärzteteam und große Menge von Hilfsgütern in ihrem Land angekommen waren, haben viele italienische Netizens ihre Dankbarkeit auf der Facebook-Seite der chinesischen Botschaft ausgedrückt. Sie haben Nachrichten mit dem Wort „Grazie", was auf Italienisch „Danke" bedeutet, mit kleinen roten Herzen daneben hinterlassen. Der italienische Sinologe Adriano Madaro schrieb auf seiner Facebook-Seite: „Sie (die Chinesen) wurden verleumdet und auf verschiedene Weise beleidigt. Wie haben sie auf die Anschuldigungen reagiert? Angesichts der schweren Epidemie in Italien unterstützen sie uns und ermutigen uns, durchzuhalten. Jetzt, während ich dies schreibe, sind chinesische Ärzte aus Shanghai mit 31 Tonnen medizinischer Hilfsgüter in Italien angekommen. Diese Ärzte und viele junge Chinesen haben ihre besten Wünsche an uns ausgedrückt und ermutigen uns, durchzuhalten. Deshalb will ich sagen: ‚Danke, China! Vielen Dank!'"

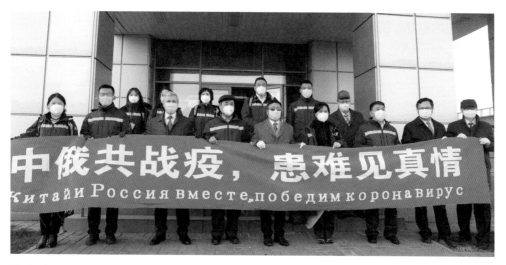

11. April 2020. Das chinesische medizinische Expertenteam und große Mengen an medizinischem Material kommen in Moskau an.

Ausdruck zu bringen. Der serbische Präsident Aleksandar Vučić überprüfte persönlich die serbischen Worte auf den chinesischen Hilfsgütern, begrüßte persönlich das chinesische medizinische Expertenteam am Flughafen und küsste Chinas Nationalflagge. Der ungarische Ministerpräsident Viktor Mihály Orbán begab sich persönlich zum Flughafen, um das chinesische medizinische Expertenteam zu begrüßen und Hilfsgüter entgegenzunehmen. Der italienische Premierminister Giuseppe Conte rief den chinesischen Staatspräsidenten Xi Jinping an, um seine aufrichtige Dankbarkeit auszudrücken. Der Generalsekretär der Vereinten Nationen, Antonio Guterres, dankte China für seine Unterstützung für Länder, die bei der Bekämpfung der Epidemie in Schwierigkeiten geraten sind. Er sagte, dass Chinas Unterstützung für den Multilateralismus von wesentlicher Bedeutung sei und dass er sich auf Chinas weitere Führungsrolle in internationalen Angelegenheiten freue. Die Präsidentin der Europäischen Kommission, Ursula von der Leyen, hielt eine Videoansprache in drei Sprachen, Englisch, Französisch und Deutsch, in der sie ihre tiefe Dankbarkeit und Wertschätzung für Chinas Unterstützung zum Ausdruck brachte. Kambodschas Live-Übertragung von der Ankunft der chinesischen Medizinexperten in Phnom Penh wurde von 600 000 Netizens online verfolgt. Menschen in vielen Ländern lobten Chinas Hilfsbereitschaft und zündeten rote Lichter, ein Symbol für China, auf vielen städtischen Wahrzeichen an.

„Die USA behandeln uns wie Schädlinge, aber China hilft uns"

Nachdem viele italienische Netizens auf der Facebook-Seite der chinesischen Botschaft in Italien für Chinas materielle Unterstützung ihre Dankbarkeit zum Ausdruck brachten, haben auch spanische Netizens eine „Danke China"-Kampagne auf Twitter gestartet. Der Grund lag darin, dass eine Sendung chinesischer Hilfsgüter mit Masken und Testkits laut Berichten lokaler Medien vom 12. März von China aus verschifft wurde, um Spanien bei der Eindämmung der Epidemie zu unterstützen. Im Vergleich zu dem in jüngster Zeit angekündigten US-Einreiseverbot für Reisende aus Europa sagten einige spanische Netizens: „Die USA behandeln uns wie Schädlinge, aber China hilft uns."

Am 13. März wurde der Hashtag „Gracias China" („Danke China") zu einem Trendthema auf Twitter. Unter diesem Hashtag schrieben einige spanische Netizens: „Danke an alle Chinesen!" Andere sagten: „Ihr wisst nicht, wie wertvoll diese Masken und Testkits für uns sind. China hat ein diplomatisches Beispiel für Solidarität und Kooperation gesetzt."

Viele Netizens nutzten die Gelegenheit, um ihre Regierung aufzufordern, wie in China stärkere Maßnahmen gegen die Epidemie zu ergreifen. „China tut jetzt mehr für Spanien und Italien als unsere eigenen Regierungen", sagten einige. Andere beschwerten sich: „China kann der ganzen Welt helfen. Aber wenn die spanischen Politiker weiterhin so laue Maßnahmen ergreifen, wird nichts passieren." Einige lobten den kollektivistischen Geist Chinas in einer so kritischen Zeit und kritisierten die derzeitige Dezentralisierung innerhalb der EU. „Als Italien um Hilfe bat, hat die EU den Kopf weggedreht. China dagegen hat Spanien und Italien medizinische Hilfsgüter gewährt und hinterließ Botschaften wie „Kämpft! Italien und Spanien" auf den Kartons. Mal sehen, ob wir uns von diesem Geist der Solidarität ‚anstecken' lassen können", schrieben einige.

Ein anderer Netizen schrieb auf Twitter: „Schaut euch an, wie die Länder auf diese öffentliche Gesundheitskrise reagieren. Die USA: alle Flüge gestrichen. China: Vorräte geliefert und professionelles und erfahrenes medizinisches Personal hierher geschickt. Wir haben früher die Bedeutung der Zivilisation falsch verstanden." Jemand drückte es noch deutlicher aus: „Trump: null Punkte; China: ein Punkt".

„Die Welt braucht Chinas Erfahrungen, um die Pandemie zu bewältigen"

WHO-Generaldirektor Tedros Adhanom Ghebreyesus sagte am 28. Januar bei seinem Treffen mit Xi Jinping in Beijing, die chinesische Regierung habe angesichts der Epidemie feste politische Entschlossenheit gezeigt und rechtzeitige und wirksame Maßnahmen ergriffen, wodurch sie den Respekt der Welt gewonnen habe. Er sagte, Staatspräsident Xi Jinping habe die Kampagne gegen das Virus persönlich geführt und damit eine herausragende Führungskompetenz demonstriert. China habe Informationen offen und transparent veröffentlicht, die Erreger in rekordverdächtiger Zeit identifiziert und die Gensequenzen des Virus aktiv und zeitnah mit der Weltgesundheitsorganisation und anderen Ländern geteilt. Die von China ergriffenen Maßnahmen hätten nicht nur das chinesische Volk, sondern auch die Menschen auf der ganzen Welt geschützt. Dafür sprechen wir unsere aufrichtige Dankbarkeit aus, so der WHO-Generalsekretär weiter. Die Geschwindigkeit und das Ausmaß von Chinas Maßnahmen seien weltweit gesehen unüblich und hätten Chinas Effizienz demonstriert. Wir wissen dies sehr zu schätzen. Das sei der Vorteil des chinesischen Systems und von Chinas Erfahrungen könne der Rest der Welt lernen, so Tedros Adhanom Ghebreyesus.

Die internationale Gemeinschaft ist tief beeindruckt von Chinas starker Entschlossenheit und der Fähigkeit, die Epidemie zu bekämpfen. Die institutionellen Vorteile erlauben dem Land, sich auf die größten Probleme zu konzentrieren und mit effektiven Maßnahmen eine Ausbreitung der Epidemie einzudämmen. Die Premierministerin von Bangladesch, Sheikh Hasina, die auch Vorsitzende der Volksunion von Bangladesch ist, resümierte: „Unter dem persönlichen Kommando und Einsatz von Generalsekretär Xi Jinping hat China sofort medizinische Kräfte organisiert und Notfallmaßnahmen ergriffen, um die Epidemie effektiv unter Kontrolle zu bringen. Dazu gehörten der schnelle Bau von mehreren Notfallkrankenhäusern und die Aufnahme von Patienten in speziellen Krankenhäusern." Aykyn Konurov, Sekretär des Zentralkomitees der Kommunistischen Volkspartei Kasachstans, wies darauf hin, dass die KP Chinas noch nie dagewesene Sicherheitsmaßnahmen ergriffen, mit einem „chinesischen Tempo" neue medizinische Einrichtungen gebaut und die Präventionsmaßnahmen kontinuierlich verbessert habe, was

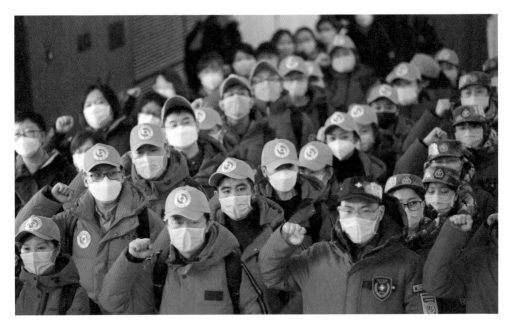

14. Februar 2020. Mitglieder eines medizinischen Teams legen am Shenyang Taoxian International Airport ihren Amtseid ab. Das 233-köpfige Team, das zweite derartige Team aus der Provinz Liaoning, wird die Stadt Xiang-yang in der Provinz Hubei unterstützen.

das extrem hohe Niveau der Koordination zwischen verschiedenen Behörden und Ab-teilungen der chinesischen Regierung widerspiegele und die herausragenden Regierungs-fähigkeiten der KP Chinas demonstriere. Der ehemalige französische Premierminister Jean-Pierre Raffarin, der mit der chinesischen Freundschaftsmedaille ausgezeichnet wur-de, sagte, angesichts der Epidemie habe die chinesische Regierung starke und effiziente Organisations- und Mobilisierungsfähigkeiten bewiesen, was die Vorteile des chinesischen Systems darstelle. Der Vorsitzende der Ungarischen Arbeiterpartei, Gyula Thürmer, sagte, kein anderes Land in der Welt könne so viele menschliche und medizinische Ressourcen in so kurzer Zeit effizient mobilisieren, was die Stärke des Sozialismus chinesischer Prägung voll und ganz demonstriere. Die amerikanische politische Schriftstellerin Sarah Flanders wies darauf hin: „Chinas Maßnahmen gegen das Coronavirus sind in den kapitalistischen Ländern undenkbar. In einer Krise oder einem Notfall sollte das Wohlergehen des Volkes den Vorrang vor kapitalistischen Profiten haben. So gesehen ist in einer Krise eine von einer kommunistischen Partei geführte Regierung in der Lage, Entscheidungen zu treffen, die nicht von kapitalistischen Profiten diktiert werden."

Chinas Erfahrung wird von politischen Parteien aus aller Welt geschätzt

Einige ausländische Spitzenpolitiker und berühmte Persönlichkeiten haben Briefe an die Internationale Abteilung des Zentralkomitees der KP Chinas geschickt, in denen sie die wichtigen Fortschritte Chinas bei der Bekämpfung der Epidemie lobten.

Nayef Hawatmeh, Generalsekretär der Demokratischen Front für die Befreiung Palästinas, sagte, unter der korrekten Führung von Staatspräsident Xi Jinping hätten die chinesische Regierung und das chinesische Volk alle Anstrengungen im Kampf gegen die Epidemie unternommen und damit ein Beispiel für Länder auf der ganzen Welt gesetzt. „Wir sind bereit, von Chinas Erfahrungen in der Prävention und Kontrolle der Epidemie zu lernen. Angesichts der Epidemie müssen sich die Menschen auf der ganzen Welt gegenseitig helfen und die Schwierigkeiten gemeinsam überwinden. Nur durch Einigkeit und Solidarität können wir unser gemeinsames Zuhause auf der Erde aufbauen, es frei von Krankheit, Armut und Hunger halten und Hand in Hand eine glorreiche Zukunft begrüßen."

Der Leiter für internationale Angelegenheiten der Nationalistischen Volkskoalition der Philippinen sagte, unter der Führung der KP Chinas mit Generalsekretär Xi Jinping an der Spitze hätten die chinesische Regierung und das chinesische Volk nicht nur der Prüfung standgehalten, sondern seien trotz Gegenwind stärker geworden. Die entschlossene Entscheidung und die strategische Vision von Xi hätten einen Leuchtturm der Hoffnung in dieser unsicheren Ära gesetzt. „Wir glauben fest daran, dass China unter der Führung von Generalsekretär Xi Jinping weiterhin eine Hauptrolle bei der Stabilisierung der Weltwirtschaft spielen wird."

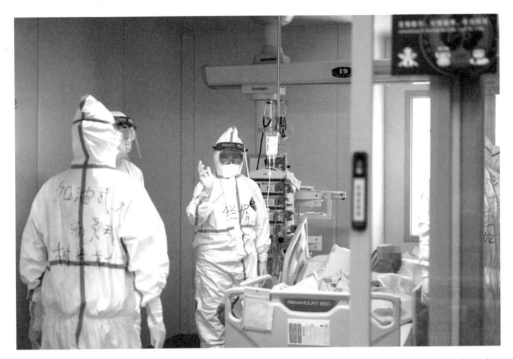

20. Februar 2020. Li Lanjuan, Mitglied an der Chinesischen Akademie der Ingenieurwissenschaften und ranghohe Expertin der Staatlichen Kommission für Hygiene und Gesundheit, ist bei der Visite auf einer Intensivstation im Renmin-Krankenhaus der Wuhan-Universität, um sich über die Behandlung von schwerkranken Patienten zu informieren.

In den Augen vieler Menschen sind viele chinesische Maßnahmen tatsächlich zu neuen Maßstäben in der Reaktion auf eine Epidemie geworden. „China hat groß angelegte Quarantänemaßnahmen für COVID-19-Patienten eingeführt. Dies ist eine innovative Praxis, die Erfahrungen und Referenzen für die globale Reaktion auf Krisen der öffentlichen Sicherheit liefern wird", sagte der französische Experte für öffentliche Gesundheit, Yves Chapak. Auf der 56. Münchner Sicherheitskonferenz wiesen Experten der Weltgesundheitsorganisation darauf hin, es wäre ein wertvolles internationales öffentliches Produkt, wenn China seine Erfahrungen zusammenfasse und ein Modell bilde, auf das sich andere Länder beziehen könnten. Simon Compaore, stellvertretender Vorsitzender der Volksbewegung für Fortschritt in Burkina Faso, sagte, dass die politischen Entscheidungen und die Maßnahmen zur Prävention und Kontrolle der Epidemie, die von der KP Chinas angewandt wurden, einen Meilenstein in der Geschichte des menschlichen Pandemiemanagements darstelle. Robert Lawrence Kuhn, Vorsitzender

der US-amerikanischen Kuhn Foundation, sagte: „In der Zukunft werden Historiker sehr wahrscheinlich Chinas Vorgehen bei der Bekämpfung der COVID-19-Epidemie als ein globales Modell für die Eindämmung von Infektionskrankheiten betrachten. China hat einen neuen Weg im Umgang mit Notfällen im Gesundheitswesen eröffnet, wofür die Geschichte China wahrscheinlich danken wird."

Die internationale Gemeinschaft lobt die Rolle der TCM bei der Virusbekämpfung

Im Kampf gegen die COVID-19-Epidemie hat China die Integration von Traditioneller Chinesischer Medizin (TCM) und westlicher Medizin gestärkt, die tiefgreifende Intervention der TCM in den gesamten Prozess der Diagnose und Behandlung gefördert sowie den Einsatz von wirksamen Kräutertee-Rezepturen und fertigen TCM-Medikamenten in einer zeitnahen Art und Weise gefördert. Mit TCM wird effektiv verhindert, dass sich leichte und allgemeine Fälle in schwere oder lebensgefährliche Fälle verschlimmern. China ist es gelungen, die Heilungsrate zu erhöhen und die Sterblichkeitsrate zu senken, was von der internationalen Gemeinschaft weithin beachtet und positiv kommentiert wurde.

Der ehemalige ungarische Premierminister Medgyessy Péter wies darauf hin, dass die chinesischen medizinischen Mitarbeiter verschiedene Methoden zur Verbesserung ihrer Arbeit eingesetzt haben und sagte: „Die Traditionelle Chinesische Medizin ist ein Schatz der alten chinesischen Wissenschaft und hat einen positiven Einfluss auf den Fortschritt der Weltzivilisation gehabt. Eine große Anzahl von Fakten hat bewiesen, dass die Kombination von chinesischer und westlicher Medizin sehr effektiv ist."

Der deutsche Virologe Jindrich Cinatl ergänzte: „Die integrierte Anwendung von chinesischer und westlicher Medizin ist sehr inspirierend. Die TCM funktioniert gut, wenn es darum geht, Viren daran zu hindern, sich zu vermehren und sich an Zellen anzuheften."

Laut vielen amerikanischen Medienberichten ist mit der Ausbreitung der Epidemie in den Vereinigten Staaten die Nachfrage nach TCM zur Behandlung von Erkältungen und zur Verbesserung der Immunität gestiegen. Die New York Post berichtete, dass seit dem Auftreten des ersten bestätigten Falles von COVID-19 in New York City Anfang März die Nachfrage nach TCM sprunghaft angestiegen sei und die chinesische Medizin mehr und mehr Aufmerksamkeit und Anerkennung erfahre. Ein Artikel auf der Website von *The Hill* wies darauf hin, dass mit dem zunehmenden Bewusstsein der US-Amerikaner für die Virenprävention auch die Zahl der Menschen gestiegen sei, die sich über TCM-Medikamente informieren und diese kaufen wollten.

Als erstes Land in Europa, das TCM in die Gesetzgebung aufgenommen hat, maß Ungarn der Rolle der TCM schon zu Beginn der Epidemie große Bedeutung bei. Ende Februar 2020 begannen chinesische Ärzte in Ungarn, chinesischen Kräutertee zuzubereiten, der die Immunität stärken kann, und verteilten ihn kostenlos an die Menschen vor Ort. Berichten zufolge haben viele Einheimische den Tee auch weiterhin zu sich genommen. Eőry Ajándok, Direktor des Arbeitsausschusses für Komplementärmedizin des ungarischen Gesundheitsministeriums, sagte: „Ich glaube, dass die TCM eine aktive Rolle in Ungarns Kampf gegen die Epidemie spielen wird. Chinesische Medizin und westliche Medizin können sich gegenseitig ergänzen und fördern, um die Gesundheit der Menschen gemeinsam zu erhalten und zu verbessern."

„Die Traditionelle Chinesische Medizin kann mit gezielten Behandlungen den Patienten helfen, ihre Symptome zu lindern. Sie hat einzigartige Vorteile und bedeutende Wirkungen und findet in Europa und der ganzen Welt immer mehr Anerkennung", erläuterte Péter Medgyessy. „Die Kombination von chinesischer und westlicher Medizin ist bereits ein wichtiger Plan zur Bekämpfung der Epidemie. Die chinesische Medizin leistet somit einen Beitrag zum globalen Kampf gegen die Pandemie."

„Vereint werden wir das Virus sobald wie möglich besiegen"

Angesichts der Pandemie hat die chinesische Regierung immer das Konzept der Schicksalsgemeinschaft der Menschheit hochgehalten und die internationale Zusammenarbeit aktiv durchgeführt. Die internationale Gemeinschaft hat Chinas Rolle als verantwortungsbewusstes großes Land bei der Förderung der internationalen Zusammenarbeit im Kampf gegen die Pandemie voll und ganz anerkannt und ihre Bereitschaft bekundet, die Zusammenarbeit mit China weiter zu verstärken und die Pandemie gemeinsam zu bekämpfen.

Der brasilianische Gesundheitsminister Luiz Mandetta gab seiner Hoffnung Ausdruck, dass Brasilien weiter von Chinas Erfahrungen lernen und die Zusammenarbeit im Kampf gegen die Pandemie stärken werde. Die stellvertretende Gesundheitsministerin der Türkei, Emine Alp Meshe, lobte die Zusammenarbeit zwischen der Türkei und China im Kampf gegen die Pandemie und sagte: „Der Erfahrungsaustausch mit China hat unsere Zuversicht gestärkt, die Pandemie zu besiegen."

„China hat anderen Ländern und verschiedenen internationalen Organisationen zum frühesten Zeitpunkt Hilfe geleistet, was sein Verantwortungsbewusstsein als ein großes Land voll und ganz widerspiegelt", sagte Evandro Menezes de Carvalho, Leiter des Zentrums für Brasilien-China-Studien an der Getulio Vargas Foundation in Brasilien. „Auf der einen Seite teilt China seine wertvollen Erfahrungen und Informationen über die Epidemie rechtzeitig und proaktiv mit anderen Ländern und Regionen. Auf der anderen Seite unterstützt China aktiv seine Unternehmen bei der Wiederaufnahme der Arbeit und der Produktion und bietet der internationalen Gemeinschaft Unterstützung bei der Bekämpfung der Pandemie. Chinas Beitrag wird von allen bezeugt."

George Tzogopoulos, ein griechischer China-Experte und Forscher am Institut für Europäische Studien im französischen Nizza, sagte, dass China angesichts der Pandemie eine enge Zusammenarbeit mit der Weltgesundheitsorganisation und anderen Ländern der Welt aufrechterhalten habe. Er meinte, die von China vorgeschlagene Seidenstraße der Gesundheit halte an den Prinzipien des Multilateralismus fest und wahre das globale

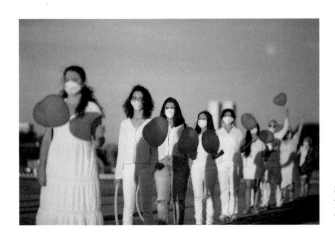

8. Juni 2020. Darstellende Künstler in Brasilia, Brasilien, die sich als an CO-VID-19-Verstorbene präsentieren.

öffentliche Interesse. China spiele eine wichtige Rolle in der gegenwärtigen globalen Anti-Pandemie-Kooperation und biete ununterbrochen medizinische Unterstützung für Länder und Regionen, die dringend Hilfe benötigen.

Toshimi Toge, Beraterin des Konfuzius-Instituts an der Kansai University of Foreign Studies in Japan, erinnerte daran, dass Chinas aktiver Erfahrungsaustausch bei der Prävention und Bekämpfung der Epidemie sehr geschätzt werden sollte. Sie sagte, die Richtlinien zur Prävention und Kontrolle des neuartigen Coronavirus und andere Materialien, die China zur Verfügung stelle, seien für die Allgemeinheit sehr nützlich. „China hält sein Konzept einer Schicksalsgemeinschaft der Menschheit aufrecht und beteiligt sich aktiv an der internationalen Zusammenarbeit im Kampf gegen die Pandemie, was eine wichtige Manifestation des Multilateralismus darstellt".

Kubas stellvertretender Minister für öffentliche Gesundheit, Luis Fernando Navarro, sagte, dass sein Land durch die positiven Ergebnisse, die China im Kampf gegen die Epidemie erzielt habe, sehr ermutigt sei. Die von China ergriffenen Präventions- und Kontrollmaßnahmen seien für Kuba von großer Bedeutung. Die von China bereitgestellten medizinischen Hilfsmittel würden eine wichtige Rolle dabei spielen, Kubas Fähigkeit zur Kontrolle der Epidemie weiter zu verbessern und den endgültigen Sieg im Kampf gegen die Epidemie zu erringen.

Der philippinische Gesundheitsminister Francisco Duque III sagte, dass Chinas Erfahrungen im Kampf gegen die Epidemie für die Philippinen sehr wertvoll seien. „Im kritischsten Moment des Kampfes gegen die Epidemie entsandte China rechtzeitig

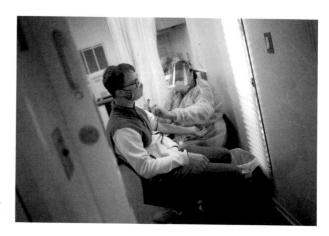

16. Juni 2020. Ein COVID-19-Antikör-
per-Test in Washington, DC.

erfahrene Experten auf die Philippinen, was Chinas aufrichtige Freundschaft widerspiegelt. Dies ist ein Ergebnis der freundschaftlichen Zusammenarbeit zwischen beiden
Ländern und wird sicherlich die bilateralen Beziehungen vorantreiben."

„Die Regierung und das Volk von Myanmar haben sich schon lange auf das medizinische Expertenteam aus China gefreut", sagte Myint Htwe, der Minister für Gesundheit und Sport von Myanmar, bei der Begrüßung des chinesischen Expertenteams. „Ich
glaube, dass Myanmar mit der Hilfe Chinas die Fähigkeiten in der Viruskontrolle und
-behandlung verbessern wird, was unserem Land helfen wird, die Epidemie so schnell
wie möglich unter Kontrolle zu bringen und zu besiegen."

Der pakistanische Außenminister Shah Mahmood Qureshi sagte, China habe sich
nach dem Ausbruch der Epidemie in Pakistan um die dringenden Bedürfnisse Pakistans
gekümmert und das Land stark unterstützt. „Wir freuen uns auf einen baldigen Sieg
über die Epidemie mit starker Unterstützung von China. Pakistan misst der Seidenstraßen-Initiative und dem chinesisch-pakistanischen Wirtschaftskorridor große Bedeutung
bei. Die bilaterale Zusammenarbeit wird durch die Epidemie nicht beeinträchtigt."

Der Generaldirektor der Internationalen Atomenergiebehörde (IAEA), Rafael
Mariano Grossi, betonte: „Die von China gespendeten Hilfsgüter werden den Mitglie-
dern unserer Behörde helfen, die technische Zusammenarbeit bei der Bekämpfung der
Pandemie weiter zu fördern. Die IAEA begrüßt es auch besonders, dass China welt-
weit Dienstleistungen für Virustests zur Verfügung stellt. Das ist für Länder, die diese
Dienstleitung benötigen, von großer Bedeutung. Die IAEA ist gewillt, die Zusammen-

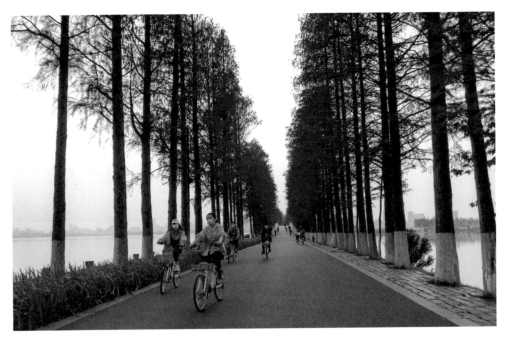

19. April 2020. Fahrradfahrer in Wuhan entlang des Grüngürtels am Ostsee, nachdem sich die Epidemiesituation verbessert hatte.

arbeit mit China weiter zu vertiefen und gemeinsam Beiträge zum globalen Kampf gegen die Pandemie zu leisten."

„China hat sein Bestes getan, um Länder bei der Bekämpfung der Pandemie zu unterstützen. Das wurde von der internationalen Gemeinschaft allgemein gelobt und ist es wert, davon zu lernen", sagte Toshimi Toge, die Beraterin des Konfuzius-Instituts an der Kansai-Universität für ausländische Studien in Japan. „China setzt sich aktiv für die internationale Zusammenarbeit im globalen Kampf gegen die Pandemie ein. Sein Handeln zeigt, dass wir nur durch aufrichtige Zusammenarbeit und Einigkeit die Pandemie so schnell wie möglich überwinden können. Wir hoffen, dass alle Länder die Kommunikation und Zusammenarbeit weiter verstärken, den Aufbau einer Schicksalsgemeinschaft der Menschheit aktiv fördern und den endgültigen Sieg im Kampf gegen die Pandemie erringen werden."

Auszüge aus der Erklärung auf dem Sondergipfel der Staats- und Regierungschefs der G20 zu COVID-19

Die beispiellose COVID-19-Pandemie erinnert uns eindringlich daran, dass alle Menschen miteinander verbunden sind und wie zerbrechlich diese Verbindung ist. Das Virus kennt keine Grenzen. Der Kampf gegen diese Pandemie erfordert eine transparente, robuste, koordinierte, groß angelegte und wissenschaftlich fundierte globale Reaktion im Geiste der Solidarität. Wir sind fest entschlossen, eine vereinte Front gegen diese gemeinsame Bedrohung zu bilden.

Wir sind zutiefst betrübt über den tragischen Verlust von Menschenleben und das Leid der Menschen auf der ganzen Welt. Unsere dringendste Aufgabe liegt darin, die Pandemie und ihre verflochtenen gesundheitlichen, sozialen und wirtschaftlichen Auswirkungen zu bekämpfen. Wir wollen auch allen medizinischen Mitarbeitern an vorderster Front unseren Dank und unsere Unterstützung bei der weiteren Bekämpfung der Pandemie aussprechen.

Die G20 ist entschlossen, in der Zusammenarbeit mit der Weltgesundheitsorganisation, dem Internationalen Währungsfonds, der Weltbank, den Vereinten Nationen und anderen internationalen Organisationen, und zwar im Rahmen ihrer bestehenden Mandate, alles zu tun, was nötig ist, um die Pandemie zu überwinden. Wir sind entschlossen, keine Mühe zu scheuen, sowohl individuell und kollektiv, um:

▪ Leben zu schützen;

▪ Arbeitsplätze und Einkommen der Menschen zu sichern;

▪ Vertrauen wiederherzustellen, die finanzielle Stabilität zu bewahren, die Wirtschaft wiederzubeleben und ein noch stärkeres Wachstum zu erreichen;

▪ Unterbrechungen des Handels und der globalen Lieferketten zu minimieren;

▪ allen hilfsbedürftigen Ländern Hilfe zukommen lassen;

▪ bei öffentlichen Gesundheits- und Finanzmaßnahmen zu koordinieren.

Solange die internationale Gemeinschaft das Konzept einer Schicksalsgemeinschaft der Menschheit aufrechterhält und den Weg des Multilateralismus, der Einheit und der Zusammenarbeit fortsetzt, werden die Menschen der Welt in der Lage sein, zusammenzuarbeiten und globale Probleme anzugehen. Wir müssen den Planeten – unser einziges Zuhause – zu einem besseren Ort für alle machen.

– Xi Jinping

Gemeinsam eine bessere Zukunft schaffen

Die Welt befindet sich heute in einem Jahrhundertwandel und ist sowohl mit Hoffnungen als auch mit Herausforderungen konfrontiert. Die Bedrohung durch große Infektionskrankheiten ist nur eine der vielen gemeinsamen Herausforderungen, vor denen die Menschheit steht. Die Pandemie wird irgendwann enden. Wir stehen an einem neuen Scheideweg: Welche Art von Welt wollen wir aufbauen, und wie bauen wir diese Welt auf? Was sollten wir tun, um den globalen Herausforderungen zu begegnen? „Wenn der Königsweg beschritten wird, gehört die Welt allen." Frieden, Entwicklung, Fairness, Gerechtigkeit, Demokratie und Freiheit sind die gemeinsamen Werte der Menschheit. Bereits 2013 schlug Generalsekretär Xi Jinping vor, eine Schicksalsgemeinschaft der Menschheit aufzubauen. In den vergangenen sieben Jahren wurde dieses Konzept in greifbare Handlungen und fruchtbare Ergebnisse umgewandelt. Auch die internationale Gemeinschaft hat während des gemeinsamen Kampfes gegen die Pandemie ein tieferes Verständnis für dieses Konzept entwickelt. Die Gesundheitsgemeinschaft und die Schicksalsgemeinschaft der Menschheit stellen eine breite Plattform für alle Länder der Welt dar, gemeinsam eine bessere Zukunft zu schaffen.

Niemand ist eine Insel

Niemand ist eine Insel,
Einsam für sich selbst.
Jeder gehört zum Ganzen,
Ist Teil des Kontinents.

Jede weggespülte Scholle
Lässt Europa schrumpfen.
Als wenn's eine Düne wäre
Oder eines Freundes Farm
Oder deine eigene Habe.

Jedes Menschen Tod ist mein Verlust,
Denn ich bin Teil der Menschheit;
Und darum verlange nie zu wissen, wem die Stunde schlägt;
Sie schlägt dir selbst.

Schon im 17. Jahrhundert, als große Seefahrer gerade bewiesen hatten, dass unsere Welt eine Kugel ist, drückte der britische Dichter John Donne mit seinen Gedichten ein Gemeinschaftsgefühl über nationale Grenzen hinweg aus.

Mehr als 400 Jahre später, auf dem XIX. Parteitag der KP Chinas, wies Generalsekretär Xi Jinping eindringlich darauf hin: „Kein Land kann im nationalen Alleingang die verschiedenartigsten Herausforderungen der Menschheit meistern und sich auf die Insel der Selbstisolation zurückzuziehen."

Während sich die COVID-19-Epidemie auf der ganzen Welt ausbreitet, wird das Gedicht „Niemand ist eine Insel" immer wieder von Menschen rezitiert. Wie die WHO betont hat, ist das Coronavirus der gemeinsame Feind der Menschheit. Vor der Epidemie ist kein Mensch gefeit. Um sie zu überwinden, müssen sich die Länder auf der ganzen Welt gegenseitig helfen und Schwierigkeiten gemeinsam beseitigen.

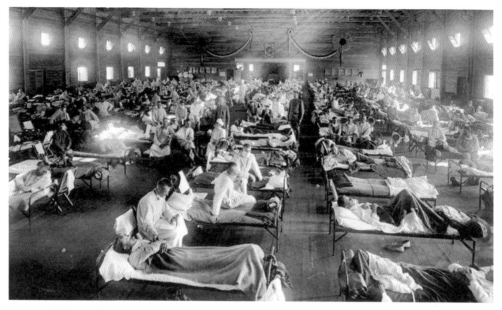

Im Jahr 1918 brach die Spanische Grippe aus.

Von der Antike bis in die Gegenwart und auf der ganzen Welt wurden große epidemische Krankheiten oft als eine Lektion der Natur für die Menschheit angesehen. Der Preis ist hoch und die Folgen sind tragisch. Während die Menschen durch Krankheiten die Beziehung zwischen sich und der Natur verstehen lernten, arbeiten sie auch zusammen und zeigten den Charakter und den Wert der Menschheit.

Als erste Pandemie im eigentlichen Sinne machte die 1918 ausgebrochene Spanische Grippe den Ländern klar, dass keines gegen die unendliche Ausbreitung von Infektionskrankheiten gefeit ist. Seit 1920 begann sich die öffentliche Gesundheitspolitik verschiedener Länder zu ändern. Es wurden fortschrittlichere Krankheitsüberwachungssysteme eingerichtet und eine universelle und erschwingliche medizinische Versorgung gefördert, um sicherzustellen, dass großflächige Infektionskrankheiten im Keim erstickt werden. Während die Länder beim Aufbau ihrer eigenen öffentlichen Gesundheitsnetzwerke gute Arbeit leisteten, erkannten sie auch die Wichtigkeit der Einrichtung einer globalen Gesundheitsorganisation. Sie begannen, Programme für Gesundheitskooperation auf globaler Ebene zu etablieren, und Epidemiologie und medizinische Statistik wurden zur Hauptmethodik der Public-Health-Forschung.

Nach der Gründung der Volksrepublik China im Jahr 1949 legten die KP Chinas und die chinesische Regierung immer großen Wert auf die Prävention und Behandlung der Bilharziose. Seit den 1950er Jahren haben die Menschen in den von der Bilharziose betroffenen Gebieten enorme Anstrengungen unternommen, um diese Krankheit zu eliminieren. Nach jahrzehntelanger harter Arbeit hat die chinesische Bilharziose-Bekämpfung bemerkenswerte Ergebnisse erzielt. Diese Errungenschaften inspirierten die einschlägige ausländische Forschung über Chinas Bekämpfung der Bilharziose, die zur Grundlage der Disziplin der Gesundheitskommunikation wurde. Während die chinesische Regierung kontinuierlich die Bedingungen der öffentlichen Gesundheit im eigenen Land verbessert, hat sie auch medizinische Teams nach Afrika geschickt. Der ersten Entsendung von chinesischen Ärzten nach Afrika im Jahr 1963 folgten bis heute 24 300 medizinische Fachkräfte. Sie haben geholfen, etwa 270 Millionen Patienten zu behandeln. Insgesamt 51 chinesische Ärzte und Krankenschwestern haben bei diesen Einsätzen ihr wertvolles Leben geopfert. Die medizinische Hilfe für Afrika ist das am längsten laufende und populärste Programm aller chinesischen Hilfsprogramme für Afrika. Es ist ein Beweis für Chinas aufrichtige Freundschaft mit dem afrikanischen Volk.

Die chinesische Nation hat schon immer die gute Tradition der Freundlichkeit und der Hilfe für Menschen in Not gepflegt. In den letzten 70 Jahren hat China im Geiste des Internationalismus und der Humanität Entwicklungsländern und Ländern nach Naturkatastrophen und bei schweren Infektionskrankheiten im Rahmen seiner Möglichkeiten immer Hilfe geleistet. Nach dem Tsunami im Indischen Ozean, dem Ausbruch der Ebola-Epidemie in Westafrika und dem verheerenden Erdbeben in Nepal hat China humanitäre Notfallhilfe geleistet. Es hat nie tatenlos zugesehen, wenn ein Freund in Not ist, und hat nie Bedingungen gestellt. Bei der Bewältigung verschiedener Herausforderungen mit Menschen aus der ganzen Welt haben die chinesische Regierung und das chinesische Volk den Geist des internationalen Humanismus umgesetzt und die Notwendigkeit und Bedeutung des Aufbaus einer Schicksalsgemeinschaft der Menschheit erkannt.

China unterstützt Afrika im Kampf gegen Ebola

Anfang 2014 kam es in Westafrika zu einem Ausbruch des Ebola-Hämorrhagischen Fiebers (EBHF). China entsandte Ärzte- und Überwachungsteams nach Sierra Leone und Liberia, wo die Situation am schlimmsten war. Während der Epidemie wurden 1200 chinesische Mediziner zu Rettungseinsätzen in die betroffenen Gebiete entsandt, vier Nothilferunden im Wert von ca. 750 Millionen Yuan an dreizehn afrikanische Länder geleistet und 1700 lokale Fachkräfte für Prävention und Kontrolle ausgebildet, was die größte Auslandshilfe Chinas seit 1949 darstellte.

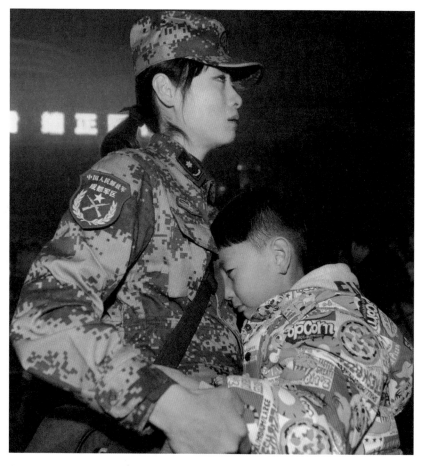

13. Januar 2015. Das zweite medizinische Team der chinesischen Volksbefreiungsarmee macht sich auf die Reise nach Liberia. Eine Mutter und ihr Sohn verabschieden sich am Flughafen.

Gemeinsam die Epidemie besiegen

Die WHO gab bekannt, dass die COVID-19-Epidemie als Pandemie bezeichnet werden muss, was ein „Aufruf zum globalen Handeln" war, wie es in einer Erklärung von UNO-Generalsekretär Guterres heißt. Im Zeitalter der Globalisierung ist das „globale Dorf" durch Konnektivität, schnelle Zirkulation von Ressourcen und hochfrequente Interaktion charakterisiert. Dies fördert Entwicklung und Wohlstand, aber erschwert auch zwangsläufig die Kontrolle von Epidemien. Angesichts dieser Epidemie haben immer mehr Menschen erkannt, dass sie voneinander abhängig sind und ihr Schicksal eng miteinander verbunden sind. Die Welt versteht nun besser das Konzept einer Schicksalsgemeinschaft der Menschheit.

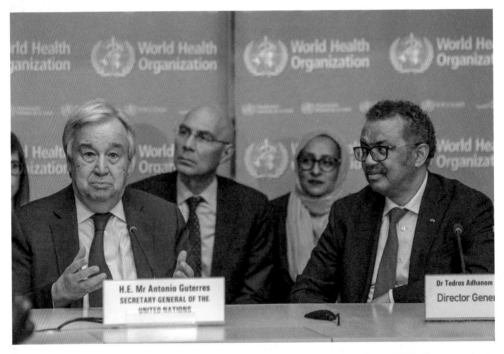

24. Februar 2020. UNO-Generalsekretär Antonio Guterres (links) hält eine Rede im WHO-Hauptquartier in Genf, Schweiz.

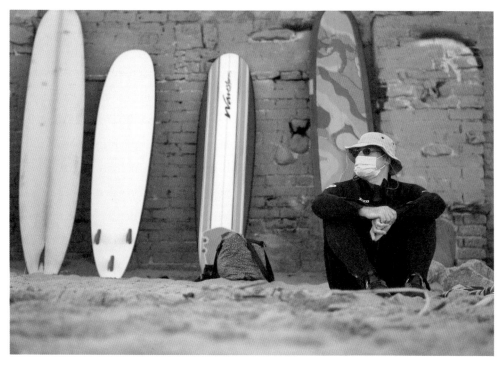

Ein Surfer am Strand in Malibu, Kalifornien, während der Epidemie.

Die internationale Gemeinschaft hat den Beitrag Chinas zum Kampf der internationalen Gemeinschaft gegen die Epidemie positiv bewertet. Es ist immer die schwierigste Zeit, in der man getestet wird. Während der Bekämpfung der Epidemie hat China immer an die ganze Welt gedacht und sein Bestes getan, um die Ausbreitung des Virus einzudämmen. Es hat rechtzeitig Informationen mit der internationalen Gemeinschaft geteilt, die Zusammenarbeit verstärkt und die Verantwortung eines großen Landes wahrgenommen. In der Tat haben nicht nur die chinesische Regierung, sondern auch chinesische Unternehmen, soziale Organisationen und sogar jeder Einzelne in China das Konzept der menschlichen Schicksalsgemeinschaft in die Tat umgesetzt und Hand in Hand mit den Menschen in der Welt gearbeitet, um die Pandemie zu bekämpfen.

Die Schicksalsgemeinschaft verlangt nach gemeinsamen Anstrengungen

Als das Frühlingsfest nahte, planten die Chinesen, in ihre Heimatstädte zurückzukehren, um Verwandte und Freunde zu besuchen, oder auf Reisen zu gehen. Sie waren voller Urlaubsstimmung und sehnten sich nach dem Wiedersehen mit der Familie. Um die Epidemie zu bekämpfen, hat China jedoch ab Ende Januar 2020 eine groß angelegte Lockdown-Aktion eingeführt, eine seltene Operation in der Geschichte der Menschheit. Die plötzlichen Veränderungen führten zur Abriegelung von Wuhan, zur häuslichen Isolierung von Menschen überall und zur Unterbrechung der normalen Arbeit und des Lebens. Die außergewöhnlichen Maßnahmen dienten nicht nur der Sicherheit und Gesundheit des chinesischen Volkes, sondern auch dem entschlossenen Schutz der Sicherheit und Gesundheit der Menschen in allen Ländern der Welt. China ist bestrebt, einen Beitrag zur globalen öffentlichen Gesundheitssicherheit zu leisten.

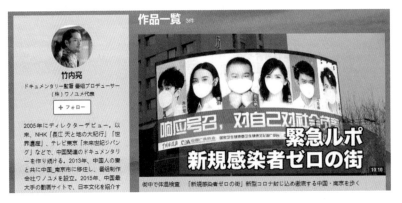

Ein Ausschnitt aus den Kurzvideos des japanischen Regisseurs Takeuchi Ryo über das Leben des chinesischen Volkes während der Epidemie.

Der japanische Regisseur Takeuchi Ryo, der in Nanjing lebt, hat einen zehnminütigen Kurzfilm gedreht, der das Leben der Chinesen im Kampf gegen die Epidemie dokumentiert: Menschen, die in ihre Heimatstädte zurückgekehrt waren, mussten dort 14 Tage in Quarantäne.; Fast-Food-Lokale sorgen für „Null-Kontakt" und Bestellungen über Handy-Apps müssen von den Kunden selbst abgeholt werden; an den U-Bahn-Schaltern misst das Personal mit berührungslosen Thermometern die Körpertemperatur der Fahrgäste; Fahrgäste scannen QR-Codes, um ihre Identität und Reisedaten registrieren zu lassen und die Verfolgung des Infektionsweges zu erleichtern; Lehrer zeichnen Online-Unterricht auf und drängen die Schüler, ihre Schularbeiten zu erledigen; Unternehmen folgen strengen Regeln, um den Betrieb wieder aufzunehmen – sie müssen mit Masken, Handschuhen, alkoholischem Desinfektionsmittel, Schutzbrillen und anderem Material ausgestattet sein. Dieses kurze Video wurde in den sozialen Medien von japanischen Netizens mit dem Tag „must watch" gepostet. Takeuchi Ryo sagte, der Zweck seines Kurzfilms sei es, Japan eine Referenz von Chinas Kampf gegen die Epidemie zu geben und gleichzeitig das japanische Volk sehen zu lassen, wie viel Mühe das chinesische Volk auf sich genommen hat.

Dr. Bruce Aylward, leitender Berater des WHO-Generaldirektors und Leiter des ausländischen Expertengruppe der Joint Mission, sagte nach seiner Exkursion nach China: „Den Menschen in Wuhan sei gesagt, dass die Welt in ihrer Schuld steht. Wenn diese Krankheit vorbei ist, werden wir hoffentlich die Gelegenheit haben, den Menschen von Wuhan für die Rolle, die sie gespielt haben, zu danken." Bei der Übersetzung dieser Worte konnte die Dolmetscherin ihre Tränen nicht zurückhalten.

Die Schicksalsgemeinschaft fordert den Austausch von Informationen

Nach dem Ausbruch der Epidemie gab China sofort die vollständige genetische Sequenz des Virus, Primer und Sonden an die Welt weiter und teilte mehrere technische Dokumente wie Epidemieprävention und -kontrolle sowie Diagnose- und Behandlungspläne mit den betroffenen Ländern und relevanten internationalen und regionalen Organisationen. Der technische Austausch erfolgte auf verschiedene Weise, z. B. in Form von Remote-Meetings, und Chinas Erfahrungen mit Prävention und Kontrolle sowie Pläne

 Ein Brief von Prof. Brown aus Amerika

William N. Brown, US-Professor an der Universität Xiamen und Autor des Buches „Off the Wall – How We Fell for China", schickte im kritischen Moment von Chinas Kampf gegen COVID-19 einen Unterstützungsbrief aus Kalifornien. Er schrieb: „Die Welt sollte China wirklich danken, denn kein Land oder Volk auf der Welt kann auf diese Herausforderung mit jener Entschlossenheit und jenem Mut reagieren, die China gezeigt hat.

für Labortests, epidemiologische Untersuchungen und klinische Diagnose und Behandlung wurden rechtzeitig weitergegeben.

China hat auch den globalen Austausch von Informationen und Erfahrungen zur Bekämpfung der Epidemie über verschiedene Kanäle gestärkt.

Die Internationale Abteilung des ZK der KP Chinas schrieb Briefe an mehr als 110 führende Persönlichkeiten von Parteien und Regierungen in mehr als 60 Ländern, um Chinas Erfahrungen und Praktiken zur Kontrolle der Epidemie umfassend zu erläutern. Die Briefe konzentrierten sich auf den Aufbau eines Kommandosystems mit Staatspräsident Xi Jinping an der Spitze und erklärte, wie China schnell einen effizienten gemeinsamen Präventions- und Kontrollmechanismus einrichtete, um die Infektionsquellen zu kontrollieren und die Übertragungskanäle abzuschneiden, wie andere Landesteile die am schwersten betroffenen Gebiete unterstützten, wie China durch wissenschaftliche und technische Methoden die Epidemieprävention und -kontrolle vorantrieb und diese mit der sozioökonomischen Entwicklung koordinierte, und wie China die internationale Koordination und Zusammenarbeit verstärkte.

Zhong Nanshan, der 84-jährige Leiter der hochrangigen Expertengruppe der Nationalen Gesundheitskommission und Mitglied der Chinesischen Akademie der Ingenieurwissenschaften, sprach über eine Videoschaltung auf Englisch mit Dr. Anita Simonds, der designierten Präsidentin der Europäischen Atemwegsgesellschaft (ERS), um die Ergebnisse und Erfahrungen von Chinas Kampf gegen die Epidemie vorzustellen und zu teilen.

Die Nationale Gesundheitskommission und die WHO organisierten gemeinsam eine internationale Informationssitzung zum Austausch von Chinas Erfahrungen bei der Prävention und Behandlung von COVID-19, die über Videoschaltungen weltweit übertragen wurde. Vertreter der Botschaften relevanter Länder in China und internationaler Organisationen nahmen an der Sitzung in Beijing teil. Vertreter der westpazifischen Region der WHO und anderer Länder nahmen per Fernschaltung an der Sitzung teil. Angesichts einer Krise globalen Ausmaßes hat sich China entschieden, keine Vorbehalte zu haben. Der Generaldirektor der WHO Tedros Adhanom Ghebreyesus bedankte sich während seiner Rede auf der Sitzung auf Chinesisch.

Chinas vorbehaltlose Weitergabe von Informationen an die Welt ist zu einer Garantie für den Erfolg des globalen Kampfes gegen die Epidemie geworden.

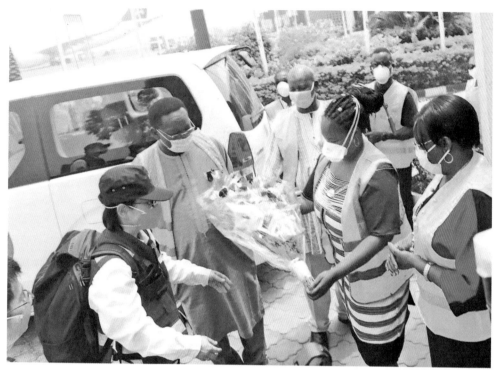

16. April 2020. Ouagadougou, Hauptstadt von Burkina Faso, begrüßt die medizinische Expertengruppe aus China.

Die Schicksalsgemeinschaft ruft zur gegenseitigen Hilfe auf

Ein Mensch mit Moral wird sich nie einsam fühlen. Als die Epidemie in China ausbrach, unterstützten Länder auf der ganzen Welt China auf verschiedene Weise und spendeten eine große Menge an Waren und medizinischen Hilfsgütern, und einige Ausländer beteiligten sich direkt an Chinas Kampf gegen die Epidemie und arbeiteten mit dem chinesischen Volk zusammen. Diese Taten des guten Willens haben dem chinesischen Volk große Unterstützung gegeben und es befähigt, das Virus zu besiegen.

Am 5. März sagte Chinas stellvertretender Außenminister Ma Zhaoxu auf einer Pressekonferenz: „China wird nie vergessen, dass die internationale Gemeinschaft uns eine helfende Hand gereicht hat. China ist auch bereit, im Rahmen seiner Möglichkeiten Hilfe für schwer betroffene Länder zu leisten."

Während seines Kampfes gegen die Epidemie im eigenen Land, reichte China an-

US-Experten: Chinas Erfahrungen sind sehr wichtig für die Bekämpfung von COVID-19

Ein Experte der Universität von Kalifornien, San Diego (UC San Diego), sagte in einem Interview, dass die Informationen über COVID-19, die von chinesischen Forschern geteilt wurden, sehr wichtig für die konzertierten Bemühungen gegen die Epidemie seien, und dass die amerikanische medizinische Gemeinschaft aus ihnen lernen werde.

Robert Schooley, Professor für Medizin in der Abteilung für Infektionskrankheiten und Globale Öffentliche Gesundheit, sagte, dass sich ein globales wissenschaftliches Forschungsnetzwerk zu relevanten Themen unter der Leitung chinesischer Forscher schnell entwickele und ausweite, und dass sich die Forscher in einem Wettlauf gegen die Zeit befänden, um Methoden zum Umgang mit dem Coronavirus zu entwickeln. Er sagte anerkennend: „Die chinesische Wissenschaftsgemeinschaft hat schnell Informationen über die Biologie, die molekulare Epidemiologie und die monoklonalen Antikörper des Virus veröffentlicht, was bemerkenswert ist."

Prof. Schooley lobte die Bemühungen der chinesischen Regierung, die Epidemie zu kontrollieren. Er sagte, dass China starke Interventionsmaßnahmen ergriffen habe, die die Entwicklung der Epidemie stark abgeschwächt habe, und die Epidemie nun effektiv kontrolliert werde.

Er sagte, dass die US-amerikanische Medizinergemeinschaft von Chinas Methoden zur Bekämpfung der Epidemie lerne und aus den besten Erfahrungen schöpfe, um mit der sich in den Vereinigten Staaten ausbreitenden Epidemie umzugehen.

Pradeep Khosla, Kanzler der UC San Diego, sagte, dass chinesische Forscher eine Menge Arbeit über die Eigenschaften des Coronavirus, die Reaktion des Immunsystems, die Gensequenzierung und die Entwicklung von Impfstoffen geleistet haben – alles entscheidende Informationen.

Laut Khosla haben Epidemiologen der UC San Diego eine enge Kommunikation und Kooperation mit ihren chinesischen Kollegen betrieben. Khosla sagte: „Die COVID-19-Pandemie erinnert uns daran, dass internationale Zusammenarbeit in den Bereichen Wissenschaft und öffentliche Gesundheit unerlässlich ist."

deren Ländern die helfende Hand, indem es medizinische Hilfsgüter spendete, medizinische Expertenteams entsandte und seine Erfahrungen weitergab. China hat eine Reihe effektiver gemeinsamer Präventions- und Kontrollmaßnahmen ergriffen, gemeinsame Aktionsmechanismen eingerichtet und sich mit Ländern auf der ganzen Welt zusammengetan, um die Pandemie zu bekämpfen.

China hat den größten und intensivsten humanitären Notfalleinsatz seit der Gründung der Volksrepublik China durchgeführt. Die internationale Gemeinschaft hat Chinas Bemühungen als „echte humanitäre Hilfe" gelobt und gesagt, dass „chinesische Ärzte den humanitären Geist verkörpern und wir ihnen Anerkennung zollen." Einige sagten: „Sie sind Tausende von Meilen gereist, um uns zu helfen. Es ist der humanitäre Geist, der dies alles möglich gemacht hat. Die chinesische Nation ist die schönste Nation." Um das Leben und die Gesundheit der Menschen in allen Ländern zu schützen, hat sich China entschieden, das Virus zu bekämpfen. Dieses Handeln ist eine lebendige Praxis der Werte der menschlichen Schicksalsgemeinschaft und eine Anti-Pandemie-Ak-

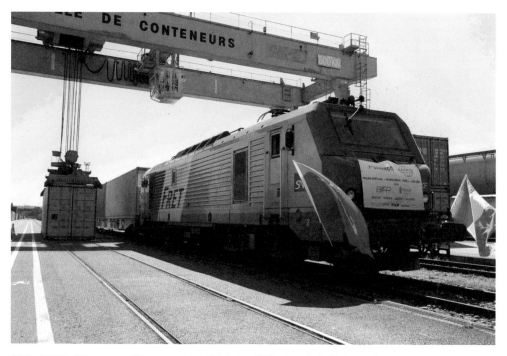

23. Juni 2020. Chinas erster Güterzug mit medizinischen Hilfsgütern ist in Paris angekommen.

tion der Menschheit zum Aufbau der Schicksalsgemeinschaft. Es zeigt den internationalen humanitären Geist, der im Konzept der Schicksalsgemeinschaft der Menschheit verkörpert ist.

Im globalen Kampf gegen die Epidemie wird die Fahne der Zusammenarbeit hochgehalten. Die WHO koordiniert die internationalen Maßnahmen zur Bekämpfung der Pandemie und die Zusammenarbeit in der wissenschaftlichen Forschung; China und die ASEAN hielten ein Außenministertreffen zu COVID-19 ab; die Europäische Union hat beschlossen, eine Reihe von Notfallreaktionsmechanismen zu initiieren; die 15 Mitgliedsstaaten der Westafrikanischen Wirtschaftsgemeinschaft beriefen ein Sondertreffen ein, um die Maßnahmen zur Bekämpfung des Virus zu koordinieren. Durch die Bündelung von Ideen und die Verabschiedung einheitlicher Maßnahmen entscheiden sich immer mehr Länder und internationale Organisationen dafür, auf globale Herausforderungen im Sinne einer Schicksalsgemeinschaft zu reagieren.

„Das Virus hat eine Offensive gestartet. Wir müssen uns dem Chor der Menschheit anschließen, um das Virus zu bekämpfen und diesen Kampf letztendlich zu gewin-

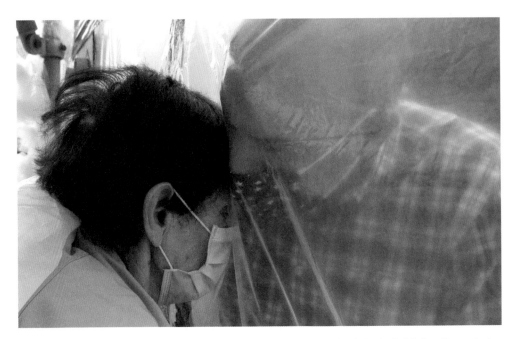

1. Juli 2020. Ein älterer Mann im Le Jardin de Picardie, einem lokalen Pflegeheim im belgischen Peruwelz, begrüßt eine Angehörige hinter dem „Liebkosungs-Vorhang".

nen", sagte WHO-Generaldirektor Tedros Adhanom Ghebreyesus. „Dies ist eine Bedrohung für jeden von uns. Wir müssen uns zusammenschließen." So viele Menschen haben sich entschieden, zusammenzustehen und eine enge Gemeinschaft im Kampf gegen die Pandemie zu bilden.

Die globale Ausbreitung der Epidemie hat deutlich gemacht, dass die menschliche Gesellschaft eine Schicksalsgemeinschaft ist. Der Umgang mit dieser schweren Herausforderung betrifft nicht nur die Sicherheit der Menschen aller Länder und die Zukunft der Welt, sondern stellt auch die Weisheit der Menschheit auf die Probe. Die Stärkung des Bewusstseins über und der Aufbau einer Schicksalsgemeinschaft sind nicht nur die Erwartungen der Menschen auf der Welt, sondern liegt auch in der Verantwortung aller Länder der Welt. Die großen Präventions- und Kontrollmaßnahmen, die China im Kampf gegen die Epidemie durchgeführt hat, und die wichtigen Errungenschaften und Erfahrungen, die es erreicht hat, haben nicht nur ein Fenster der Gelegenheit für die internationale Gemeinschaft geschaffen, die Pandemie zu bekämpfen, sondern auch das Vertrauen für alle gestärkt.

Staatspräsident Xi Jinping betonte in seiner Rede auf dem außerordentlichen virtuellen G20-Gipfel zum Thema COVID-19 am 26. März: „Ich bin überzeugt, dass wir durch Solidarität und gegenseitige Hilfe dieses Virus besiegen und eine bessere Zukunft für die Menschheit schaffen können." In seiner Rede bei der virtuellen Eröffnungszeremonie der 73. Weltgesundheitsversammlung am 18. Mai rief er die Welt zum Handeln auf: „Lassen Sie uns konzertierte Anstrengungen unternehmen, um das Leben und die Gesundheit der Menschen in allen Ländern zu schützen. Lassen Sie uns zusammenarbeiten, um den Planeten Erde, unser gemeinsames Zuhause, zu schützen und eine menschliche Gesundheitsgemeinschaft aufzubauen."

„Das Konzept der Schicksalsgemeinschaft hat in den Herzen der Menschen Wurzeln geschlagen"

Diese Pandemie hat „die Menschen zusammengebracht und ein klareres Verständnis des Konzepts einer globalen Schicksalsgemeinschaft ermöglicht", sagte Oleg Timofeev, außerordentlicher Professor an der Universität der Völkerfreundschaft in Russland. „Die gemeinsamen Herausforderungen und Bedrohungen, mit denen alle Länder der Welt konfrontiert sind, haben bewiesen, dass das Konzept einer menschlichen Schicksalsgemeinschaft den globalen Bedürfnissen entspricht."

„Mit der Vertiefung der Globalisierung kann kein Land mehr allein stehen. Nur wenn wir uns an das Konzept einer Schicksalsgemeinschaft halten und zusammenarbeiten, können wir eine Lösung finden", sagte Martin Jacques, Senior Fellow an der Universität Cambridge.

„Das Virus kennt keine Grenzen. Die Einigkeit und Zusammenarbeit der Menschen, des Gesundheitspersonals und der Wissenschaftler aus der ganzen Welt angesichts der Pandemie hat gezeigt, dass das Konzept einer Schicksalsgemeinschaft tief in den Herzen der Menschen verwurzelt ist", sagte Pierre Picard, Professor an der Universität Paris VIII.

„Vor einiger Zeit trugen die medizinischen Hilfsgüter, die von Japan nach China verschifft wurden, diese Zeilen auf den Kartons: ‚Während Berge und Flüsse uns trennen, genießen wir den gleichen Mondschein unter dem gleichen Himmel.' Das bedeutet, dass wir, auch wenn wir an verschiedenen Orten leben, alle dieselbe Zukunft teilen", sagte der ehemalige japanische Premierminister Yukio Hatoyama. „Wir bilden eine Schicksalsgemeinschaft und wir hoffen, dass alle die Schwierigkeiten überwinden können."

Gemeinsame Zukunft:
Die Welt am Scheideweg

Im Zeitalter der Globalisierung ist die Menschheit mit gemeinsamen Entwicklungs-chancen, aber auch mit gemeinsamen Risiken und Herausforderungen konfrontiert. Die menschliche Gesellschaft ist längst zu einer Schicksalsgemeinschaft geworden, in der alle miteinander verbunden sind. Die Interessen aller Länder sind hochgradig inte-griert, und ihre Verantwortlichkeiten sind miteinander verflochten. Ihre Interdependenz vertieft sich in beispielloser Form. Gerade in Krisenzeiten müssen wir uns gegenseitig helfen und eng zusammenarbeiten.

Die Bedrohung durch große Infektionskrankheiten ist nur eine der vielen Heraus-forderungen, vor denen die Menschheit steht. Die Welt erlebt heute ein Ausmaß an Ver-

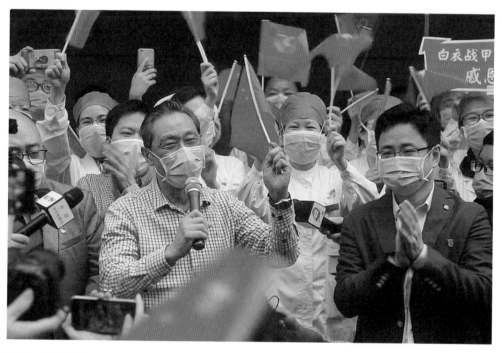

22. April 2020. Zhong Nanshan begrüßt das aus Hubei zurückgekehrte medizinische Team des der medizini-schen Universität Guangzhou angegliederten Krankenhauses Nr. 1.

änderung, wie es sie seit einem Jahrhundert nicht mehr gegeben hat. Die wirtschaftliche Globalisierung schreitet voran, die neue wissenschaftlich-technische und industrielle Revolution beschleunigt sich, Entwicklungsländer steigen in Gruppen auf, das Global-Governance-System gestaltet sich tiefgreifend um, und die internationale politische Landschaft verändert sich rasant. Frieden und Entwicklung sind immer noch die Themen der Zeit, und der allgemeine Trend der friedlichen Entwicklung ist unumkehrbar. Kooperation und gegenseitiger Nutzen sind zu den neuen Trends in der Entwicklung aller Länder geworden. Gleichzeitig sind tief sitzende Probleme in der globalen Entwicklung immer noch präsent; Hegemonismus und Machtpolitik existieren immer noch; Protektionismus und Unilateralismus nehmen weiter zu; Kriege, Terroranschläge, Hungersnöte und Epidemien lösen sich gegenseitig ab; und konventionelle und nicht-konventionelle Sicherheitsbedrohungen gehen ineinander über.

Die menschliche Gesellschaft ist wieder einmal an einem Scheideweg angelangt.

Was ist mit der Welt geschehen? Wohin wird die Menschheit gehen? Wie kann man einen Weg der friedlichen Entwicklung einschlagen? Kooperation oder Konfrontation? Offenheit oder geschlossene Türen? Eine Win-win-Situation oder ein Nullsummenspiel?

Diese Fragen beschäftigten Staatspräsident Xi Jinping schon vor langer Zeit.

Am 23. März 2013 gab Xi Jinping der Welt am Moskauer Institut für Internationale Beziehungen seine Antwort: „Wenn man mit dem Vorwärtsstreben der Zeit Schritt halten möchte, darf man es nicht dabei bewenden lassen, physisch bereits im 21. Jahrhundert angekommen zu sein, aber psychisch noch in der Vergangenheit zu verharren, in der alten Zeit der kolonialen Expansionsbestrebungen, im Denken des Kalten Krieges, gefangen in dem alten Rahmen des Nullsummenspiels ... In dieser Welt hat sich das Ausmaß der gegenseitigen Verbindungen zwischen allen Ländern und ihrer Interdependenz in geradezu beispielloser Form vertieft. Die Menschen leben im gleichen globalen Dorf, im gleichen Raum und in der gleichen Zeit, wo Geschichte auf die Realität der Gegenwart trifft. Es ist eine Schicksalsgemeinschaft entstanden, in der jeder auf jeden angewiesen ist."

Xi Jinping hat das Konzept vom Aufbau einer menschlichen Schicksalsgemeinschaft bei vielen Gelegenheiten dargelegt. Am 18. Januar 2017 hielt er in Genf eine

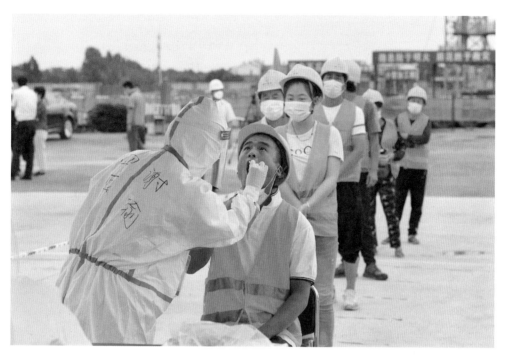

26. Juni 2020. Die Arbeiter auf einer Baustelle in Beijing werden auf COVID-19 getestet.

Grundsatzrede mit dem Titel „Gemeinsamer Aufbau einer Schicksalsgemeinschaft der Menschheit". In dieser 47-minütigen Rede erhielt er mehr als 30 Beifallsrunden, die Zuhörer applaudierten bei fast jedem Satz, wenn er Kernaussagen machte. Eine neue Vision von einer Welt mit „dauerhaftem Frieden, allgemeiner Sicherheit, gemeinsamer Prosperität, Offenheit und Inklusivität", die auch „sauber und schön" ist, entfaltete sich langsam vor den Augen der Weltöffentlichkeit.

Um den Aufbau einer Schicksalsgemeinschaft der Menschheit zu fördern, sind die Kernideen Frieden statt Krieg, Entwicklung statt Armut, Kooperation statt Konfrontation und Win-win-Ergebnisse statt eines alleinigen Gewinners. Dies ist ein Konzept von Xi Jinping, der sich auf die großen Fragen der menschlichen Entwicklung und der Zukunft der Welt stützt, während sich die Welt in einem seit einem Jahrhundert nicht mehr gekannten Ausmaß verändert. Es verkörpert Chinas Position und Weisheit und spiegelt die guten Wünsche und gemeinsamen Ziele der Menschheit wider. Aus diesem Grund wurde es in die Sammlung wichtiger UN-Dokumente aufgenommen.

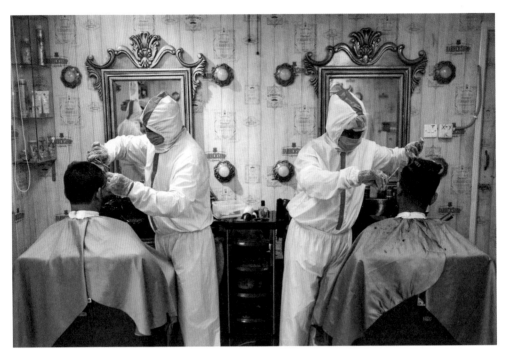

16. Juni 2020. Friseure in Schutzanzügen in Dhaka, Bangladesch.

China ist nicht nur ein Befürworter des Konzeptes vom Aufbau einer menschlichen Schicksalsgemeinschaft, sondern auch ein verantwortungsvoller Praktiker. Wie kann dieses Konzept in die Tat umgesetzt werden? Die von Xi Jinping vorgeschlagene Initiative der Neuen Seidenstraße ist ein sehr wichtiger Teil der Umsetzungsaktionen.

In seiner Rede an der Nazarbayev-Universität in Kasachstan am 7. September 2013 sagte Präsident Xi Jinping: „Meine Heimatprovinz Shaanxi liegt am Anfangspunkt dieser alten Seidenstraße. Wenn ich heute hier stehe und auf die Geschichte zurückblicke, kommt es mir vor, als hörte ich das in den Bergen widerhallende Läuten der Kamelglocken, als sähe ich Rauchschwaden aus der Wüste aufsteigen. All dies lässt mich eine unmittelbare Vertrautheit mit der Stätte spüren, an der ich mich gerade befinde."

In dieser Rede schlug er eine neue Idee vor: „Um engere wirtschaftliche Beziehungen zu knüpfen, die Zusammenarbeit zu vertiefen und den Entwicklungsraum in der

Die Schicksalsgemeinschaft der Menschheit

In seinem Bericht auf dem XIX. Parteitag der KP Chinas am 18. Oktober 2017 machte Xi Jinping deutlich, dass durch die Diplomatie Chinas als die eines großen Landes mit eigener Prägung der Aufbau neuartiger internationaler Beziehungen sowie der Schicksalsgemeinschaft der Menschheit vorangetrieben werden muss. Das Festhalten am Aufbau der Schicksalsgemeinschaft der Menschheit wurde auch in die 14 Punkte der Grundkonzeptionen für die unbeirrte Beibehaltung und Entwicklung des Sozialismus chinesischer Prägung im neuen Zeitalter aufgenommen. In dem Bericht wird die Essenz der Schicksalsgemeinschaft der Menschheit klar formuliert: „eine Welt aufzubauen, die durch dauerhaften Frieden, allgemeine Sicherheit, gemeinsame Prosperität sowie Offenheit und Inklusion gekennzeichnet, sauber und schön ist."

eurasischen Region zu erweitern, sollten wir einen innovativen Ansatz wählen und gemeinsam einen Wirtschaftsgürtel entlang der Seidenstraße aufbauen. Dies wird ein großes Unterfangen sein, von dem die Menschen aller Länder entlang der Route profitieren werden."

Weniger als einen Monat später, bei seinem Besuch in Indonesien, brachte Xi Jinping ein ähnliches Konzept vor: „Südostasien bildete schon im Altertum einen wichtigen Knotenpunkt der maritimen Seidenstraße. China ist bereit, mit den ASEAN-Staaten die maritime Zusammenarbeit zu verstärken, sinnvollen Gebrauch vom Fonds für maritime Zusammenarbeit zwischen China und den ASEAN-Staaten, der von der chinesischen Regierung eingerichtet wurde, zu machen, die Partnerschaft in der maritimen Zusammenarbeit gut zu entwickeln und gemeinsam eine maritime Seidenstraße des 21. Jahrhunderts aufzubauen."

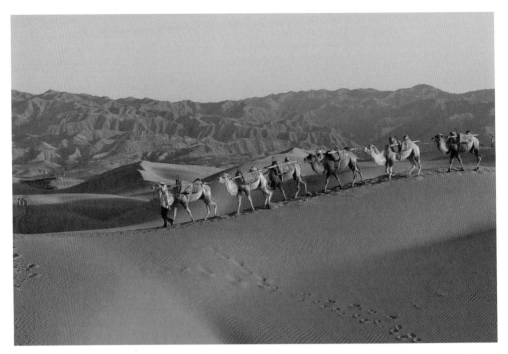

Die Tengger-Wüste in Zhongwei, Ningxia. Als wichtige Station auf dem östlichen Abschnitt der alten Seidenstraße zog Ningxia einst zahlreiche persische und arabische Kaufleute an, die hier Rast machten.

Man nennt die große Initiative des Wirtschaftsgürtels entlang der Seidenstraße und der maritimen Seidenstraße des 21. Jahrhunderts zusammenfassend die Neue Seidenstraßeninitiative. Ihre Essenz ist es, den Geist der Seidenstraße – Friede und Zusammenarbeit, Offenheit und Toleranz, gegenseitiges Lernen und gemeinsamer Gewinn – zu übernehmen und ihn weiterzuführen, sowie die Entwicklung Chinas mit der anderer Länder, die an der Initiative beteiligt sind, und den Chinesischen Traum mit den Träumen anderer Völker zu verbinden und dadurch der antiken Seidenstraße neues Leben einzuhauchen.

Am Morgen des 16. Januar 2016 fand in Beijing die Eröffnungsfeier der Asiatischen Infrastruktur-Investitionsbank (AIIB) statt. Die AIIB wird dazu beitragen, den Infrastrukturausbau in den teilnehmenden Ländern, insbesondere in den Entwicklungsländern, finanziell zu unterstützen. Dies ist die erste wichtige internationale Finanzinsti-

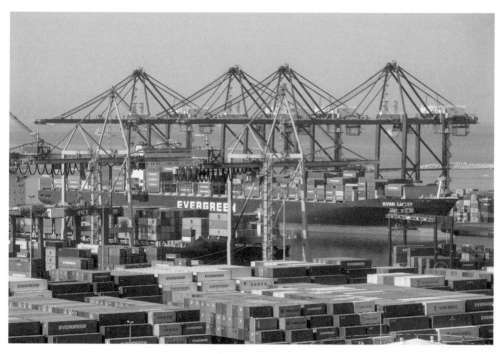

Der Hafen von Piräus ist der größte Hafen Griechenlands und ein wichtiger Knotenpunkt der maritimen Seidenstraße des 21. Jahrhunderts im Mittelmeer. Im Jahr 2008 erhielt die ehemalige COSCO-Gruppe mit Sitz in Beijing das Franchiserecht für die Containerterminals Nr. 2 und Nr. 3 des Hafens. Heute ist der Hafen zu einem der am schnellsten wachsenden Containerhäfen der Welt geworden.

tution, die von China initiiert wurde und der Vision von Frieden und Entwicklung für alle eine lebendige Note verleiht.

Nachdem das Fundament gelegt war, unterbreitete Staatspräsident Xi Jinping einen konstruktiven Plan für die Umsetzung der Seidenstraßeninitiative in den Ländern entlang der Route.

Am 29. April 2016 wies er darauf hin: „China ist zwar Initiator und Förderer der Seidenstraßeninitiative, aber die Initiative ist nicht allein Chinas Geschäft. Bei deren Aufbau handelt es sich nicht nur um unsere eigene Entwicklung, sondern auch um die Entwicklung anderer Länder, die unsere Entwicklung als eine Chance ansehen und bereit sind, ihretwegen in Chinas Expresszug einzusteigen. Wir sollten den Interessen anderer Länder mehr Aufmerksamkeit schenken und gleichzeitig unsere eigenen verfolgen. China besteht auf einem korrekten Verhältnis von Moral und Profit, wobei der

Moral der Vorrang gebührt und man beides parallel walten lässt. Wir sollten weder nach sofortigen Vorteilen streben, noch uns auf kurzfristigen Nutzen einlassen."

Die Seidenstraßeninitiative ist für China eine wichtige Plattform, um den Aufbau einer menschlichen Schicksalsgemeinschaft zu fördern. In den letzten Jahren hat sich die Seidenstraßeninitiative mit bemerkenswerten Erfolgen von einem Konzept zu Taten und internationaler Zusammenarbeit entwickelt. In den Jahren 2017 und 2019 hat China erfolgreich zwei Gipfelforen zur internationalen Zusammenarbeit im Rahmen der Seidenstraßeninitiative abgehalten, die neue Perspektiven für die gemeinsamen Bemühungen zum Aufbau der Initiative eröffnet haben. Unter Einhaltung des Prinzips der umfassenden Konsultation, des gemeinsamen Beitrags und des gemeinsamen Nutzens sowie der Prinzipien der Offenheit, des grünen Wachstums und der unbestechlichen Regierungsführung strebt China nach hohen Standards, Wohlergehen der Menschen und einer nachhaltigen, qualitativ hochwertigen Entwicklung im Rahmen der Initiative. China hat relevante Kooperationsdokumente mit mehr als 160 Ländern und internationalen Organisationen unterzeichnet. Die politische Kommunikation wird ständig vertieft, die finanzielle Integration ständig erweitert, die Infrastrukturkonnektivität ständig verstärkt, der ungehinderte Handel ständig verbessert und engere zwischenmenschliche Beziehungen realisiert. Die Seidenstraßeninitiative hat sich von einem Vorschlag in Realität verwandelt. Sie hat nicht nur die wirtschaftliche Entwicklung der Anrainerländer angekurbelt, sondern auch das weltweite Wirtschaftswachstum gefördert und neuen Raum für die internationale Zusammenarbeit eröffnet.

In den letzten Jahren hat sich China auf Folgendes konzentriert: die Förderung des Aufbaus einer globalen Gemeinschaft mit gemeinsamer Zukunft; die Eröffnung neuer Wege für eine neue Art von internationalen Beziehungen mit tatkräftigem Handeln; die Bereitstellung von Lösungen für einen friedlichen und für beide Seiten vorteilhaften Austausch auf lange Sicht. Gestützt auf die Gipfeldiplomatie hat China zur Lösung globaler Probleme und regionaler Notlagen beigetragen und mit strategischem Weitblick und einer bodenständigen Haltung die Führung bei der Schaffung einer Finanzierungsplattform für die Entwicklung der Seidenstraßeninitiative übernommen. Sie setzt sich für die Verzahnung regionaler Kooperationsmechanismen mit nationalen Entwicklungsstrategien ein und trägt zur vertieften Entwicklung der Globalisierung sowie zur Aufwertung und Transformation der globalen Governance bei. Chinas Rolle bei der Förderung der globalen Wirtschaftsentwicklung und bei der Bewältigung von Fragen des Klimawandels und der internationalen Sicherheit wird von allen Seiten anerkannt. China hat auch große internationale Konferenzen wie den High-Level-Dialog zwischen der Kommunistischen Partei Chinas und anderen politischen Parteien der Welt, die Internationale Importmesse und das Boao-Forum für Asien ausgerichtet, um das Konzept einer Schicksalsgemeinschaft der Menschheit weiter zu verbreiten.

China setzt sich für gegenseitigen Respekt und gleichberechtigte Konsultationen ein, und beharrt darauf, Streitigkeiten durch Dialoge zu lösen und Differenzen durch Konsultationen beizulegen. China engagiert sich, verschiedene nicht-traditionelle Sicherheitsbedrohungen durch Zusammenarbeit und Koordination anzugehen, und wendet sich entschlossen gegen alle Formen von Terrorismus und Hegemonismus.

China setzt sich für gegenseitige Hilfe und gegenseitigen Nutzen ein und fördert aktiv die Liberalisierung und Erleichterung von Handel und Investitionen, um die wirtschaftliche Globalisierung in Richtung einer offeneren, inklusiveren, für beide Seiten vorteilhaften, ausgewogenen und für alle Seiten gewinnbringenden Richtung zu fördern. Es wendet sich entschieden gegen Handelsprotektionismus und Schikanen in jeder Form, lehnt Unilateralismus entschieden ab, schützt aktiv den Multilateralismus und setzt sich für eine Reform des multilateralen Regierungssystems ein.

China respektiert die Vielfalt der Zivilisationen in der Welt, überwindet kulturelle Unterschiede durch Austausch, fördert das gegenseitige Lernen zwischen verschiedenen Zivilisationen und setzt auf Koexistenz statt auf kulturelle Überlegenheit, um eine Unterschiede tolerierende Harmonie zu erreichen. Kulturen und Zivilisationen können koexistieren und sich gegenseitig ergänzen. Es darf keinen Raum geben für Vorurteile, Arroganz oder willkürliche Urteile darüber, wer besser oder überlegener ist.

China setzt auf den Umweltschutz und unterstützt die Zusammenarbeit bei der gemeinsamen Bekämpfung von Umweltverschmutzung und Klimawandel, um die gemeinsame Heimat der Menschheit zu schützen und die Natur zu Frieden, Harmonie und Schönheit und die Gesellschaft zu Frieden, Vertrauen und Freundschaft zurückzuführen.

Die verschiedenen soliden Aktionen vermittelten die Entschlossenheit Chinas, zusammenzuarbeiten und Wohl und Wehe mit den Menschen der Welt zu teilen.

Angesichts des plötzlichen Auftretens von COVID-19 hat China Hand in Hand mit anderen Ländern in der Welt zusammengearbeitet, um die Schwierigkeiten zu überwinden und Lösungen und Kraft zum globalen Kampf gegen die Epidemie beizutragen. In einer offenen, transparenten und verantwortungsvollen Art und Weise hat China seine internationalen Verpflichtungen aktiv erfüllt, die Weltgesundheitsorganisation, relevante Länder und regionale Organisationen proaktiv über die Situation der Epidemie informiert und die Gensequenz des Virus und andere Informationen so schnell wie möglich veröffentlicht. Es hat seine Diagnose- und Behandlungspläne sowie Präventions- und Kontrollpläne zum frühestmöglichen Zeitpunkt mitgeteilt, mehr als 70 Austauschaktivitäten zur Epidemieprävention und -kontrolle mit vielen Ländern und internationalen und regionalen Organisationen durchgeführt, ein Online-Wissenszentrum für Prävention und Kontrolle der Epidemie aufgebaut, das für alle Länder zugänglich ist, um seine Präventions-, Kontroll- und Behandlungserfahrungen uneingeschränkt weiterzugeben. Obwohl China selbst bei der Epidemieprävention und -kontrolle unter enormem Druck stand, hat das Land sein Bestes getan, um der internationalen Gemeinschaft Unterstützung zukommen zu lassen.

Am 8. September 2020 betonte der Generalsekretär der KP Chinas, Xi Jinping, in seiner Rede bei der Zeremonie zur Auszeichnung von Vorbildern im Kampf gegen COVID-19: „Wir setzen uns für eine globale Gesundheitsgemeinschaft für alle ein und haben eine Reihe von Vorschlägen in Bezug auf die internationale Hilfe und den Einsatz von Impfstoffen gemacht. Durch unser Handeln hat China dazu beigetragen, Tausende von Menschen auf der ganzen Welt zu retten. Wir haben mit Taten die Aufrichtigkeit beim Aufbau einer Schicksalsgemeinschaft der Menschheit demonstriert."

In dieser Rede sagte Xi Jinping auch: „Die große Praxis des Kampfes gegen die Epidemie hat einmal mehr die umfassende Attraktivität des Konzeptes einer Schicksalsgemeinschaft der Menschheit bewiesen, die den richtigen Weg darstellt, die gemeinsamen Herausforderungen der Menschheit zu bewältigen und eine wohlhabendere und schönere Welt aufzubauen. Die COVID-19-Pandemie hat eine besondere Warnung ausgesprochen: Die Welt muss verstehen, dass die Menschheit eine Schicksalsgemeinschaft bildet, dass kein Land angesichts großer Krisen allein dastehen kann und dass Einigkeit und Zusammenarbeit die einzige Lösung ist. Egoistische Handlungen, Schuldzuweisungen an andere und die Verdrehung von Wahrheiten führen nicht nur zu eigenem Schaden, sondern schaden auch den Menschen in der ganzen Welt. Die Geschichte und die Realität lehren uns, solange die internationale Gemeinschaft das Konzept einer Schicksalsgemeinschaft der Menschheit aufrechterhält, am Multilateralismus festhält und den Weg der Solidarität und Zusammenarbeit einschlägt, werden die Menschen aller Länder in der Lage sein, durch Zusammenarbeit verschiedenartige globale Probleme zu bewältigen und ein besseres Zuhause für alle auf der Erde zu schaffen."

Wenn es der Welt gut geht, wird China aufblühen. Wenn China aufblüht, wird die Zukunft der Welt schöner werden.

Nur durch gemeinsame Anstrengungen, aufrichtige Zusammenarbeit und die Bündelung globaler Kräfte zur Bewältigung globaler Herausforderungen können wir eine bessere Welt auf der Grundlage des umgesetzten Konzepts einer Schicksalsgemeinschaft der Menschheit aufbauen.

Das Licht einer menschlichen Schicksalsgemeinschaft wird sicherlich den Nebel von Krieg, Epidemien und Armut durchdringen und eine strahlende Zukunft für die Menschheit aufleuchten lassen.

Danksagung

Unser Dank geht an People's Daily, Xinhua News Agency, China Media Group, Guangming Daily, China News Service, Qiushi, Cankao Xiaoxi, Economic Daily, China Pictorial, Beijing Review, China Today, China Report, People's China, China Youth Daily, Global Times, The Beijing News, New Weekly, Hubei Daily, xinhuanet. com, people.cn, cctv.com, qstheory.cn, xuexi.cn, China.org.cn, guancha.cn, Southcn.com, huanqiu.com, gongwei.org.cn, cjn.cn, news.sina.com.cn, qq.com, ifeng.com, ThePaper.cn, vcg.com, die Websites des Presseamts der Volksregierung der Provinzen Hubei und die der Stadt Wuhan, die WeChat-Accounts der Internationalen Abteilung des Zentralkomitees der KP Chinas, Xinhua Daily Telegraph, BWZ News, Life Week, China Economic Weekly, National Business Daily, Xinhua News Agency Weibo-Konto, Academy of Contemporary China and World Studies, China Customs Media Center, und Hubei Federation of Returned Overseas Chinese.

Wir möchten noch einmal unseren großen Respekt und unsere Wertschätzung gegenüber allen Medien zum Ausdruck bringen und jenen Personen danken, die sich gemeldet haben, um die Geschichte des Kampfes gegen das Virus zu dokumentieren.

图书在版编目（CIP）数据

共同战"疫" 命运与共：中国与世界携手抗疫纪实：
德文／"共同战'疫' 命运与共：中国与世界携手抗疫纪实"编写组编著．
— 北京：外文出版社，2021.1
ISBN 978-7-119-12623-4

Ⅰ．①共… Ⅱ．①共… Ⅲ．①疫情管理 – 概况 – 中国
– 德文②疫情管理 – 概况 – 世界 – 德文 Ⅳ．① R181.8

中国版本图书馆 CIP 数据核字 (2021) 第 030137 号

策　　划：陆彩荣
出版指导：徐　步　胡开敏
责任编辑：文　芳　蔡莉莉　陈丝纶
文本编写：孙敬鑫　刘　扬　徐　佳　周红梅　余冬平　岳　慧　等
图片提供：新华社　中新社　《人民画报》《湖北日报》 视觉中国　中国海关传媒中心
　　　　　陈黎明　刘　宇　潘松刚　陶　舟　虞向军　等
德文翻译：朱黎雯
内文设计：北京正视文化艺术有限责任公司
内文排版：北京维诺传媒文化有限公司
封面设计：北京凤焉图文设计工作室
印刷监制：章云天

共同战"疫" 命运与共
中国与世界携手抗疫纪实

本书编写组 编著

© 2021 外文出版社有限责任公司

出 版 人：胡开敏
出版发行：外文出版社有限责任公司
地　　址：北京市西城区百万庄大街 24 号　邮政编码：100037
网　　址：http://www.flp.com.cn 电子邮箱：flp@cipg.org.cn
电　　话：008610-68320579（总编室）　008610-68996158（编辑部）
　　　　　008610-68995852（发行部）　008610-68996183（投稿电话）
印　　刷：艺堂印刷（天津）有限公司
经　　销：新华书店／外文书店
开　　本：787mm×1092mm　1/16
字　　数：200 千
印　　张：17.5
版　　次：2021 年 7 月第 1 版第 1 次印刷
书　　号：ISBN 978-7-119-12623-4
定　　价：119.00 元